注射剂安全配置手册

主　编　张志清

副主编　白锡波　陈保平　种宝贵　刘建芳　杨建彬

人民卫生出版社

U0199105

图书在版编目（CIP）数据

注射剂安全配置手册 / 张志清主编 . —北京：人民卫生
出版社，2016

ISBN 978-7-117-22456-7

Ⅰ．①注… Ⅱ．①张… Ⅲ．①注射剂 – 配置 – 手册
Ⅳ．①R944.1-62

中国版本图书馆 CIP 数据核字（2016）第 084267 号

| 人卫智网 | www.ipmph.com | 医学教育、学术、考试、健康，购书智慧智能综合服务平台 |
| 人卫官网 | www.pmph.com | 人卫官方资讯发布平台 |

版权所有，侵权必究！

ISBN 978-7-117-22456-7

注射剂安全配置手册

主　　编：张志清
出版发行：人民卫生出版社（中继线 010-59780011）
地　　址：北京市朝阳区潘家园南里 19 号
邮　　编：100021
E - mail：pmph @ pmph.com
购书热线：010-59787592　010-59787584　010-65264830
印　　刷：三河市尚艺印装有限公司
经　　销：新华书店
开　　本：787×1092　1/32　印张：21
字　　数：464 千字
版　　次：2016年6月第1版　2016年12月第1版第 2 次印刷
标准书号：ISBN 978-7-117-22456-7/R · 22457
定　　价：38.00 元

打击盗版举报电话：010-59787491　E-mail：WQ @ pmph.com
（凡属印装质量问题请与本社市场营销中心联系退换）

编 委

（按姓氏汉语拼音排序）

白锡波（沧州市中心医院）

白万军（河北省人民医院）

柴爱军（石家庄市第一医院）

程　杰（河北省中医院）

陈保平（河北大学附属医院）

种宝贵（衡水市哈励逊国际和平医院）

董占军（河北省人民医院）

杜文力（河北医科大学第四医院）

耿志辉（保定市第一中心医院）

贡　莹（河北医科大学第二医院）

关胜江（河北省中医院）

侯永利（邢台医专第二附属医院）

侯俞锁（唐山工人医院）

焦　玲（石家庄市第一医院）

李春平（邯郸市第一医院）

刘　江（河北医科大学第四医院）

刘保良（河北医科大学第三医院）

刘国强（河北医科大学第三医院）

刘建芳（中国人民解放军白求恩国际和平医院）

刘晓红（唐山工人医院）

田　祥（保定市第一中心医院）

王淑梅（沧州市人民医院）

杨继章（河北医科大学第一医院）

编 委

杨建彬（邢台市人民医院）

杨章群（河北大学附属医院）

臧亚茹（承德医学院附属医院）

张　仲（沧州市中心医院）

张古英（河北省儿童医院）

张鹤鸣（河北北方学院附属第一医院）

张洪峰（邯郸市中心医院）

张亚坤（河北医科大学第二医院）

张志清（河北医科大学第二医院）

赵可新（中国石油中心医院）

赵树琛（秦皇岛市第一医院）

赵晓娟（河北医科大学第二医院）

前　言

随着静脉用药集中调配中心建立的增加,临床静脉用药医嘱审核成了医院药师日常工作的一项重要内容,静脉用药集中调配技术越来越引起医院药学人员的重视。由于注射剂品种繁多,每位药师必须对以下问题进行重点关注:每种注射剂应该采用什么给药途径给药? 应该用什么溶媒溶解? 溶媒用量多少为适宜用量? 配置时应如何操作? 配置中应注意哪些问题? 配制好的输液滴注速度有何特殊要求? 每种注射剂都有哪些配伍禁忌? 以上每个问题都关系到注射剂的安全配置和使用。

《注射剂安全配置手册》共分 21 章,汇总了医院常用注射剂品种 851 个,根据药品说明书、《中国药典临床用药指南》及相关参考文献,对每种注射剂的【适应症】、【用法用量】和【规格】进行简单描述;在【注意事项】中,重点对其配置溶媒选择、溶媒用量、配伍禁忌、配置操作及使用相关操作问题进行详细描述;【pH】详细提供了该注射剂的 pH 数值,为注射剂临床安全配伍提供参考。旨在为医院药学人员审核静脉用药医嘱和配置静脉用药输液提供指导,也为临床医师正确开具静脉用药医嘱提供参考,同时为病区护士配液操作提供有益帮助。

《注射剂安全配置手册》的编写人员来自多家医院,为多年从事医院注射剂使用的管理人员、相关专业临床药师、静脉用药集中调配中心审方药师等专业人员,有较丰富的注射剂使用与管理经验,希望能为医院药师、临床医师和护理人员在临床工作中注射剂的安全配置提供参考和借鉴。该书为注射剂安全配置的参考资料,但不作为医疗纠纷和法律讼诉的依据。

由于临床医学的快速发展和医药学专业知识的局限性,难免有不妥之处,诚请各位提出宝贵意见!

编者

2016 年 3 月

目　录

第 一 章

抗感染药物

第一节　青霉素类

注射用阿洛西林钠
Azlocillin Sodium for Injection

【适应证】用于敏感的革兰阳性菌及阴性菌所致的各种感染以及铜绿假单胞菌感染,包括败血症、脑膜炎、心内膜炎、化脓性胸膜炎、腹膜炎及下呼吸道、胃肠道、胆道、泌尿道、骨及软组织和生殖器官等感染,妇科、产科感染,恶性外耳炎,烧伤,皮肤及手术感染等。

【用法用量】

静脉滴注:每 1g 加 10ml 灭菌注射用水溶解,澄清液加入 5% 葡萄糖氯化钠注射液或 5%~10% 葡萄糖注射液中,静脉滴注。

成人:一日 6~10g,严重病例可增至 10~16g,一般分 2~4 次滴注。

儿童:一次 75mg/kg;婴儿及新生儿:一次 100mg/kg,每日 2~4 次。

【注意事项】

1. 静脉滴注时注意速度不宜太快。

2. 与重金属,特别是铜、锌和汞呈配伍禁忌,因后者可破坏其氧化噻唑环。由锌化合物制造的橡皮管或瓶塞也可影响其活性。

3. 呈酸性的葡萄糖注射液或四环素注射液皆可破坏其活性。本品也可为氧化剂、还原剂或羟基化合物灭活。

4. 本品静脉输液中加入头孢噻吩、林可霉素、四环素、万古霉素、琥乙红霉素、两性霉素 B、去甲肾上腺素、间羟胺、苯妥英钠、盐酸羟嗪、丙氯拉嗪、异丙嗪、维生素 B 族、维生素 C 等后将出现浑浊。

5. 本品与氨基糖苷类抗生素混合后，两者的抗菌活性明显减弱，因此两药不能置同一容器内给药。

【规格】1.0g；1.5g

【pH】6.0~8.0（100mg/ml 水溶液）

注射用阿莫西林钠氟氯西林钠
Amoxicillin Sodium and Flucloxacillin Sodium for Injection

【适应证】用于敏感菌引起的呼吸道感染、消化系统感染、泌尿道感染、皮肤软组织感染、骨和关节感染、口腔及耳鼻咽喉感染等。

【用法用量】

静脉滴注：用氯化钠注射液稀释，并在 4 小时内用完。

成人：每日 4~6g，分 3~4 次静脉滴注。病情严重时可增加剂量，每日最大剂量为 12g。

儿童：每日 50~200mg/kg，分 3~4 次静脉滴注。

【注意事项】

1. 本药与氨基糖苷类药（如庆大霉素、卡那霉素）、环丙沙星、培氟沙星等药呈配伍禁忌，联用时不可置于同一容器内。

2. 给药时,可用 10ml 灭菌注射用水作为本品的稀释液。在药物粉末溶解时,含药溶液会显示出一过性粉红色,但在 5 分钟内溶液会变成淡黄色,此种情况为正常现象。

【规格】0.5g(氟氯西林 0.25g/阿莫西林 0.25g);1.0g(氟氯西林 0.5g/阿莫西林 0.5g)

【pH】7.5~9.5(100mg/ml 水溶液)

注射用阿莫西林钠克拉维酸钾
Amoxicillin Sodium and Clavulanate Potassium for Injection

【适应证】用于短期治疗以下感染:上呼吸道感染、下呼吸道感染、生殖泌尿道感染、皮肤及软组织感染、骨和关节炎感染、腹腔感染等。本品还可用于预防大手术感染。

【用法用量】

静脉注射:配制好的本品注射液应在 20 分钟内尽快使用,3~4 分钟缓慢注射。

静脉滴注:可用灭菌注射用水或氯化钠注射液配制,600mg 稀释到 50ml 滴注液中,30~40 分钟完成滴注。

治疗感染:成人和 12 岁以上儿童,每次 1.2g,每 8 小时 1 次;严重感染者可增加至每 6 小时 1 次。3 个月~12 岁儿童,每次 30mg/kg,每 8 小时 1 次;严重感染可增加至每 6 小时 1 次。早产儿及足月新生儿,每 12 小时给药 1 次,每次 30mg/kg;随后增加至每 8 小时 1 次。

成人预防手术感染:每次 1.2g,24 小时内 3~4 次。

【注意事项】

1. 本品不适于肌内注射给药。

2. 本品注射液不应与血液制品及其他蛋白液(如蛋白水解液或脂肪乳液)相混合。

3. 若本品与氨基糖苷类药物一起使用,两种药物不可在同一注射器或输注容器中混合,以防氨基糖苷类药物失活。

4. 静脉滴注液在 25℃时的稳定时间分别为灭菌注射用水 4 小时;氯化钠静脉滴注液 4 小时;乳酸钠静脉滴注液 4 小时;复方氯化钠注射液(林格注射液)3 小时;复合乳酸钠静脉滴注液 3 小时;氯化钾和氯化钠静脉滴注液 3 小时。

5. 静脉注射液在 5℃条件下的稳定时间分别为灭菌注射用水 8 小时;氯化钠静脉输液 8 小时。

6. 配制好的注射液不要冷冻。

7. 本品在含有葡萄糖、葡聚糖或碳酸氢盐的滴注液中较不稳定,所以配制好的注射液不应加入此类注射用溶液中。

【规格】0.6g(阿莫西林 0.5g/ 克拉维酸 0.1g);1.2g(阿莫西林 1.0g/ 克拉维酸 0.2g)

【pH】8.0~10.0(100mg/ml 水溶液)

注射用阿莫西林钠舒巴坦钠
Amoxicillin Sodium and Sulbactam Sodium for Injection

【适应证】用于产酶耐药菌引起的下列感染性疾病:上呼吸道感染、下呼吸道感染、泌尿生殖系统感染、皮肤及软组织感染、盆腔感染、口腔脓肿、严重系统感染。

【用法用量】

静脉滴注:用适量灭菌注射用水或氯化钠注射液溶解后,加入氯化钠注射液 100ml 中静脉滴注,每次滴注时间不少于 30~40 分钟。

成人每次 0.75~1.5g,每日 3~4 次。可增加剂量,但舒巴坦的每日最大剂量不能超过 4.0g。

【注意事项】

1. 本品配成溶液后必须及时使用,不宜久置。

2. 本品与重金属,特别是铜、锌和汞呈配伍禁忌。

【规格】0.375g(阿莫西林 0.25g/ 舒巴坦 0.125g);0.75g(阿莫西林 0.5g/ 舒巴坦 0.25g);1.5g(阿莫西林 1.0g/舒巴坦 0.5g);3.0g(阿莫西林 2.0g/ 舒巴坦 1.0g)

【pH】8.0~10.0(25mg/ml 水溶液)

注射用氨苄西林钠舒巴坦钠
Ampicillin Sodium and Sulbactam Sodium for Injection

【适应证】用于呼吸道、肝胆系统、泌尿系统、皮肤软组织感染,对需氧菌与厌氧菌混合感染,特别是腹腔感染和盆腔感染尤为适用。对于氨苄西林敏感菌所致的上述感染也同样有效。

【用法用量】

深部肌内注射、静脉注射或滴注。将每次药量溶于 50~100ml 的适当稀释液中于 15~30 分钟内静脉滴注。

成人:一次 1.5~3g,每 6 小时 1 次。肌内注射一日剂量不超过 6g,静脉用药一日不超过 12g(舒巴坦的一日剂量最高不超过 4g)。

儿童：一日 100~200mg/kg，分 3~4 次给药。

【注意事项】

溶液浓度愈高稳定性愈差，且溶液放置后致敏物质可增加，故本品配成溶液后须及时使用，不宜久置。

【规格】0.75g（氨苄西林 0.5g/ 舒巴坦 0.25g）；1.5g（氨苄西林 1.0g/ 舒巴坦 0.5g）；3.0g（氨苄西林 2.0g/ 舒巴坦 1.0g）

【pH】8.0~10.0（15mg/ml 水溶液）

注射用苯唑西林钠
Oxacillin Sodium for Injection

【适应证】用于耐青霉素葡萄球菌所致的各种感染，包括败血症、呼吸道感染、脑膜炎、软组织感染等。也可用于化脓性链球菌或肺炎球菌与耐青霉素葡萄球菌所致的混合感染。

【用法用量】

肌内注射：每 0.5g 加灭菌注射用水 2.8ml。成人一日 4~6g，分 4 次给药。

静脉滴注：成人一日 4~8g，分 2~4 次给药；严重感染每日剂量可增加至 12g。

小儿：体重 40kg 以下者，每 6 小时给予 12.5~25mg/kg；体重超过 40kg 者予以成人剂量。

新生儿：体重低于 2kg 者，日龄 1~14 天，每 12 小时给予 25mg/kg；日龄 15~30 天，每 8 小时给予 25mg/kg。体重超过 2kg 者，日龄 1~14 天，每 8 小时给予 25mg/kg；日龄 15~30 天，每 6 小时给予 25mg/kg。

【注意事项】

本品与氨基糖苷类、去甲肾上腺素、间羟胺、苯巴比妥、维生素 B 族、维生素 C 等药物存在配伍禁忌，不宜同瓶滴注。

【规格】0.5g

【pH】5.0~7.0（20mg/ml 水溶液）

注射用苄星青霉素
Benzathine Benzylpenicillin for Injection

【适应证】预防风湿热的复发，控制链球菌感染的流行。

【用法用量】

肌内注射：成人每次 60 万 ~120 万 U，每 2~4 周 1 次；儿童每次 30 万 ~60 万 U，每 2~4 周 1 次。

【注意事项】

1. 本品仅供肌内注射，严禁静脉注射。

2. 应用本品应新鲜配制。

【规格】120 万 U

【pH】5.0~7.0（5mg/ml 水溶液）

注射用氟氯西林钠
Flucloxacillin Sodium for Injection

【适应证】用于治疗敏感的革兰阳性菌引起的下述感染，包含产 β- 内酰胺酶的葡萄球菌和链球菌：皮肤及软组织感染、呼吸道感染、骨髓炎、尿道感染、肠炎、脑膜炎、心内膜炎、败血病。也用于较大外科手术的预防感染药物。

【用法用量】

肌内注射：每次 0.25g，每日 4 次。

静脉滴注：每次 0.25~1g，每日 4 次，加入 100~250ml 氯化钠注射液或葡萄糖注射液中溶解，缓慢静脉滴注，每次滴注时间为 30~60 分钟。

儿童:2 岁以下按成人剂量的 1/4 给药;2~10 岁按成人剂量的 1/2 给药。

肾功能严重减退时,应适当减少使用量。

【注意事项】

1. 静脉滴注液应 4 小时内使用完。

2. 丙磺舒可抑制本品排泄,使血药浓度升高,维持时间延长。

3. 本品不降低伤寒活疫苗的免疫效应。

【规格】0.25g;0.5g;1.0g

【pH】5.0~7.0(100mg/ml 水溶液)

注射用磺苄西林钠
Sulbenicillin Sodium for Injection

【适应证】用于敏感的铜绿假单胞菌、某些变形杆菌属以及其他敏感的革兰阴性菌所致的肺炎、尿路感染、复杂性皮肤软组织感染和败血症等。对本品敏感菌所致的腹腔感染、盆腔感染宜与抗厌氧菌药物联合应用。

【用法用量】

静脉滴注或注射。

成人:中度感染一日 8g,重症感染或铜绿假单胞菌感染时剂量需增至一日 20g,分 4 次静脉给药。

儿童:每日 80~300mg/kg,分 4 次给药。

【注意事项】

本品溶液宜新鲜配制。

【规格】1.0g;2.0g

【pH】4.5~7.0(20mg/ml 水溶液)

注射用美洛西林钠
Mezlocillin Sodium for Injection

【适应证】用于大肠埃希菌、肠杆菌属、变形杆菌等革兰阴性杆菌中的敏感菌株所致的呼吸系统、泌尿系统、消化系统、妇科和生殖器官等感染。

【用法用量】

肌内注射、静脉注射或滴注。肌内注射临用前加灭菌注射用水溶解,静脉注射通常加入 5% 葡萄糖氯化钠注射液或 5%~10% 葡萄糖注射液溶解后使用。

成人:一日 2~6g,严重感染者可增至 8~12g,最大可增至 15g。

儿童:一日 0.1~0.2g/kg,严重感染者可增至 0.3g/kg;肌内注射一日 2~4 次,静脉滴注每 6~8 小时 1 次,严重者可每 4~6 小时静脉注射 1 次。

【注意事项】

1. 本品与重金属,特别是铜、锌和汞呈配伍禁忌,因后者可破坏其氧化噻唑环。由锌化合物制造的橡皮管或瓶塞也可影响其活力。也可为氧化剂、还原剂或羟基化合物灭活。

2. 本品静脉输液中加入头孢噻吩、林可霉素、四环素、万古霉素、琥乙红霉素、两性霉素 B、去甲肾上腺素、间羟胺、苯妥英钠、盐酸羟嗪、丙氯拉嗪、异丙嗪、维生素 B 族、维生素 C 等后将出现浑浊。

3. 避免与酸碱性较强的药物配伍,pH4.5 以下会有沉淀发生,pH4.0 以下及 pH8.0 以上效价下降较快。

4. 与氨基糖苷类抗生素合用有协同作用,但混合后两者的抗菌活性明显减弱,因此两药不能置同一容器内给药。

【规格】0.5g；1.0g；1.5g；3.0g

【pH】4.5~7.5（100mg/ml 水溶液）

注射用美洛西林钠舒巴坦钠
Mezlocillin Sodium and Sulbactam Sodium for Injection

【适应证】用于产酶耐药菌引起的中、重度下列感染性疾病：呼吸系统感染、泌尿生殖系统感染、腹腔感染、皮肤及软组织感染、性病、盆腔感染、严重系统感染等。

【用法用量】

静脉滴注：用前用适量灭菌注射用水或氯化钠注射液溶解后，再加入氯化钠注射液或 5% 葡萄糖氯化钠注射液或 5%~10% 葡萄糖注射液 100ml 中静脉滴注，每次滴注时间为 30~50 分钟。

成人：每次 2.5~5.0g，每 8 或 12 小时 1 次，疗程为 7~14 天。

儿童：1~14 岁儿童及体重超过 3kg 的婴儿，每日 75mg/kg，每日 2~3 次；体重不足 3kg 者，每次 75mg/kg，每日 2 次。

【注意事项】

1. 本品临用前用灭菌注射用水或葡萄糖氯化钠注射液或 5%~10% 葡萄糖注射液溶解，溶液于 4℃ 最多保存 24 小时。

2. 本品需避免与酸、碱性较强(pH4.0 以下或 pH8.0 以上)的药物配伍使用。

3. 本品的单次用量不宜超过 15g。

【规格】0.625g（美洛西林和舒巴坦比例为 4 : 1）；

1.25g(美洛西林和舒巴坦比例为 4：1)

【pH】4.5~7.0(美洛西林 100mg/ml 水溶液)

注射用哌拉西林钠
Piperacillin Sodium for Injection

【适应证】用于敏感的肠杆菌科细菌、铜绿假单胞菌、不动杆菌属所致的败血症、上尿路及复杂性尿路感染、呼吸道感染、胆道感染、腹腔感染、盆腔感染以及皮肤、软组织感染等。哌拉西林与氨基糖苷类联合应用亦可用于有粒细胞减少症免疫缺陷患者的感染。

【用法用量】

静脉滴注:用 5% 葡萄糖注射液、乳酸钠林格注射液或氯化钠溶液稀释。

静脉注射:每 1g 用 5ml 稀释溶液溶解,稀释溶液推荐使用灭菌注射用水、氯化钠注射液或葡萄糖注射液。

成人:中度感染一日 8g,分 2 次静脉滴注;严重感染一次 3~4g,每 4~6 小时静脉滴注或注射。一日总剂量不超过 24g。

婴幼儿和 12 岁以下儿童:每日 100~200mg/kg。新生儿体重低于 2kg 者,出生后第 1 周,每 12 小时给药 50mg/kg,静脉滴注;第 2 周起 50mg/kg,每 8 小时 1 次。新生儿体重 2kg 以上者,出生后第 1 周每 8 小时给药 50mg/kg,静脉滴注;1 周以上者,每 6 小时给予 50mg/kg。

【注意事项】

本品不可加入碳酸氢钠溶液中静脉滴注。

【规格】0.5g;1.0g;2.0g

【pH】5.0~7.0(100mg/ml 水溶液)

注射用哌拉西林钠舒巴坦钠
Piperacillin Sodium and Sulbactam Sodium for Injection

【适应证】用于由敏感的产 β- 内酰胺酶致病菌引起的下列感染:呼吸系统感染,包括急性支气管炎、肺炎、慢性支气管炎急性发作、支气管扩张合并感染等;泌尿系统感染,包括单纯型泌尿系统感染和复杂型泌尿系统感染等。

【用法用量】

静脉滴注:使用前先将本品溶于适量 5% 葡萄糖注射液、氯化钠注射液中,然后再用同一溶媒稀释至 50~100ml 供静脉滴注,滴注时间为 30~60 分钟。

成人:每次 2.5 或 5g,每 12 小时 1 次;严重或难治性感染每 8 小时 1 次。疗程为 7~14 天。

【注意事项】

1. 氨基糖苷类抗生素可因青霉素类药物的存在而活性降低。

2. 本品的一日最大用量不得超过 20g。

【规格】2.5g(哌拉西林 2.0g/ 舒巴坦 0.5g)

【pH】4.5~6.5(哌拉西林 100mg/ml 水溶液)

注射用哌拉西林钠他唑巴坦钠(4:1)
Piperacillin Sodium and Tazobactam Sodium for Injection

【适应证】用于敏感的葡萄球菌属、枸橼酸菌属、克雷伯菌属、肠杆菌属、普罗威登斯菌属、假单胞菌属引起的败血症、复杂性膀胱炎、肾盂肾炎。

【用法用量】

静脉注射:溶于灭菌注射用水、氯化钠注射液或葡萄糖注射液中,缓慢注射。

静脉滴注:用氯化钠注射液或 5% 葡萄糖注射液溶解和稀释。

成人:每天 2.5~5.0g,分 2 次静脉推注或滴注。每天用药量不超过 5.0g。

儿童:每天 60~150mg/kg,分 3~4 次静脉推注或滴注。

【注意事项】

1. 溶解后立即使用。

2. 静脉滴注不得使用灭菌注射用水作溶媒。

3. 本品与氨基糖苷抗生素配伍使用时,要使用分别给药的方法。

4. 应避免与强力高浓度氨基酸、谷氨酸、赖氨酸烟酰胺,维生素 B_1、维生素 B_2、维生素 B_6、维生素 C 等多种成分的复合营养剂,氟尿嘧啶、木糖醇制剂配伍。

5. 本品与双嘧达莫、头孢拉宗、头孢磺啶、米诺环素配伍后在 6~24 小时出现结晶现象。

【规格】0.625g(哌拉西林 0.5g/ 他唑巴坦 0.125g);1.25g(哌拉西林 1.0g/ 他唑巴坦 0.25g);2.5g(哌拉西林 2.0g/ 他唑巴坦 0.5g)

注射用哌拉西林钠他唑巴坦钠(8∶1)
Piperacillin Sodium and Tazobactam Sodium for Injection

【适应证】用于治疗下列由已检出或疑为敏感细菌所致的全身和(或)局部细菌感染:下呼吸道感染、泌尿道感染、腹腔内感染、皮肤及软组织感染、细菌性败血症、妇科感染;与氨基糖苷类药物联合用于中性粒细胞减少症患者的细菌感染、骨与关节感染、多种细菌混合感染,包括怀疑感染部位存在需氧菌和厌氧菌的感染。

【用法用量】

静脉注射:2.25g 加入 10ml 稀释液中,打旋直至溶解,缓慢静脉注射,至少 3~5 分钟以上。相容的溶解稀释液:氯化钠注射液、灭菌注射用水、5% 葡萄糖注射液。

静脉滴注:溶解好的本品用相容的静脉用药稀释液稀释,缓慢静脉滴注给药,给药时间为 20~30 分钟以上。相容的静脉用药稀释液:氯化钠注射液、灭菌注射用水(每次用药的灭菌注射用水的最大体积为 50ml)、5% 葡萄糖注射液、6% 右旋糖酐氯化钠注射液。

成人及 12 岁以上的青少年:常用量为每 8 小时给予 4.5g,剂量范围为一次 2.25~4.5g,可每 6、8 或 12 小时 1 次。常规疗程为 7~10 天,治疗医院获得性肺炎的推荐疗程为 7~14 天。

儿童:9 月龄以上、体重超过 40kg 的患阑尾炎和(或)腹膜炎的儿童 112.5mg/kg,每 8 小时 1 次;2~9 个月的儿童 90mg/kg,每 8 小时 1 次;体重超过 40kg 的儿童患者按成人剂量。

【注意事项】

1. 与另一种抗生素合用时必须分别给药。本品在体外可导致氨基糖苷类药物的大量失活,两者联合用药时分别配制、稀释,分别给药。

2. 溶解后的药物应当立即使用,没有使用的部分在室温放置 24 小时后应当丢弃,或在冷藏保存 48 小时后丢弃。药物溶解后的药瓶不能冷冻。

3. 静脉输液袋中的药物在室温条件下 24 小时内

化学性质保持稳定,冷藏条件下溶解的药液在 1 周内保持稳定。

4. 室温条件下,便携式静脉输液泵中的本品在 12 小时内保持稳定。

5. 本品可通过 Y 形管与阿米卡星或庆大霉素同时滴注,但不能与妥布霉素通过 Y 形管同时给药。

【规格】1.125g(哌拉西林 1.0g/ 他唑巴坦 0.125g);2.25g(哌拉西林 2.0g/ 他唑巴坦 0.25g);3.375g(哌拉西林 3.0g/ 他唑巴坦 0.375g);4.5g(哌拉西林 4.0g/ 他唑巴坦 0.5g)

【pH】5.5~6.8(200mg/ml 水溶液)

注射用青霉素钠
Benzylpenicillin Sodium for Injection

【适应证】用于敏感细菌所致的各种感染,以及风湿性心脏病或先天性心脏病患者进行口腔、牙科、胃肠道或泌尿生殖道手术和操作前预防感染性心内膜炎的发生。

【用法用量】

肌内或静脉滴注。肌内注射时,50 万 U 青霉素钠溶解于 1ml 灭菌注射用水中,超过 50 万 U 则需加灭菌注射用水 2ml;静脉滴注时,给药速度不能超过 50 万 U/min。

成人:肌内注射,一日 80 万 ~200 万 U,分 3~4 次给药;静脉滴注,一日 200 万 ~2000 万 U,分 2~4 次给药。

小儿:肌内注射,2.5 万 U/kg,每 12 小时 1 次;静脉滴注,每日 5 万 ~20 万 U/kg,分 2~4 次给药。

新生儿(足月产):每次 5 万 U/kg,肌内注射或静脉滴注给药,出生第 1 周每 12 小时 1 次,1 周以上者每 8

小时 1 次,严重感染每 6 小时 1 次。

早产儿:每次 3 万 U/kg,出生第 1 周每 12 小时 1 次,2~4 周者每 8 小时 1 次,以后每 6 小时 1 次。

【注意事项】

1. 应用本品需新鲜配制。

2. 本品与重金属,特别是铜、锌、汞呈配伍禁忌。

3. 本品静脉输液中加入头孢噻吩、林可霉素、四环素、万古霉素、琥乙红霉素、两性霉素 B、去甲肾上腺素、间羟胺、苯妥英钠、盐酸羟嗪、丙氯拉嗪、异丙嗪、维生素 B 族、维生素 C 族等后将出现浑浊。

4. 本品与氨基糖苷类抗生素同瓶滴注可导致两者的抗菌活性降低,因此不能置同一容器内给药。

【规格】80 万 U;100 万 U;160 万 U;400 万 U

【pH】5.0~7.3(30mg/ml 水溶液)

第二节　头孢菌素类

注射用头孢硫脒
Cefathiamidine for Injection

【适应证】用于敏感菌所引起的呼吸系统、肝胆系统、五官、尿路感染及心内膜炎、败血症。

【用法用量】

肌内注射:一次 0.5~1.0g,一日 4 次;小儿一日 50~100mg/kg,分 3~4 次给药。

静脉注射:一次 2g,一日 2~4 次;小儿一日 50~100mg/kg,分 2~4 次给药。

临用前加灭菌注射用水或氯化钠注射液适量溶解,再用氯化钠注射液或 5% 葡萄糖注射液 250ml 稀释。

【注意事项】

药液宜现用现配,配制后不宜久置。

【规格】0.5g;1.0g;2.0g

【pH】4.0~6.0(100mg/ml 水溶液)

注射用头孢噻吩钠
Cefalotin Sodium for Injection

【适应证】用于耐青霉素金葡菌(甲氧西林耐药者除外)和敏感革兰阴性杆菌所致的呼吸道感染、软组织感染、尿路感染、败血症等。

【用法用量】

肌内注射:1g 加 4ml 灭菌注射用水使溶解。

静脉注射:1g 溶于 10ml 灭菌注射用水、5% 葡萄糖注射液或氯化钠注射液中,于 3~5 分钟内徐缓注入。

静脉滴注:4g 溶于 20ml 灭菌注射用水中,然后再适量稀释。

腹腔内给药:一般每 1000ml 透析液含 60mg,治疗腹膜炎或腹腔污染后用药浓度可达 0.1%~4%。

成人:一次 0.5~1g,每 6 小时 1 次;严重感染日剂量可加大至 6~8g;预防手术后感染可于术前 0.5~1 小时用 1~2g,手术时间超过 3 小时者可于手术期间给予 1~2g;成人一日最高剂量不超过 12g。

儿童:小儿每日 50~100mg/kg,分 4 次给药;1 周内的新生儿每 12 小时给予 20mg/kg,1 周以上者每 8 小时给予 20mg/kg。

肾功能减退患者须适当减量。肌酐清除率 <10、25、50 和 80ml/min 时,每 6 小时给予的剂量分别为 0.5、1、1.5 和 2g。无尿患者每天的维持剂量为 1.5g,分 3 次给药。透析期间每 6~12 小时给予 1g。

【注意事项】

与下列药物有配伍禁忌:氨基糖苷类抗生素、红霉素、林可霉素、氨茶碱、可溶性巴比妥类、氯化钙、葡萄糖酸钙、盐酸苯海拉明和其他抗组胺药、利多卡因、去甲肾上腺素、间羟胺、哌甲酯、琥珀胆碱等。

【规格】0.5g;1.0g;1.5g;2.0g;3.0g

【pH】4.5~7.0(100mg/ml 水溶液)

注射用头孢替唑钠
Ceftezole Sodium for Injection

【适应证】败血症、肺炎、支气管炎、支气管扩张症、慢性呼吸系统疾病的继发性感染、肺脓肿、腹膜炎、肾盂肾炎、膀胱炎、尿道炎。

【用法用量】

静脉注射:溶于灭菌注射用水、氯化钠注射液或5% 葡萄糖注射液中,缓慢注射。

静脉滴注:溶于氯化钠注射液或 5% 葡萄糖注射液中。

肌内注射:溶于 0.5% 盐酸利多卡因注射液中。

成人:日剂量 0.5~4g,分 1~2 次。

儿童:日剂量 20~80mg/kg,分 1~2 次。

【注意事项】

1. 注射剂溶解时如因温度原因出现浑浊,可加温使其澄清后使用。溶解后最好立即使用,如需保存,应置于避光阴凉处,存放时间不应超过 24 小时。

2. 肌内注射时使用的溶剂不能用于静脉注射和滴注。

3. 本品与下列药物有配伍禁忌:盐酸金霉素、氨茶碱、氯化钙、葡萄糖酸钙、盐酸苯海拉明等抗组胺药、去甲肾上腺素、间羟胺、苯妥英钠、维生素 B 族、维生素 C 等。

【规格】0.25g；0.5g；0.75g；1.0g；1.5g；2.0g；4.0g

【pH】4.5~6.5（100mg/ml 水溶液）

注射用头孢西酮钠
Cefazedone Sodium for Injection

【适应证】用于敏感菌所致的呼吸系统、消化系统、泌尿系统、生殖系统、皮肤与软组织、骨与关节感染，也可作为外科手术前的预防用药。

【用法用量】

静脉注射：1g 溶解于 5ml 灭菌注射用水中，在 2~3 分钟内缓慢注射。

静脉滴注：用氯化钠注射液或 5% 葡萄糖注射液溶解后静脉滴注，滴注时间最少持续 30 分钟。

成人：一日 1~4g，分 2~3 次；严重感染时可增加至一日 6g。

儿童：4 岁以上的儿童一日 50mg/kg，分 2~3 次。

肾功能异常者，根据肾功能程度适当调整用药量及用药间隔。如同时伴有肝功能损伤者更应加以注意，适当调整剂量。

【注意事项】

本品对光不稳定，溶解后的药液宜立即使用，并注意在使用前观察溶液外观。

【规格】0.5g；1.0g

注射用头孢唑林钠
Cefazolin Sodium for Injection

【适应证】用于治疗敏感细菌所致的中耳炎、支气管炎及肺炎等呼吸道感染、尿路感染、皮肤软组织感染、骨和关节感染、败血症、感染性心内膜炎、肝胆系统感染及眼、耳、鼻、喉科等感染。本品也可作为外科手术前的预防用药。

【用法用量】

静脉缓慢推注、静脉滴注或肌内注射。

成人：一次 0.5~1g，一日 2~4 次；严重感染可增加至一日 6g，分 2~4 次静脉给药。

儿童：一日 50~100mg/kg，分 2~3 次。

肾功能减退者：首次剂量为 0.5g。之后，肌酐清除率为 20~50ml/min 时，每 8 小时给予 0.5g；肌酐清除率为 11~34ml/min 时，每 12 小时给予 0.25g；肌酐清除率 < 10ml/min 时，每 18~24 小时给予 0.25g。

小儿肾功能减退者先给予 12.5mg/kg，继以维持量，肌酐清除率为 40~70ml/min 时，每 12 小时给予 12.5~30mg/kg；肌酐清除率为 20~40ml/min 时，每 12 小时给予 3.1~12.5mg/kg；肌酐清除率为 5~20ml/min 时，每 24 小时给予 25~10mg/kg。

预防外科手术后感染：一般为术前 0.5~1 小时肌内注射或静脉给药 1g，手术时间超过 6 小时者术中加用 0.5~1g，术后每 6~8 小时给予 0.5~1g，至手术后 24 小时止。

【注意事项】

本品与下列药物有配伍禁忌，不可同瓶滴注：硫酸阿米卡星、硫酸卡那霉素、盐酸金霉素、盐酸土霉素、盐酸四环素、葡萄糖酸红霉素、硫酸多黏菌素 B、黏菌素甲磺酸钠、葡萄糖酸钙。

【规格】0.5g；1.0g；2.0g

【pH】4.5~6.5（100mg/ml 水溶液）

注射用五水头孢唑林钠
Cefazolin Sodium Pentahydrate for Injection

【适应证】用于治疗敏感细菌所致的支气管炎及肺炎等呼吸道感染、尿路感染、皮肤软组织感染、骨和关节感染、败血症、感染性心内膜炎、肝胆系统感染及眼、耳、鼻、喉科等感染。本品也可作为外科手术前的预防用药。

【用法用量】

肌内注射:临用前加灭菌注射用水或氯化钠注射液溶解后使用。

静脉注射:临用前加适量灭菌注射用水完全溶解后于 3~5 分钟内缓慢静脉推注。

静脉滴注:加适量灭菌注射用水溶解后,再用氯化钠或葡萄糖注射液 100ml 稀释。

成人:一次 0.5~1g,一日 2~4 次;严重感染可增加至一日 6g,分 2~4 次静脉给药。

儿童:一日 50~100mg/kg,分 2~3 次。

肾功能减退者:首次剂量为 0.5g。之后,肌酐清除率为 20~50ml/min 时,每 8 小时给予 0.5g;肌酐清除率为 11~34ml/min 时,每 12 小时给予 0.25g;肌酐清除率 < 10ml/min 时,每 18~24 小时给予 0.25g。

小儿肾功能减退者:先给予 12.5mg/kg,继以维持量,肌酐清除率为 40~70ml/min 时,每 12 小时给予 12.5~30mg/kg;肌酐清除率为 20~40ml/min 时,每 12 小时给予 3.1~12.5mg/kg;肌酐清除率为 5~20ml/min 时,每 24 小时给予 25~10mg/kg。

预防外科手术后感染:一般为术前 0.5~1 小时肌内注射或静脉给药 1g,手术时间超过 6 小时者术中加用 0.5~1g，术后每 6~8 小时给予 0.5~1g，至手术后 24 小时止。

【注意事项】

1. 静脉滴注时将本品用灭菌注射用水、氯化钠注射液或葡萄糖注射液溶解后使用，当静脉滴注体积超过 100ml 时不要用灭菌注射用水。

2. 本品配制后请避光保存，室温保存不得超过 24 小时。

3. 本品常温不溶时，可置 37℃加热使其溶解。

4. 本品与下列药物有配伍禁忌：硫酸阿米卡星、庆大霉素、卡那霉素、妥布霉素、新霉素、盐酸金霉素、盐酸四环素、盐酸土霉素、黏菌素甲磺酸钠、硫酸多黏菌素 B、葡萄糖酸红霉素、乳糖酸红霉素、林可霉素、磺胺异噁唑、氨茶碱、可溶性巴比妥类、氯化钙、葡萄糖酸钙、盐酸苯海拉明和其他抗组胺药、利多卡因、去甲肾上腺素、间羟胺、哌甲酯、琥珀胆碱等。

5. 偶亦可能与下列药品发生配伍禁忌：青霉素、甲氧西林、琥珀酸氢化可的松钠、苯妥英钠、丙氯拉嗪、维生素 B 族和维生素 C、水解蛋白。

【规格】0.5g；1.0g；1.5g；2.0g

注射用头孢呋辛钠
Cefuroxime Sodium for Injection

【适应证】用于对头孢呋辛敏感的细菌所致的下列感染：呼吸道感染、泌尿道感染、皮肤及软组织感染、败血症、脑膜炎、淋病、骨及关节感染。可用于术前或术中防止敏感致病菌的生长，减少术中及术后因污染引起的感染。

【用法用量】

肌内注射:0.25g 用 1ml 无菌注射用水溶解。

静脉注射:0.25g 至少用 2ml 无菌注射用水溶解,摇匀后再缓慢静脉注射,也可加入静脉滴注管内滴注。

成人:每次 0.75~1.5g,每 8 小时 1 次,疗程为 5~10 天;危及生命的感染或罕见敏感菌所引起的感染,每 6 小时使用 1.5g;对于细菌性脑膜炎,每 8 小时不超过 3g;单纯性淋病,肌内注射单剂量 1.5g,并同时口服 1g 丙磺舒。

预防手术感染:术前 0.5~1.5 小时静脉注射 1.5g。

3 个月以上的患儿:一日 50~100mg/kg,分 3~4 次;重症感染,一日用量不低于 0.1g/kg;骨和关节感染,一日 0.15g/kg,分 3 次;脑膜炎,一日 0.2~0.24g/kg,分 3~4 次。

65 岁以上的患者给药剂量可减少至正常量的 1/2~2/3,每日不超过 3g。

【注意事项】

1. 用灭菌注射用水配制时,本品混悬液在室温 24 小时、冰箱 5℃保存 48 小时可保持活性。

2. 本品与以下溶液具有相容性:与大多数常用的静脉注射用溶剂和电解溶液。

3. 碳酸氢钠注射液的 pH 将显著影响本品配成溶液的颜色,所以不推荐将此注射液作为本品的稀释液。

4. 与下列药物有配伍禁忌:氨基糖苷类抗生素、红霉素、林可霉素、磺胺异噁唑、氨茶碱、可溶性巴比妥类、氯化钙、葡庚糖酸钙、盐酸苯海拉明和其他抗组胺药、利多卡因、去甲肾上腺素、间羟胺、哌甲酯、琥珀胆碱等。

【规格】0.25g;0.5g;0.75g;1.0g;1.5g;2.0g;2.25g;2.5g;3.0g

【pH】6.0~8.5（100mg/ml 水溶液）

注射用头孢孟多酯钠
Cefamandole Nafate for Injection

【适应证】用于敏感细菌所致的肺部感染、尿路感染、胆道感染、皮肤软组织感染、骨和关节感染以及败血症、腹腔感染等，减少术前、术中、术后感染。

【用法用量】

肌内注射：1g 用 3ml 稀释剂稀释，振摇至完全溶解。稀释剂可以选用灭菌注射用水或氯化钠注射液。

静脉推注：1g 溶于注射用灭菌水、5% 葡萄糖注射液或氯化钠注射液内，在 3~5 分钟内缓慢静脉推注；或在患者接受静脉注射时，经由导管和以下的静脉注射液注入：氯化钠注射液、5% 葡萄糖注射液、10% 葡萄糖注射液、葡萄糖氯化钠注射液、含 5% 葡萄糖和 0.45% 氯化钠的混合注射液、含 5% 葡萄糖和 0.2% 氯化钠的混合注射液、乳酸钠注射液。

连续静脉给药：1g 稀释至 10ml 灭菌注射用水中，再溶于以下溶液中的一种：氯化钠注射液、5% 葡萄糖注射液、10% 葡萄糖注射液、葡萄糖氯化钠注射液、5% 葡萄糖和 0.45% 氯化钠混合注射液、5% 葡萄糖和 0.2% 氯化钠注射液或乳酸钠注射液。

成人：一次 0.5~1g，每 4~8 小时 1 次；重症感染，一次 1g，每 4~6 小时 1 次；危及生命的感染或由非敏感性细菌所引起的感染，一次 2g，每 4 小时 1 次（或一日 12g）。

婴幼儿：一日 0.05~0.1g/kg，每隔 4~8 小时给药 1 次；重症感染可增至 0.15g/kg（但不能超过成人的最大用药剂量）。

【注意事项】

1. 调配好的注射液,常温下(25℃)可维持24小时,冷藏(5℃)可达96小时。

2. 本品用灭菌注射用水,5%葡萄糖注射液或氯化钠注射液调配后立即置入 −20℃下冷冻,可维持稳定达6个月之久。

3. 如需和氨基糖苷类抗生素联合使用,必须分别注射于不同部位,不可混于同一注射器中。

4. 本品制剂中含有碳酸钠,因而与含有钙或镁的溶液(包括复方氯化钠注射液或复方乳酸钠注射液)有配伍禁忌,两者不能混合在同一容器中;如必须合用时,应分开在不同的容器中给药。

【规格】0.5g;1.0g;2.0g

【pH】4.0~6.5(100mg/ml 水溶液)

注射用头孢尼西钠
Cefonicid Sodium for Injection

【适应证】用于敏感菌引起的下呼吸道感染、尿路感染、败血症、皮肤软组织感染、骨和关节感染,也可用于手术预防感染。

【用法用量】

肌内或静脉注射:0.5g溶于2.0ml灭菌注射用水中。肌内注射时为防止疼痛,可将本品溶解于1%盐酸利多卡因溶液中,在较大的肌肉部位注射。

静脉滴注:溶于氯化钠注射液和5%葡萄糖注射液50~100ml中。

成人:每日1g,每24小时1次;严重感染或危及生命的感染,每日2g,每24小时给药1次;无并发症的尿路感染,每日0.5g,每24小时1次;手术预防感染,手术前 1 小时单剂量给药 1g。

肾功能损害患者必须依据肾功能损害程度调整剂量,初始剂量为 7.5mg/kg,维持剂量应按肌酐清除率进行调整;患者在进行透析之后无需再追加剂量。

【注意事项】

1. 对麻醉药过敏的患者禁止使用利多卡因溶液作为溶剂。

2. 不能与氨基糖苷类药物放于同一注射容器中给药。

【规格】0.5g;1.0g

【pH】3.5~6.5(50mg/ml 水溶液)

注射用盐酸头孢替安
Cefotiam Hydrochloride for Injection

【适应证】用于对本品敏感的葡萄球菌属、链球菌属(肠球菌除外)、肺炎链球菌、流感杆菌、大肠埃希菌、克雷伯杆菌属、肠道菌属、枸橼酸杆菌属、奇异变形杆菌、普通变形杆菌、雷特格变形杆菌、摩根变形杆菌等所致的下列感染:败血症、术后感染、烧伤感染、皮下脓肿、疖、疖肿、骨髓炎、化脓性关节炎、扁桃体炎、支气管炎、支气管扩张合并感染、肺炎、肺化脓症、胆管炎、胆囊炎、腹膜炎、肾盂肾炎、膀胱炎、尿路炎、前列腺炎、子宫内膜炎、盆腔炎、子宫旁组织炎、附件炎、前庭大腺炎、中耳炎、鼻窦炎。

【用法用量】

静脉注射:用氯化钠注射液或葡萄糖注射溶液溶解后使用。也可将本品的一次用量 0.25~2g 添加到葡萄糖注射液、电解质液或氨基酸等输液中于 0.5~2 小时内静脉滴注;小儿可添加到葡萄糖注射液、电解质液或氨基酸等输液中,于 0.5~1 小时内静脉滴注。

成人:一日 0.5~2g,分 2~4 次;小儿:一日 40~80mg/kg,分 3~4 次,静脉注射。成年人败血症一日量可增至 4g;小儿败血症、脑脊膜炎等重症和难治性感染一日量可增至 160mg/kg。

【注意事项】

1. 只可用于静脉内注射。

2. 溶解后的药液应迅速使用,若必须贮存亦应在 8 小时内用完,此时微黄色的药液可能随着时间的延长而加深。

3. 本品注射液调制时会发生接触性麻疹样反应。

【规格】0.25g;0.5g;1.0g;2.0g

注射用盐酸头孢甲肟

Cefmenoxime Hydrochloride for Injection

【适应证】用于敏感的链球菌属(肠球菌除外)、肺炎链球菌、消化球菌属、消化链球菌属、大肠埃希菌、枸橼酸杆菌属、克雷伯菌属、肠杆菌属、沙雷菌属、变形菌属、流感嗜血杆菌、拟杆菌属等引起的感染症。

【用法用量】

静脉滴注:溶于氯化钠注射液或葡萄糖注射液中。成人也可将本品 0.5~2g 加于葡萄糖注射液、电解质液或氨基酸制剂等的补液中,在 0.5~2 小时内静脉滴注;小儿可将一次用量加于补液内,在 0.5~1 小时内静脉滴注。本品 1g 时注入约 5ml 溶解液中,溶解后注入不少于 100ml 溶解液中滴注。

成人:轻度感染一日 1~2g,分 2 次;中、重度感染可增至一日 4g,分 2~4 次。

小儿:轻度感染一日 40~80mg/kg,分 3~4 次;中、重度感染一日 160mg/kg,分 3~4 次;脑脊膜炎可增量至一日 200mg/kg,分 3~4 次。

【注意事项】

1. 本制剂只限于静脉内注射用。

2. 为防止大剂量静脉给药时偶发的血管痛、血栓性静脉炎,请充分注意注射液的配制方法、注射部位、注射方法等,并请尽量减慢注射速度。

3. 溶解后要尽快使用,若必须保存时也要在 12 小时内使用。

【规格】0.25g;0.5g;1.0g;2.0g

【pH】6.4~7.9

注射用头孢哌酮钠舒巴坦钠(1∶1)
Cefoperazone Sodium and Sulbactam Sodium for Injection

【适应证】用于敏感菌所致的呼吸道感染、泌尿道感染、腹膜炎、胆囊炎、胆管炎和其他腹腔内感染、败血症、脑膜炎、皮肤软组织感染、骨骼和关节感染、盆腔炎、子宫内膜炎、淋病和其他生殖系统感染。

【用法用量】

静脉滴注:先用 5% 葡萄糖溶液或氯化钠注射液适当溶解,然后再用同一溶媒稀释至 50~100ml 供静脉滴注,滴注时间为 30~60 分钟。

成人:一日 2~4g,严重感染或难治性感染可增至一日 8g,分等量每 12 小时静脉滴注 1 次。

儿童:一日 40~80mg/kg,等分 2~4 次滴注;严重感染或难治性感染可增至一日 160mg/kg,等分 2~4 次滴注。

新生儿出生第 1 周内,应每隔 12 小时给药 1 次。舒巴坦的每日最高剂量不超过 80mg/kg。

【注意事项】

1. 本品与氨基糖苷类抗生素之间有物理性配伍禁忌,因此两种药液不能直接混合。如确需与氨基糖苷类抗生素合用时,可采用序贯间歇静脉滴注给药,但必须使用不同的静脉输液管,或在输注间歇期用一种适宜的稀释液充分冲洗先前使用过的静脉输液管。另外,建议在全天用药过程中,两药间隔时间尽可能长一点。

2. 由于本品与复方乳酸钠注射液或盐酸利多卡因注射液混合后有配伍禁忌,因此应避免在最初溶解时使用该溶液,但可采用两步稀释法,即用灭菌注射用水进行最初的溶解,再用复方乳酸钠注射液或盐酸利多卡因做进一步稀释,从而得到能够相互配伍的混合药液。

【规格】0.5g(头孢哌酮0.25g/舒巴坦0.25g);1.0g(头孢哌酮0.5g/舒巴坦0.5g);2.0g(头孢哌酮1.0g/舒巴坦1.0g);3.0g(头孢哌酮1.5g/舒巴坦1.5g)

【pH】3.5~6.5(250mg/ml)

注射用头孢哌酮钠舒巴坦钠(2︰1)
Cefoperazone Sodium and Sulbactam Sodium for Injection

【适应证】用于治疗由敏感菌所引起的下列感染:上、下呼吸道感染,上、下泌尿道感染,腹膜炎、胆囊炎、胆管炎和其他腹腔内感染,败血症,脑膜炎,皮肤和软组织感染,骨骼和关节感染,盆腔炎、子宫内膜炎、淋病和其他生殖道感染。

【用法用量】

静脉滴注:用5%葡萄糖注射液或氯化钠注射液溶解,滴注时间至少15~60分钟。乳酸钠林格注射液可作为本品静脉注射液的溶媒,但不能用于本品最初的溶解过程。

静脉推注:按上述方法溶解,静脉推注时间至少应超过3分钟。

肌内注射:2%盐酸利多卡因注射液可作为本品肌内注射液的溶媒,但不能用于本品最初的溶解过程。

成人:每日1.5~3g,每12小时1次;严重或难治性感染每日12g;舒巴坦的最大剂量为每日4g。

肾功能严重不全的患者:肌酐清除率为15~30ml/min,每日6g,每12小时1次;肌酐清除率<15ml/min,每日3g,每12小时1次。

儿童:每日30~60mg/kg,等分2~4次;严重或难治性感染可增至每日240mg/kg,等分2~4次。

新生儿出生第1周:应每隔12小时给药1次,每日120mg/kg。

【注意事项】

1. 本品可与灭菌注射用水、5%葡萄糖注射液、含0.225%氯化钠的5%葡萄糖注射液、葡萄糖氯化钠注射液液配伍。

2. 应避免开始就使用乳酸钠林格溶液或2%盐酸利多卡因溶液配制注射液,因混合后可引起配伍禁忌,但可采用两步稀释法。

3. 本品注射液不可与氨基糖苷类注射液直接混合,因存在物理性配伍禁忌。如必须用本品和氨基糖苷类联合治疗时,可采用序贯间歇静脉滴注法,本品和氨基糖苷类的用药间隔时间应尽可能延长。各剂量输注间应采用足量的适宜稀释液冲洗静脉滴注管,也可采用另一根单独的静脉滴注管。

4. 本品与本品与乳酸钠林格注射液、2%盐酸利多卡因注射液混合后有配伍禁忌,因此应避免在最初溶解时使用此溶液。

5. 本品与普鲁卡因胺、氨茶碱、细胞色素 C、喷他佐辛、抑肽酶也有配伍禁忌。

【规格】1.5g（头孢哌酮 1.0g/ 舒巴坦 0.5g）；3.0g（头孢哌酮 2.0g/ 舒巴坦 1.0g）

【pH】3.5~6.5（125mg 头孢哌酮 /ml 水溶液）

注射用头孢哌酮钠他唑巴坦钠
Cefoperazone Sodium and Tazobactam
Sodium for Injection

【适应证】用于对头孢哌酮单药耐药、对本品敏感的产 β- 内酰胺酶细菌引起的中、重度感染的治疗，如下呼吸道感染、泌尿生殖系统感染、腹腔和盆腔感染、其他感染。

【用法用量】

静脉滴注：先用氯化钠注射液或灭菌注射用水适量（5~10ml）溶解，然后再加 5% 葡萄糖注射液或氯化钠注射液 150~250ml 稀释供静脉滴注，滴注时间为 30~60 分钟，每次滴注时间不得少于 30 分钟。疗程一般为 7~10 天。

成人：每次 2.5g，每 12 小时静脉滴注 1 次。严重肾功能不全的患者，每 12 小时他唑巴坦的剂量应不超过 0.5g。

【注意事项】

1. 本品与氨基糖苷类抗生素之间存在物理性配伍禁忌，因此两种药液不能直接混合。如需联合使用，可按顺序分别静脉注射这两种药物。滴注时应使用不同的静脉输液管，或在滴注间期，用另一种已获批准的稀释液充分冲洗先前使用过的静脉输液管。

2. 本品与复方乳酸钠注射液或盐酸利多卡因注射液混合后出现配伍禁忌。因此应避免在初步溶解时使用该溶液,但可采用两步稀释法。

【规格】2.5g(头孢哌酮 2.0g/ 他唑巴坦 0.5g)

注射用头孢曲松钠
Ceftriaxone Sodium for Injection

【适应证】用于敏感菌所致的下列感染:脓毒血症、脑膜炎、播散性莱姆病、腹部感染、骨及关节与软组织、皮肤及伤口感染、免疫机制低下患者之感染、肾脏及泌尿道感染、呼吸道感染,尤其是肺炎、耳鼻咽喉感染、生殖系统感染,包括淋病、术前预防感染。

【用法用量】

肌内注射:0.25 或 0.5g 溶于 1% 利多卡因注射液 2ml 中,1g 溶于 3.5ml 中用于肌内注射。

静脉注射:0.25 或 0.5g 溶于 5ml 灭菌注射用水中,1g 溶于 10ml 中用于静脉注射,注射时间不能少于 2~4 分钟。

静脉滴注:2g 溶于 20ml 以下其中一种无钙的静脉注射液中,如氯化钠溶液、5% 葡萄糖注射液、10% 葡萄糖注射液、5% 葡萄糖加 6% 葡聚糖、6%~10% 羟乙基淀粉注射液、灭菌注射用水。溶解后稀释于 100~250ml 与溶解液相同(灭菌注射用水除外)的注射液中,静脉滴注时间至少 30 分钟。

成人及 12 岁以上的儿童:一次 1~2g,每日 1 次;危重病例或由中度敏感菌引起之感染剂量可增至 4g,每日 1 次。

新生儿、婴儿及 12 岁以上的儿童:新生儿(14 天以下)每日 20~50mg/kg,不超过 50mg/kg,一日 1 次;婴儿及儿童(15 天~12 岁)每日 20~80mg/kg;体重 50kg 或 50kg 以上的儿童使用成人剂量。

【注意事项】

1. 由于可能会产生药物之间的不相容性,故不能将本品混合或加入含有其他抗菌药物之溶液中,亦不能将其稀释于以上列出的溶液之外的其他液体中。

2. 在极少情况下,静脉用药后发生静脉炎,可通过减慢静脉注射速度(2~4 分钟)以减少此现象的发生。

3. 肌内注射时,如不加用利多卡因会导致疼痛。

4. 配制后的溶液应立刻使用。

5. 利多卡因溶液绝对不能用于静脉注射。

【规格】0.25g;0.5g;1.0g

【pH】6.0~8.0(100mg/ml 水溶液)

注射用头孢曲松钠他唑巴坦钠
Ceftriaxone Sodium and Tazobactam Sodium for Injection

【适应证】用于治疗敏感细菌引起的中、重度感染:下呼吸道感染、急性细菌性中耳炎、皮肤和皮肤软组织感染、尿路感染、单纯性淋病、盆腔炎、细菌性败血症、骨和(或)关节感染、腹腔内感染、脑膜炎以及外科手术预防感染等。

【用法用量】

静脉滴注:用灭菌注射用水或氯化钠注射液溶解本品后,加到 5% 葡萄糖注射液、氯化钠注射液或葡萄糖氯化钠注射液 250ml 中静脉滴注。滴注时间为 1 小时以上。

成年人及 12 岁以上的儿童:体重 50kg 以上的儿童均使用成人剂量,通常剂量为每日 2.0~4.0g,分 1~2

次给药。

12 岁以下的儿童:每日 40mg/kg,分 1~2 次给予。

肝、肾功能不全:肝肾功能不全患者一般不需调整剂量,但严重的肝、肾功能障碍者应进行血药浓度监测,以决定是否需要调整剂量。

疗程为 4~14 天,严重的复杂感染可适当延长。

【注意事项】

1. 由于本品的配伍禁忌药物甚多,所以应单独给药。

2. 头孢菌素类静脉输液中加入红霉素、四环素、两性霉素 B、血管活性药(间羟胺、去甲肾上腺素等)、苯妥英钠、氯丙嗪、异丙嗪、维生素 B 族、维生素 C 等时将出现浑浊。

3. 本品不能加入乳酸钠林格注射液以及复方氯化钠注射液等含有钙的溶液中使用。

【规格】0.5g;1.0g;2.0g

注射用头孢噻肟钠
Cefotaxime Sodium for Injection

【适应证】用于敏感细菌所致的肺炎及其他下呼吸道感染、尿路感染、脑膜炎、败血症、腹腔感染、盆腔感染、皮肤软组织感染、生殖道感染、骨和关节感染等。头孢噻肟可以作为小儿脑膜炎的选用药物。

【用法用量】

肌内注射:0.5g、1.0g 或 2.0g 分别加入 2ml、3ml 或 5ml 灭菌注射用水中。

静脉注射:加至少 10~20ml 灭菌注射用水,于 5~10 分钟内徐缓注入。

静脉滴注:将静脉注射液再用适当溶剂稀释至

100~500ml。

成人：一日 2~6g，分 2~3 次静脉注射或滴注；严重感染者每 6~8 小时给予 2~3g，一日最高剂量不超过12g。治疗无并发症的肺炎链球菌肺炎或急性尿路感染，每 12 小时给予 1g。

新生儿：日龄≤7 日者每 12 小时给予 50mg/kg，>7日者每 8 小时给予 50mg/kg。治疗脑膜炎患者剂量可增至每 6 小时给药 75mg/kg，均以静脉给药。

严重肾功能减退患者须适当减量。血清肌酐值超过 424μmol/L 或肌酐清除率低于 20ml/min 时，本品的维持量应减半；血清肌酐超过 751μmol/L 时，维持量为正常量的 1/4。需血液透析者一日 0.5~2g，但在透析后应加用一次剂量。

【注意事项】

1. 每 1g 头孢噻肟钠的含钠量约为 2.2mmol（51mg）。1g 头孢噻肟溶于 14ml 灭菌注射中用水形成等渗溶液。

2. 本品与氨基糖苷类不可同瓶滴注。

【规格】0.5g；1.0g；2.0g；3.0g；4.0g

【pH】4.5~6.5（100mg/ml 水溶液）

注射用头孢他啶
Ceftazidime for Injection

【适应证】用于由敏感细菌所引起的单一感染及由两种或两种以上的敏感菌引起的混合感染。对于由多种耐药革兰阴性杆菌引起的免疫缺陷者感染、医院内感染以及革兰阴性杆菌或铜绿假单胞菌所致的中枢神经系统感染尤为合适。全身性的严重感染、呼吸道感、耳鼻咽喉感染、尿路感染、皮肤及软组织感染、胃肠胆囊及腹部感染、骨骼及关节感染、与血液透析和腹膜透析及持续腹膜透析有关的感染。

【用法用量】

静脉给药或深部肌内注射。

成人：每天 1~6g，每 8 或 12 小时 1 次。对于非常严重的感染，特别是免疫抑制患者，包括那些患有中性粒细胞减少症的患者，每 8 或 12 小时给予 2g 或每 12 小时给予 3g。

老年患者：尤其年龄超过 80 岁的患者，每天剂量一般不超过 3g。

囊肿纤维化症：每天 100~150mg/kg，分 3 次给药，每天剂量可达 9g。

婴儿及儿童：2 个月以上的儿童每天 30~100mg/kg，分 2~3 次。免疫受抑制或患有纤维化囊肿的感染患儿或患有脑膜炎的儿童，可给予剂量高至每天 150mg/kg（最高剂量每天 6g），分 3 次给药。

新生儿至 2 个月龄的婴儿：每天 25~100mg/kg，分 2 次给药。

肾功能不全的患儿及成人：应减少给药频率。透析患者每次血透结束后，应重复给予适当的维持剂量。

【注意事项】

1. 本品在碳酸氢钠注射液内的稳定性较差，不推荐用此注射液作稀释液。

2. 本品与氨基糖苷类抗生素不应混合在同一给药系统或注射器内。

3. 万古霉素加入已制成的头孢他啶注射液后可能会出现沉淀，先后给予两种药物的过程中，必须谨慎冲洗给药系统和静脉系统。

4. 液体最好现用现配。

【规格】0.5g；0.75g；1.0g；1.5g；2.0g；3.0g

【pH】5.7~7.5（100mg/ml 水溶液）

注射用头孢唑肟钠
Ceftizoxime Sodium for Injection

【适应证】用于敏感菌所致的下呼吸道感染、尿路感染、腹腔感染、盆腔感染、败血症、皮肤软组织感染、骨和关节感染;肺炎链球菌或流感嗜血杆菌所致的脑膜炎和单纯性淋病。

【用法用量】

用灭菌注射用水、氯化钠注射液、5% 葡萄糖注射液溶解后缓慢静脉注射,亦可加在 10% 葡萄糖注射液、电解质注射液或氨基酸注射液中静脉滴注 0.5~2 小时。

成人:一次 1~2g,每 8~12 小时 1 次;严重感染者的剂量可增至一次 3~4g,每 8 小时 1 次;治疗非复杂性尿路感染时,一次 0.5g,每 12 小时 1 次。

6 个月以上的婴儿和儿童:一次 50mg/kg,每 6~8 小时 1 次。

肾功能损害者:给予 0.5~1g 的首次负荷剂量后,肾功能轻度损害者(肌酐清除率 50~79ml/min)一次 0.5g,每 8 小时 1 次;严重感染时一次 0.75~1.5g,每 8 小时 1 次。肾功能中度损害者(肌酐清除率 5~49ml/min)一次 0.25~0.5g,每 12 小时 1 次;严重感染时一次 0.5~1g,每 12 小时 1 次。肾功能重度损害需透析者(肌酐清除率 0~4ml/min)一次 0.5g,每 48 小时 1 次,或一次 0.25g,每 24 小时 1 次;严重感染时一次 0.5~1g,每 48 小时 1 次,或一次 0.25g,每 24 小时 1 次。血液透析患者在透析结束时给药。

【注意事项】

1. 应尽量减慢注射速度。

2. 本品溶解后在室温下放置不宜超过 7 小时,在冰箱中放置不宜超过 48 小时。

【规格】0.5g

注射用盐酸头孢吡肟
Cefepime Hydrochloride for Injection

【适应证】用于治疗成人和 2 月龄 ~16 岁儿童敏感细菌引起的中、重度感染，包括下呼吸道感染、单纯性下尿路感染和复杂性尿路感染、非复杂性皮肤和皮肤软组织感染、复杂性腹腔内感染、妇产科感染、败血症以及中性粒细胞减少伴发热患者的经验性治疗。也可用于儿童细菌性脑脊髓膜炎。

【用法用量】

静脉滴注或深部肌内注射。

静脉滴注：可将本品 1~2g 溶于氯化钠注射液、5% 或 10% 葡萄糖注射液、M/6 乳酸钠注射液、葡萄糖氯化钠注射液、乳酸钠林格注射液和 5% 葡萄糖混合注射液 50~100ml 中，药物浓度不应超过 40mg/kg。经约 30 分钟滴注完毕。

肌内注射：本品 0.5g 应加 1.5ml 注射用溶液，或 1.0g 加 3.0ml 溶解后，深部肌内注射。

成人及 16 岁以上的儿童或体重 40kg 以上的儿童：每次 1~2g，每 12 小时 1 次，静脉滴注，疗程为 7~10 天；轻、中度尿路感染，每次 0.5~1g，静脉滴注或深部肌内注射，疗程为 7~10 天；重度尿路感染，每次 2g，每 12 小时 1 次，静脉滴注，疗程为 10 天；对于严重感染并危及生命时，可以每 8 小时给予 2g 静脉滴注；用于中性粒细胞减少伴发热的经验性治疗，每次 2g，每 8 小时 1 次，静脉滴注。

2 月龄 ~12 岁的儿童：40mg/kg，每 12 小时静脉滴注,疗程为 7~14 天;细菌性脑脊髓膜炎,50mg/kg,每 8 小时 1 次,静脉滴注;儿童中性粒细胞减少伴发热的经验性治疗,50mg/kg,每 12 小时 1 次,疗程与成人相同。2 月龄以下的儿童使用本品应谨慎。

对肾功能不全患者应调节用量;血液透析患者每次 0.5g,每 24 小时 1 次。

【注意事项】

本品溶液不宜加至甲硝唑、万古霉素、庆大霉素、硫酸妥布霉素或硫酸奈替米星溶液中。如有与本品合用的指征,这些抗生素应与本品分开使用。

【规格】0.5g

【pH】6.0~8.0(100mg/ml 水溶液)

注射用硫酸头孢噻利
Cefoselis Sulfate for Injection

【适应证】由葡萄球菌属、链球菌、肺炎球菌、消化链球菌属、大肠埃希菌、克雷伯菌属、肠杆菌属、沙雷菌属、变形杆菌属、摩根菌属、普罗威登斯菌属、假单胞菌属、流感嗜血杆菌、类杆菌属等敏感菌引起的中度以上症状的下列感染症:败血症、丹毒、蜂巢炎、淋巴管(节)炎、肛门周围脓肿、外伤、烫伤、手术创伤等外在性二次感染、骨髓炎、关节感染、扁桃腺周围脓肿、慢性支气管炎、支气管扩张、慢性呼吸器疾病的二次感染、肺炎、肺化脓症、肾盂肾炎、复杂性膀胱炎、前列腺炎、胆囊炎、胆管炎、腹膜炎、骨盆腹膜炎、子宫附件炎、子宫内感染、子宫旁结合组织炎、前庭大腺炎、角膜溃疡、中耳炎、副鼻腔炎、鄂炎、鄂骨周围的蜂巢炎。

【用法用量】

静脉滴注:本品用氯化钠注射液、葡萄糖注射液以及补液溶解使用。

成人:每天 1~2g,分 2 次使用,0.5~1 小时内静脉滴注;对重症、难治愈的感染可增量至每日 4g,1 小时以上静脉滴注。

【注意事项】

1. 应避免急速静脉注射或短时间的静脉滴注。

2. 不得使用灭菌注射用水溶解,因溶液不等渗。

3. 本制剂因在与下列药剂配伍使用时易发生效价降低或生成沉淀,请勿配伍使用:氨茶碱制剂可导致效价降低;本品与坎利酸钾制剂、甲磺酸加贝酯制剂、琥珀酸羟化可的松制剂、阿昔洛韦制剂联用可生成沉淀。

【规格】0.5g

第三节 头霉素类

注射用头孢美唑钠
Cefmetazole Sodium for Injection

【适应证】用于治疗由敏感的金黄色葡萄球菌、大肠埃希菌、肺炎克雷伯菌、变形杆菌属、摩氏摩根菌、普罗威登斯菌属、消化链球菌属、拟杆菌属、普雷沃菌属(双路普雷沃菌属除外)所引起的感染。

【用法用量】

静脉注射或滴注:静脉注射时,1g 溶于灭菌注射用水、氯化钠注射液或葡萄糖注射液 10ml 中缓慢注入。可加入补液中静脉滴注,此时不得用灭菌注射用水溶解,因溶液不呈等张。

成人:每日 1~2g,分 2 次;小儿:每日 25~100mg/kg,分 2~4 次。难治性或严重感染症,成人日剂量增至 4g,小儿日剂量增至 150mg/kg,分 2~4 次给药。

【注意事项】

本品可加入补液中静脉滴注,此时不得用灭菌注射用水溶解,因溶液渗透压不等张。

【规格】0.5g;1.0g

注射用头孢米诺钠
Cefminox Sodium for Injection

【适应证】用于治疗大肠埃希菌等多种敏感细菌引起的下列感染症:呼吸系统感染;泌尿系统感染,如肾盂肾炎、膀胱炎;腹腔感染,如胆囊炎、胆管炎、腹膜炎;盆腔感染;败血症。

【用法用量】

静脉注射或滴注给药。

静脉注射:每 1g 药物用 20ml 灭菌注射用水、5%~10% 葡萄糖注射液或氯化钠注射液溶解。

静脉滴注:每 1g 药物用 5%~10% 葡萄糖注射液或氯化钠注射液 100~500ml 溶解,滴注 1~2 小时。

成人:每次 1g,一日 2 次;对于败血症、难治性或重症感染症,可增至一日 6g,分 3~4 次给药。

儿童:每次 20mg/kg,一日 3~4 次。

【注意事项】

1. 本品应临时配制,溶解后尽快使用。

2. 本品与氨茶碱、磷酸吡哆醛配伍会降低效价或着色,故不得配伍。

3. 本品与呋喃硫胺、硫辛酸、氢化可的松琥珀酸钠及腺苷钴胺配伍后时间稍长会变色,故配伍后应尽快使用。

【规格】0.5g;1.0g

【pH】4.5~6.0(70mg/ml 水溶液)

注射用头孢西丁钠
Cefoxitin Sodium for Injection

【适应证】用于敏感细菌引起的下列感染：上、下呼吸道感染；泌尿道感染，包括无并发症的淋病；腹膜炎以及其他腹腔内、盆腔内感染；败血症；妇科感染；骨、关节软组织感染；心内膜炎。适用于需氧及厌氧菌混合感染，以及对于由产 β- 内酰胺酶而对本品敏感的细菌引起的感染。

【用法用量】

肌内注射、静脉注射或滴注。本品用于肌内注射时，每 1g 溶于 0.5% 盐酸利多卡因注射液 2ml 中；静脉注射时，每 1g 溶于 10ml 灭菌注射用水中；静脉滴注时，1~2g 溶于氯化钠注射液或 5% 或 10% 葡萄糖注射液 50 或 100ml 中。

成人：常用量一次 1~2g，每 6~8 小时 1 次。单纯性感染每日 3~4g，每 6~8 小时 1 次肌内注射或静脉滴注；中、重度感染每日 6~8g，每 4 小时给予 1g 或每 6~8 小时给予 2g 静脉滴注；需大剂量抗生素治疗的感染（如气性坏疽）每日 12g，每 4 小时给予 2g 或每 6 小时给予 3g，静脉滴注。

肾功能不全：按肌酐清除率调整剂量。肌酐清除率为 50~30ml/min，剂量为 1~2g，每 8~12 小时 1 次；肌酐清除率为 29~10ml/min，剂量为 1~2g，每 12~24 小时 1 次；肌酐清除率为 9~5ml/min，剂量为 0.5~1.0g，每 12~24 小时 1 次；肌酐清除率 <5ml/min，剂量为 0.5~1.0g，每 24~48 小时 1 次。

3 个月以内的婴儿不宜使用。3 个月以上的儿童每次 13.3~26.7mg/kg，每 6 小时 1 次；或每次 20~40mg/

kg,每 8 小时 1 次。

围生期预防感染、剖宫产:脐带夹住时 2g 静脉注射,4 和 8 小时后各追加 1 次剂量;其他外科手术:术前1~1.5 小时给予 2g,以后 24 小时内每 6 小时用药 1 次,每次 1g。

【注意事项】

本品与氨基糖苷类抗生素配伍时会增加肾毒性。

【规格】0.5g;1.0g;2.0g

【pH】4.2~7.0(100mg/ml 水溶液)

第四节　氧头孢类

注射用拉氧头孢钠
Latamoxef Sodium for Injection

【适应证】用于敏感菌引起的各种感染症,如败血症、脑膜炎、呼吸系统感染症、消化系统感染症、腹腔内感染症、泌尿系统及生殖系统感染症、皮肤及软组织感染、骨与关节感染及创伤感染。

【用法用量】

静脉滴注、静脉或肌内注射。

静脉滴注或注射:本品 0.25g 溶于 4ml 以上的灭菌注射用水、5% 葡萄糖注射液或氯化钠注射液中,充分摇匀,使之完全溶解。

肌内注射:以 0.5% 利多卡因注射液 2~3ml 溶解,充分摇匀,使完全溶解。

成人一日 1~2g,分 2 次;小儿一日 40~80mg/kg,分2~4 次。难治性或严重感染时,成人增加至一日 4g,小儿一日 150mg/kg,分 2~4 次给药。

【注意事项】

1. 本品溶解后尽快使用,需保存时,冰箱内保存于72小时以内,室温保存于24小时以内使用。

2. 静脉内大量注射应选择合适部位缓慢注射,以减轻对管壁的刺激及减少静脉炎的发生。

【规格】0.25g

【pH】5.0~7.0(100mg/ml水溶液)

第五节 碳青霉烯类

注射用比阿培南
Biapenem for Injection

【适应证】用于治疗由敏感细菌所引起的败血症、肺炎、肺部脓肿、慢性呼吸道疾病引起的二次感染、难治性膀胱炎、肾盂肾炎、腹膜炎、妇科附件炎等。

【用法用量】

静脉滴注:0.3g溶解于100ml氯化钠注射液或葡萄糖注射液中。

成人:每日0.6g,分2次滴注,每次30~60分钟。一日最大给药量不得超过1.2g。

【注意事项】

本品与丙戊酸合用时,可导致丙戊酸血药浓度降低,有可能使癫痫复发。

【规格】0.3g

注射用美罗培南
Meropenem for Injection

【适应证】用于成人和儿童由单一或多种对美罗

培南敏感的细菌引起的感染：肺炎、尿路感染、妇科感染、皮肤软组织感染、脑膜炎、败血症。经验性治疗，对成人粒细胞减少症伴发热的患者，可单独应用本品或联合抗病毒药或抗真菌药使用。单用或与其他抗微生物制剂联合使用可用于治疗多重感染。

【用法用量】

静脉推注：使用无菌注射用水配制，浓度约 50mg/ml。推注时间应超过 5 分钟。

静脉滴注：可使用下列输液溶解，包括氯化钠溶液、5% 或 10% 葡萄糖溶液、5% 葡萄糖溶液（碳酸氢钠浓度为 0.02%）、葡萄糖氯化钠溶液、5% 葡萄糖溶液（氯化钠浓度为 0.225%）、5% 葡萄糖溶液（氯化钾浓度为 0.15%）、25% 或 10% 甘露醇溶液。滴注时间需超过 15~30 分钟。

成人：每 8 小时给药 0.5~1.0g。脑膜炎：每 8 小时给药 2.0g。有发热特征的中性粒细胞减少症的癌症患者：每 8 小时给药 1.0g。合并腹内感染和敏感菌引起的腹膜炎：每 8 小时给药 1.0g。皮肤和软组织感染：每 8 小时给药 0.5g。尿路感染：一次 0.5g，一日 2 次。

肾功能不全：肌酐清除率为 26~50ml/min 时，每 12 小时给药 1.0g；肌酐清除率为 10~25ml/min 者，每 12 小时给药 0.5g；肌酐清除率 <10ml/min 者，每 24 小时给药 0.5g。

小儿：一次 10~20mg/kg，一日 3 次；体重超过 50kg 按成人剂量给药。脑膜炎儿童患者的治疗，剂量按 8 小时给药 40mg/kg。

【注意事项】

1. 配制好静脉滴注注射液后应立即使用，使用前先将溶液振荡摇匀。

2. 用氯化钠注射液溶解时，室温下应与 6 小时内使用,5℃保存应于 24 小时内使用,溶液不可冷冻。

3. 本品配制后应一次用完。

4. 不应与其他药物混合使用。

【规格】0.25g;0.5g;1.0g

【pH】7.0~8.5(5mg/ml 水溶液)

注射用亚胺培南西司他丁钠
Imipenem and Cilastatin Sodium for Injection

【适应证】用于由敏感细菌所引起的下列感染:腹腔内感染、下呼吸道感染、妇科感染、败血症、泌尿生殖道感染、骨关节感染、皮肤软组织感染、心内膜炎。用于治疗由敏感的需氧菌 / 厌氧菌株所引起的混合感染。

【用法用量】

静脉滴注:静脉滴注用的本品以碳酸氢钠为缓冲剂,500mg 加入 100ml 稀释液中配制成浓度为 5mg/ml 的溶液。

成人:治疗剂量为每天 1~2g,分 3~4 次滴注。中度感染每次 1g,每天 2 次。对不敏感病原菌引起的感染可以增至每天 4g 或 50mg/kg,两者中选择较低剂量使用。当每次本品静脉滴注的剂量≤500mg 时,静脉滴注时间应不少于 20~30 分钟;如剂量 >500mg 时,静脉滴注时间应不少于 40~60 分钟。

儿童:体重≥40kg,可按成人剂量给予;体重 <40kg 者,15mg/kg,每 6 小时 1 次;每天总剂量不超过 2g。

【注意事项】

1. 本品在室温下贮存。

2. 静脉滴注用的本品化学特性与乳酸盐不相容,因此使用的稀释液不能含有乳酸盐,但可经正在进行乳酸盐滴注的静脉输液系统中给药。

3. 本品静脉滴注不能与其他抗生素混合或直接加入其他抗生素中使用。

【规格】0.5g;1.0g;2.0g

【pH】6.5~8.5

第六节 单环 β- 内酰胺类

注射用氨曲南
Aztreonam for Injection

【适应证】用于治疗敏感需氧革兰阴性菌所致的各种感染:尿路感染、下呼吸道感染、败血症、腹腔内感染、妇科感染、术后伤口及烧伤、溃疡等皮肤软组织感染等。

【用法用量】

静脉滴注:1g 用灭菌注射用水 3ml 溶解,再用适当的输液(氯化钠注射液、5% 或 10% 葡萄糖注射液或复方氯化钠注射液)稀释,浓度不得超过 2%,滴注时间为 20~60 分钟。

静脉推注:用灭菌注射用水 6~10ml 溶解,于 3~5 分钟内缓慢注入静脉。

肌内注射:1g 用灭菌注射用水或氯化钠注射液 3ml 溶解,深部肌内注射。

尿路感染:一次 0.5~1g,每 8~12 小时 1 次;中、重度感染:一次 1~2g,每 8~12 小时 1 次;危及生命或铜绿假单胞杆菌严重感染:一次 2g,每 6~8 小时 1 次。

患者单次剂量 >1g 或患败血症、其他全身严重感染或危及生命的感染应静脉给药,最高剂量每日 8g。

肾功能减退者:肌酐清除率 10~30ml/min 者,首次用量 1~2g,以后用量减半;肌酐清除率 <10ml/min,首次用量 0.5、1 或 2g,维持量为首次剂量的 1/4,间隔时间为 6、8 或 12 小时;对严重或危及生命的感染者,每次血液透析后,在原有的维持量上增加首次用量的 1/8。

【注意事项】

1. 本品可与氯霉素磷酸酯、硫酸庆大霉素、硫酸妥布霉素、头孢唑林钠、氨苄西林钠联合使用,但和萘夫西林、头孢拉定、甲硝唑有配伍禁忌。

2. 本品与头孢西丁在体内、体外均起拮抗作用。

【规格】0.5g;1.0g;3.0g

【pH】4.5~7.5(100mg/ml 水溶液)

第七节 氨基糖苷类

硫酸阿米卡星注射液
Amikacin Sulfate Injection

【适应证】用于铜绿假单胞菌及部分其他假单细胞菌、大肠埃希菌、变形杆菌属、克雷伯菌属、肠杆菌属、沙雷菌属、不动杆菌属等敏感的革兰阴性杆菌与葡萄球菌属(甲氧西林敏感株)所致的严重感染,如菌血症或败血症、细菌性心内膜炎、下呼吸道感染、骨关节感染、阴道感染、腹腔感染、复杂性尿路感染、皮肤软组织感染等。

【用法用量】

肌内注射或静脉滴注。配制静脉用药时,每500mg加入氯化钠注射液或 5% 葡萄糖注射液或其他灭菌稀释液 100~200ml 中,成人应在 30~60 分钟内缓慢滴注,婴儿患者稀释的液量相应减少。

成人:单纯性尿路感染对常用抗菌药耐药者每12小时给予0.2g;用于其他全身感染每12小时给予7.5mg/kg,或每24小时给予15mg/kg。成人一日不超过1.5g,疗程不超过10天。

小儿:首剂量10mg/kg,继以每12小时给予7.5mg/kg或每24小时给予15mg/kg。

肾功能减退患者:肌酐清除率>50~90ml/min者,每12小时给予正常剂量(7.5mg/kg)的60%~90%;肌酐清除率为10~50ml/min者,每24~48小时用正常剂量的20%~30%。

【注意事项】

1. 氨基糖苷类与β-内酰胺类(头孢菌素类与青霉素类)混合时可导致相互失活,与上述抗生素联合应用时必须分瓶滴注。

2. 不宜与其他药物同瓶滴注。

【规格】0.2g:2ml

【pH】4.0~7.0

硫酸庆大霉素注射液
Gentamycin Sulfate Injection

【适应证】用于治疗敏感的革兰阴性杆菌以及葡萄球菌甲氧西林敏感株所致的严重感染,如败血症、下呼吸道感染、肠道感染、盆腔感染、腹腔感染、皮肤软组织感染、复杂性尿路感染等。治疗腹腔感染及盆腔感染时应与抗厌氧菌药物合用,与青霉素(或氨苄西林)合用可治疗肠球菌属感染。用于敏感细菌所致的中枢神经系统感染如脑膜炎、脑室炎时,可同时用本品鞘内注射作为辅助治疗。

【用法用量】

肌内注射或静脉滴注。静脉滴注时,将一次剂量加入 50~200ml 氯化钠注射液或 5% 葡萄糖注射液中,一日 1 次静脉滴注时加入的液体量应不少于 300ml,使药液浓度不超过 0.1%。该溶液应在 30~60 分钟内缓慢滴入,以免发生神经肌肉阻滞作用。

成人:一次 80mg 或 1~1.7mg/kg,每 8 小时 1 次;或一次 5mg/kg,每 24 小时 1 次。疗程为 7~14 日。

小儿:一次 2.5mg/kg,每 12 小时 1 次;或一次 1.7mg/kg,每 8 小时 1 次。疗程为 7~14 日,期间应尽可能监测血药浓度,尤其新生儿或婴儿。

鞘内及脑室内给药:成人一次 4~8mg,小儿(3 个月以上)一次 1~2mg,每 2~3 日 1 次。注射时将药液稀释至 0.2% 的浓度,抽入 5 或 10ml 的无菌针筒内,进行腰椎穿刺后先使相当量的脑脊液流入针筒内,边抽边推,将全部药液于 3~5 分钟内缓缓注入。

肾功能减退者:按肾功能正常者每 8 小时 1 次,一次的正常剂量为 1~1.7mg/kg;肌酐清除率为 10~50ml/min 时,每 12 小时 1 次,一次为正常剂量的 30%~70%;肌酐清除率 <10ml/min 时,每 24~48 小时给予正常剂量的 20%~30%。

血液透析后,成人一次补给剂量 1~1.7mg/kg,小儿(3 个月以上)一次补给 2~2.5mg/kg。

【注意事项】

1. 氨基糖苷类与 β- 内酰胺类(头孢菌素类与青霉素类)混合时可导致相互失活,本品与上述抗生素联合应用时必须分瓶滴注。

2. 本品不宜与其他药物同瓶滴注。

【规格】4 万 IU(40mg):1ml;8 万 IU(80mg):2ml

【pH】3.5~6.0

硫酸妥布霉素注射液
Tobramycin Sulfate Injection

【适应证】用于铜绿假单胞菌、变形杆菌属、大肠埃希菌、克雷伯菌属、肠杆菌属、沙雷菌属所致的新生儿脓毒症、败血症、中枢神经系统感染、泌尿生殖系统感染、肺部感染、胆道感染、腹腔感染及腹膜炎、骨骼感染、烧伤、皮肤软组织感染、急性与慢性中耳炎、鼻窦炎等，或与其他抗菌药物联合用于葡萄球菌感染（对耐甲氧西林菌株无效）。本品用于铜绿假单胞菌脑膜炎或脑室炎时可鞘内注射给药；用于支气管及肺部感染时可同时气溶吸入本品作为辅助治疗。

【用法用量】

肌内注射或静脉滴注。静脉滴注时必须经充分稀释，可将每次用量加入 5% 葡萄糖注射液或氯化钠注射液 50~200ml 中，稀释成浓度为 1mg/ml 的溶液，在 30~60 分钟内滴完（滴注时间不可少于 20 分钟），小儿用药时稀释的液量应相应减少。

成人：一次 1~1.7mg/kg，每 8 小时 1 次，疗程为 7~14 日。

小儿：早产儿或出生 0~7 日的小儿一次 2mg/kg，每 12~24 小时 1 次；其他小儿一次 2mg/kg，每 8 小时 1 次。

【注意事项】

1. 本品不能静脉注射，不宜皮下注射。

2. 每日剂量宜分成 2~3 次给药，以维持有效血药浓度，并减轻毒性反应。

【规格】8 万 IU（80mg）：2ml

【pH】3.5~6.0

硫酸依替米星注射液
Etimicin Sulfate Injection

【适应证】用于敏感的大肠埃希菌、肺炎克雷伯菌、沙雷杆菌、枸橼酸杆菌、肠杆菌属、不动杆菌属、变形杆菌属、流感嗜血杆菌、铜绿假单胞菌和葡萄球菌等引起的各种感染。

【用法用量】

静脉滴注：稀释于氯化钠注射液或 5% 葡萄糖注射液 100 或 250ml 中，每次滴注 1 小时。

成人：一次 100~150mg，一日 2 次；或一次 200~300mg，一日 1 次。疗程为 5~10 日。

肾功能受损者不宜使用。

【注意事项】

1. 配制及输注本品时应避免与其他药物直接混合，以免引起药物反应。

2. 需要与 β- 内酰胺类（头孢菌素类与青霉素类）联合使用时必须分瓶输注。

【规格】50mg：1ml；100mg：2ml；200mg：4ml

【pH】5.0~7.0

硫酸依替米星氯化钠注射液
Etimicin Sulfate and Sodium Chloride Injection

【适应证】用于敏感的大肠埃希菌、肺炎克雷伯菌、沙雷杆菌属、枸橼酸杆菌、肠杆菌属、不动杆菌属、变形杆菌属、流感嗜血杆菌、铜绿假单胞菌和葡萄球菌等引起的以下各种感染：呼吸道感染、肾脏和泌尿生殖系统感染、皮肤软组织和其他感染。

【用法用量】

静脉滴注。

成人：每日 0.2~0.3g，每日 1 次静脉滴注，每次滴注 1 小时以上。疗程为 5~10 天。

【注意事项】

应避免与其他具有潜在耳、肾毒性药物如多黏菌素、其他氨基糖苷类等抗生素、强利尿酸及呋塞米等联合使用，以免增加肾毒性和耳毒性。

【规格】0.1g：100ml

第八节　大环内酯类

阿奇霉素注射液
Azithromycin Injection

【适应证】用于敏感致病菌株所引起的下列感染：由肺炎衣原体、流感嗜血杆菌、嗜肺军团菌、卡他摩拉菌、金黄色葡萄球菌或肺炎链球菌引起的需要首先采取静脉滴注治疗的社区获得性肺炎；由沙眼衣原体、淋病奈瑟菌、人型支原体引起的需首先采取静脉滴注治疗的盆腔炎。

【用法用量】

静脉滴注：将本品加入氯化钠注射液或 5% 葡萄糖注射液 250 或 500ml 中，使最终浓度为 1.0~2.0mg/ml。浓度为 1.0mg/ml，滴注时间为 3 小时；浓度为 2.0mg/ml，滴注时间为 1 小时。

社区获得性肺炎：成人每次 0.5g，每天 1 次，至少连续用药 2 天。

盆腔炎：成人每次 0.5g，每天 1 次。

【注意事项】

本品的每次滴注时间不少于 60 分钟,滴注液浓度不得高于 2.0mg/ml。

【规格】0.2g:2ml

【pH】6.0~7.5

注射用阿奇霉素
Azithromycin for Injection

【适应证】用于敏感致病菌株所引起的下列感染:由肺炎衣原体、流感嗜血杆菌、嗜肺军团菌、卡他摩拉菌、肺炎支原体、金黄色葡萄球菌或肺炎链球菌引起的需要首先采取静脉滴注治疗的社区获得性肺炎;由沙眼衣原体、淋病奈瑟菌、人型支原体引起的需要首先采取静脉滴注治疗的盆腔炎。

【用法用量】

静脉滴注:本品用适量灭菌注射用水充分溶解,配制成浓度为 0.1g/ml 的溶液,再加入至 250 或 500ml 氯化钠注射液或 5% 葡萄糖注射液中,最终浓度为 1.0~2.0mg/ml。浓度为 1.0mg/ml,滴注时间为 3 小时;浓度为 2.0mg/ml,滴注时间为 1 小时。

治疗社区获得性肺炎:成人一次 0.5g,一日 1 次,至少连续用药 2 日;继之换用阿奇霉素口服制剂一日 0.5g,7~10 日为一疗程。

治疗盆腔炎:成人一次 0.5g,一日 1 次;用药 1 或 2 日后,改用阿奇霉素口服制剂一日 0.25g,7 日为一疗程。

【注意事项】

本品应按说明书溶解和稀释,静脉滴注时间不得少于 60 分钟。

【规格】0.25g

【pH】9.0~11.0（4mg/ml 水溶液）

注射用硫酸阿奇霉素
Azithromycin Sulfate for Injection

【适应证】用于急性咽炎、急性扁桃体炎、肺炎、尿道炎、宫颈炎、急性支气管炎、慢性支气管炎急性发作、皮肤软组织感染。

【用法用量】

静脉滴注:将本品用适量灭菌注射用水充分溶解,配制成每 1ml 含 0.1g 的溶液,再加入到 250 或 500ml 氯化钠注射液或 5% 葡萄糖注射液中,最终浓度为 1.0~2.0mg/ml。滴注时间:浓度为 1mg/ml,滴注 3 小时;浓度为 2mg/ml,滴注 1 小时。

成人:每次 0.5g,每天 1 次。

【注意事项】

每次滴注时间不少于 60 分钟。

【规格】0.25g;0.5g

注射用门冬氨酸阿奇霉素
Azithromycin Aspartate for Injection

【适应证】用于敏感致病菌株所引起的下列感染:由肺炎衣原体、流感嗜血杆菌、嗜肺军团菌、卡他摩拉菌、肺炎支原体、金黄色葡萄球菌或肺炎链球菌引起的需要首先采取静脉滴注治疗的社区获得性肺炎;由沙眼衣原体、淋病奈瑟菌、人型支原体引起的需要首先采取静脉滴注治疗的盆腔炎。

【用法用量】

静脉滴注:将本品用适量灭菌注射用水充分溶解,配制成 0.1g/ml,再加入至 250 或 500ml 氯化钠注射液或 5% 葡萄糖注射液中,最终阿奇霉素浓度为 1.0~2.0mg/ml。浓度为 1.0mg/ml,滴注时间为 3 小时;浓度为 2.0mg/ml,滴注时间为 1 小时。

治疗社区获得性肺炎:成人一次 0.5g,一日 1 次,至少连续用药 2 日;继之换用阿奇霉素口服制剂一日 0.5g,7~10 日为一疗程。

治疗盆腔炎:成人一次 0.5g,一日 1 次;用药 1 或 2 日后,改用阿奇霉素口服制剂一日 0.25g,7 日为一疗程。

【注意事项】

每次滴注时间不少于 60 分钟。

【规格】0.25g

注射用乳糖酸阿奇霉素
Azithromycin Lactobionate for Injection

【适应证】用于敏感致病菌株所引起的下列感染:由肺炎衣原体、流感嗜血杆菌、嗜肺军团菌、卡他摩拉菌、肺炎支原体、金黄色葡萄球菌或肺炎链球菌引起的需要首先采取静脉滴注治疗的社区获得性肺炎;由沙眼衣原体、淋病奈瑟菌、人型支原体引起的需要首先采取静脉滴注治疗的盆腔炎。

【用法用量】

静脉滴注:将本品用适量灭菌注射用水充分溶解,配制成 1ml 含 0.1g 溶液,再加入至 250 或 500ml 氯化钠注射液或 5% 葡萄糖注射液中,最终阿奇霉素浓度为 1.0~2.0mg/ml。滴注时间:1.0mg/ml,滴注 3 小时;2.0mg/

ml,滴注 1 小时。

社区获得性肺炎:成人每次 0.5g,每天 1 次,至少连续用药 2 日;继之换用阿奇霉素口服制剂一日 0.5g,以 7~10 天为一疗程。

盆腔炎:成人每次 0.5g,每日 1 次;用药 1 或 2 日后,改用阿奇霉素口服制剂一日 0.25g,以 7 天为一疗程。

【注意事项】

本品应按说明书溶解和稀释,静脉滴注时间不能少于 60 分钟。滴注液浓度不得高于 2.0mg/ml。

【规格】0.125g;0.25g

【pH】6.0~7.5(50mg 阿奇霉素 /0.5ml 水溶液)

注射用阿奇霉素磷酸二氢钠
Azithromycin Sodium Dihydrogen Phosphate for Injection

【适应证】用于病原微生物引起的急性细菌性呼吸道感染疾病,泌尿、生殖系统感染,皮肤软组织感染与口腔感染。

【用法用量】

静脉滴注:本品 0.25g 溶于 5% 葡萄糖注射液的氯化钠注射液 250ml 中,滴注约 60 分钟,5 天为一疗程。第 1 天,每次 0.25g,每日 2 次;第 2~5 天,每次 0.25g,每日 1 次。

社区获得性肺炎:成人每次 0.5g,每天 1 次,至少连续用药 2 日;继之换用阿奇霉素口服制剂一日 0.5g,以 7~10 天为一疗程。

盆腔炎:成人每次 0.5g,每天 1 次;用药 1 或 2 日后,改用阿奇霉素口服制剂一日 0.25g,以 7 天为一疗程。

【注意事项】

1. 本品应按说明书溶解和稀释,静脉滴注时间不能少于 60 分钟。

2. 配制的输液浓度不宜超过 0.1%,且应在 24 小时内用完。

【规格】0.25g;0.5g

注射用乳糖酸红霉素
Erythromycin Lactobionate for Injection

【适应证】用于青霉素过敏患者治疗溶血性链球菌、肺炎链球菌等所致的急性扁桃体炎、急性咽炎、鼻窦炎;溶血性链球菌所致的猩红热、蜂窝织炎;白喉及白喉带菌者;气性坏疽、炭疽、破伤风;放线菌病;梅毒;李斯特菌病等;军团菌病;肺炎支原体肺炎、肺炎衣原体肺炎;其他衣原体属、支原体属所致的泌尿生殖系统感染;沙眼衣原体结膜炎;淋病奈瑟菌感染;厌氧菌所致的口腔感染;空肠弯曲菌肠炎;百日咳。

【用法用量】

静脉滴注:先加灭菌注射用水 10ml 至 0.5g 本品中,用力振摇至溶解,然后加入氯化钠注射液或其他电解质溶液中稀释,浓度在 1%~5% 以内;溶解后也可加入含葡萄糖的溶液稀释,但必须每 100ml 溶液中加入 4% 碳酸氢钠 1ml。

成人:一次 0.5~1.0g,每日 2~3 次。治疗军团菌病,剂量可增至一日 3~4g,分 4 次。成人一日不超过 4g。

儿童:每日 20~30mg/kg,分 2~3 次。

【注意事项】

静脉滴注宜缓慢。

【规格】0.25g

【pH】6.0~7.5（85mg/ml 水溶液）

注射用酒石酸吉他霉素
Kitasamycin Tartrate for Injection

【适应证】用于敏感的革兰阳性菌所致的皮肤及软组织感染、胆道感染、呼吸道感染、链球菌咽峡炎、猩红热、白喉、军团菌病、百日咳等，以及淋病、非淋病性尿道炎、痤疮等。

【用法用量】

静脉注射或滴注：先用少量氯化钠注射液或葡萄糖注射液溶解，然后再稀释到需要的浓度。

成人：一次 20 万 ~40 万 U，一日 2~3 次。

儿童：一日 20 万 U 或酌减，分 2~3 次给药。

【注意事项】

1. 静脉注射时浓度不得 >2%，将一次用量溶于 10~20ml 氯化钠注射液或葡萄糖注射液中缓慢推注，注射速度应不少于 5 分钟。

2. 本品仅供静脉注射或滴注。

3. 快速静脉注射有时可出现恶心、腰痛、血压下降、休克症状等。

【规格】20 万 U

第九节　四　环　素　类

注射用替加环素
Tigecycline for Injection

【适应证】用于 18 岁以上患者在下列情况下由特

定细菌的敏感菌株所致感染的治疗:复杂性腹腔内感染、复杂性皮肤和皮肤软组织感染。

【用法用量】

静脉滴注:本品以氯化钠注射液、5% 葡萄糖注射液或者乳酸钠林格注射液 5.3ml 进行配制。轻晃药瓶直至药物溶解,再加入含 100ml 液体的静脉输液袋中。静脉输液袋中药物的最高浓度应为 1mg/ml。

首剂 100mg,然后每次 50mg,每 12 小时 1 次,每次 30~60 分钟,疗程为 5~14 天。

重度肝功能损害患者的剂量应调整为首剂 100mg,然后每 12 小时给予 25mg。

肾功能损害或接受血液透析的患者无需进行剂量调整。

【注意事项】

1. 本品溶液在 2~8℃冷藏条件下可贮藏 48 小时。

2. 本品可通过专用输液管或 Y 形管静脉给药。如果同一输液管连续用于输注多种药物,应该在输注本品前后应用氯化钠注射液或 5% 葡萄糖注射液冲洗管线。经共用管线给药应该使用与替加环素及其他任何药物相容的注射溶液。

3. 本品与下列药物或稀释液相容:阿米卡星、多巴酚丁胺、盐酸多巴胺、庆大霉素、氟哌啶醇、乳酸钠林格溶液、盐酸利多卡因、甲氧氯普胺、吗啡、去甲肾上腺素、哌拉西林/他唑巴坦(EDTA 制剂)、氯化钾、异丙酚、盐酸雷尼替丁、茶碱和妥布霉素。

4. 不应与下列药物通过同一 Y 形管同时给药:两性霉素 B、两性霉素 B 脂质体、地西泮、埃索美拉唑和奥美拉唑。

【规格】50mg

第十节 氯 霉 素 类

注射用盐酸甲砜霉素甘氨酸酯
Thiamphenicol Glycinate Hydrochloride for Injection

【适应证】用于敏感菌如流感嗜血杆菌、大肠埃希菌、沙门菌属等所致的呼吸道、尿路、肠道等感染。

【用法用量】

肌内注射：每次 500mg，用氯化钠注射液 3~5ml 溶解后使用。

静脉注射：每次 1g，用氯化钠注射液 20ml 溶解后使用。

静脉滴注：每次 1g，用氯化钠注射液或 5% 葡萄糖注射液 50~100ml 溶解后使用。

每日 1g，分 1~2 次注射。

【注意事项】

1. 使用时要注意注射的剂量，并尽量减慢注射速度。

2. 本品应尽量短期使用。

3. 与碱性制剂配合有时会出现结晶，尽量避免合用。

4. 不能和碳酸钾、氢化可的松琥珀酸盐和羟孕甾二酮琥珀酸酯合用。

【规格】0.5g；1.0g

氯霉素注射液
Chloramphenicol Injection

【适应证】用于伤寒和副伤寒、严重沙门菌属感染合并败血症;耐氨苄西林的 B 型流感嗜血杆菌脑膜炎或对青霉素过敏的患者的肺炎链球菌、脑膜炎奈瑟菌脑膜炎、敏感的革兰阴性杆菌脑膜炎;需氧菌和厌氧菌混合感染的脑脓肿;严重厌氧菌所致的感染,累及中枢神经系统者,与氨基糖苷类抗生素合用治疗腹腔感染和盆腔感染,以控制同时存在的需氧菌和厌氧菌感染;无其他低毒性抗菌药可替代的敏感细菌所致的败血症及肺部感染;立克次体感染。

【用法用量】

静脉滴注。

成人:一日 2~3g,分 2 次给予。

儿童:一日 25~50mg/kg,分 3~4 次给予;新生儿一日不超过 25mg/kg,分 4 次给予。

【注意事项】

静脉注射给药时不宜过快。

【规格】0.25g:2ml

第十一节　磷霉素类

注射用磷霉素钠
Fosfomycin Sodium for Injection

【适应证】用于敏感菌所致的呼吸道感染、皮肤软组织感染、肠道感染、泌尿系统感染、败血症、腹膜炎、脑膜炎、骨髓炎、子宫附件炎、子宫内感染、盆腔炎等。可与其他抗生素联合应用治疗由敏感菌所致的重症感染。也可与万古霉素合用,以治疗耐甲氧西林金葡菌感染。

【用法用量】

静脉滴注:先用灭菌注射用水适量溶解,再加至

5% 葡萄糖注射液或氯化钠注射液 250~500ml 中。

成人：一日 4~12g，严重感染可增至一日 16g，分 2~3 次滴注。

儿童：一日 0.1~0.3g/kg，分 2~3 次滴注。

【注意事项】

静脉滴注速度宜缓慢，每次静脉滴注时间应在 1~2 小时以上。

【规格】4.0g

【pH】6.5~8.5（50mg/ml 水溶液）

第十二节　林可酰胺类

注射用盐酸克林霉素
Clindamycin Hydrochloride for Injection

【适应证】用于链球菌属、葡萄球菌属及厌氧菌所致的中、重度感染。

【用法用量】

肌内注射或静脉滴注。用于静脉滴注时，0.6g 加入不少于 100ml 输液中，至少滴注 20 分钟。

成人：一日 0.6~1.2g，分 2~4 次；严重感染一日 1.2~2.7g，分 2~4 次静脉滴注。

4 周及 4 周以上的小儿：一日 15~25mg/kg，分 3~4 次；严重感染一日 25~40mg/kg，分 3~4 次。

【注意事项】

1. 肌内注射一次不能超过 0.6g，超过此剂量应改为静脉给药。

2. 静脉给药速度不宜过快，1 小时内输入的药量不能超过 1.2g。

3. 本品与氨苄西林、苯妥英钠、巴比妥盐酸盐、氨茶碱、葡萄糖酸钙及硫酸镁可产生配伍禁忌。

4. 与红霉素呈拮抗作用,不宜合用。

【规格】0.15g;0.3g;0.45g;0.6g;0.9g

克林霉素磷酸酯注射液
Clindamycin Phosphate Injection

【适应证】用于革兰阳性菌引起的下列各种感染性疾病:扁桃体炎、化脓性中耳炎、鼻窦炎等;急性支气管炎、慢性支气管炎急性发作、肺炎、肺脓肿和支气管扩张合并感染等;皮肤和软组织感染;泌尿系统感染;骨髓炎、败血症、腹膜炎和口腔感染等。用于厌氧菌引起的各种感染性疾病:脓胸、肺脓肿、厌氧菌性肺炎;皮肤和软组织感染、败血症;腹内感染;女性盆腔及生殖器感染。

【用法用量】

静脉滴注、肌内注射。静脉滴注需将本品 0.6g 用 100~200ml 氯化钠注射液或 5% 葡萄糖液稀释成浓度 ≤6mg/ml 的药液,每 100ml 的滴注时间不少于 30 分钟。

成人:中度感染一日 0.6~1.2g,分为 2~4 次;重度感染一日 1.2~2.4g,可分为 2~4 次;

儿童:中度感染一日 15~25mg/kg,可分为 3~4 次;重度感染一日 25~40mg/kg,可分为 3~4 次。

【注意事项】

1. 禁止与氨苄西林、苯妥英钠、巴比妥类、氨茶碱、葡萄糖酸钙及硫酸镁配伍。

2. 与红霉素呈拮抗作用,不宜合用。

【规格】0.3g∶2ml

注射用克林霉素磷酸酯
Clindamycin Phosphate for Injection

【适应证】用于革兰阳性菌引起的下列各种感染性疾病:扁桃体炎、化脓性中耳炎、鼻窦炎等;急性支气管炎、慢性支气管炎急性发作、肺炎、肺脓肿和支气管扩张合并感染等;皮肤和软组织感染;泌尿系统感染;骨髓炎、败血症、腹膜炎和口腔感染等。用于厌氧菌引起的各种感染性疾病:脓胸、肺脓肿、厌氧菌性肺炎;皮肤和软组织感染、败血症;腹内感染;女性盆腔及生殖器感染。

【用法用量】

深部肌内注射或静脉滴注给药。静脉滴注时,每 0.3g 需用 50~100ml 氯化钠注射液或 5% 葡萄糖溶液稀释成浓度 <6mg/ml 的药液,缓慢滴注,通常不超过 20mg/min。

成人:轻、中度感染一日 0.6~1.2g,分 2~4 次给药;重度感染一日 1.2~2.7g,分 2~4 次给药。

儿童:轻、中度感染一日 15~25mg/kg,分 2~4 次给药;重度感染一日 25~40mg/kg,分 2~4 次给药。

【注意事项】

1. 本品每 100ml 的滴注时间不少于 30 分钟。

2. 本品含苯甲醇,禁止用于儿童肌内注射。

3. 与新生霉素、卡那霉素在同瓶静脉滴注时有配伍禁忌。

4. 禁止与氨苄西林、苯妥英钠、巴比妥盐酸盐、氨茶碱、葡萄糖酸钙及硫酸镁配伍。

【规格】0.25g;0.3g;0.6g;0.9g

第十三节　糖　肽　类

利奈唑胺注射液
Linezolid Injection

【适应证】用于治疗由特定的微生物敏感株引起的下列感染：万古霉素耐药的屎肠球菌引起的感染，包括伴发的菌血症、院内获得性肺炎、复杂性皮肤和皮肤软组织感染、社区获得性肺炎。

【用法用量】

静脉滴注：可配伍的静脉注射液有 5% 葡萄糖注射液、氯化钠注射液、乳酸钠林格液。

成人及 12 岁以上的儿童：一次 0.6g，每 12 小时 1 次。

儿童：11 岁及 11 岁以下的儿童一次 10mg/kg，每 8 小时 1 次。出生 7 天以内的新生儿 10mg/kg，每 12 小时 1 次；疗效不佳时可改为 10mg/kg，每 8 小时 1 次。

【注意事项】

1. 应在 0.5~2 小时内静脉滴注完毕。

2. 不能将此静脉输液袋串联在其他静脉给药通路中。不可在此溶液中加入其他药物。如果需与其他药物合并应用，应根据每种药物的剂量和给药途径分别应用。

3. 与下列药物通过 Y 形接口联合给药时，可导致物理性质配伍禁忌：两性霉素 B、盐酸氯丙嗪、地西泮、喷他脒异硫代硫酸盐、红霉素乳糖酸酯、苯妥英钠和甲氧苄啶 - 磺胺甲噁唑。

4. 与头孢曲松钠合用可致两者的化学性质不配伍。

5. 如果同一静脉通路用于几个药物依次给药，在应用本品前及使用后，应使用与利奈唑胺静脉注射剂和其他药物可配伍的溶液进行冲洗。

6. 在室温下贮藏,避免冷冻。

7. 静脉注射液可呈黄色,且随着时间延长可加深,但对药物含量没有不良影响。

【规格】0.6g:300ml

注射用替考拉宁
Teicoplanin for Injection

【适应证】用于治疗各种严重的革兰阳性菌感染,包括不能用青霉素类和头孢菌素类其他抗生素者。本品可用于不能用青霉素类及头孢菌素类抗生素治疗或用上述抗生素治疗失败的严重葡萄球菌感染,或对其他抗生素耐药的葡萄球菌感染,包括皮肤和软组织感染、泌尿道感染、呼吸道感染、骨和关节感染、败血症、心内膜炎及持续不卧床腹膜透析相关性腹膜炎,在骨科手术具有革兰阳性菌感染的高危因素时,本品也可作预防用。

【用法用量】

静脉注射或滴注、肌内注射。静脉注射时,注射时间为 3~5 分钟;缓慢静脉滴注,滴注时间不少于 30 分钟。用 3ml 灭菌注射用水缓慢地注入瓶内,轻轻转动小瓶,直至粉末完全溶解,注意不能产生泡沫。如有泡沫形将小瓶放置 15 分钟,直到泡沫消失,将液体完全吸入注射器中,配制好的溶液可直接注射。也可用下述溶剂稀释:氯化钠注射液、复方乳酸钠溶液、5% 葡萄糖溶液、0.18% 氯化钠和 4% 葡萄糖注射液、含 1.36%或 3.86% 葡萄糖的腹膜透析液。

成人:骨科手术预防感染,麻醉诱导期单剂量静脉注射 400mg。中度感染:皮肤和软组织感染、泌尿系统感染、呼吸道感染，负荷量 400mg；维持量 200mg，每日 1 次。严重感染：骨和关节感染、败血症、心内膜炎，负荷量，头 3 剂 400mg，每 12 小时 1 次；维持量静脉或肌内注射 400mg，每日 1 次。某些临床情况，如严重烧伤感染或金葡菌心内膜炎患者，替考拉宁的维持量可能需要达到 12mg/kg。

2 个月以上的儿童：严重感染和中性粒细胞较少的患儿 10mg/kg，前 3 剂负荷剂量每 12 小时静脉注射 1 次；随后剂量 10mg/kg，静脉或肌内注射，每天 1 次。中度感染 10mg/kg，前 3 剂负荷剂量每 12 小时静脉注射 1 次；随后维持剂量为 6mg/kg，静脉注射，每天 1 次。

2 个月以内的婴儿：第 1 天的推荐负荷剂量为 16mg/kg，只用 1 剂；随后 8mg/kg，每天 1 次；静脉滴注时间不少于 30 分钟。

【注意事项】

1. 与氨基糖苷类溶液直接混合存在不相容性，注射前不能混合。

2. 制备好的本品溶液在 4℃ 条件下保存，贮存时间超过 24 小时不再使用。

【规格】200mg

【pH】7.2~7.8（67mg/ml 水溶液）

注射用盐酸去甲万古霉素
Norvancomycin Hydrochloride for Injection

【适应证】用于耐甲氧西林的金黄色葡萄球菌所致的系统感染和难辨梭状芽胞杆菌所致的肠道感染和系统感染；青霉素过敏者不能采用青霉素类或头孢菌素类，或经上述抗生素治疗无效的严重葡萄球菌感染患者，可选用去甲万古霉素。本品也用于对青霉素过敏者的肠球菌心内膜炎、棒状杆菌属心内膜炎的治疗。对青霉素过敏与青霉素不过敏的血液透析患者发生葡萄球菌属所致的动静脉分流感染的治疗。

【用法用量】

静脉滴注：每次剂量（0.4~0.8g）应至少用 5% 葡萄糖注射液或氯化钠注射液 200ml 溶解后缓慢滴注，滴注时间宜在 1 小时以上。

成人：每日 0.8~1.6g，分 2~3 次静脉滴注。

小儿：每日 16~24mg/kg，分 2 次静脉滴注。

【注意事项】

1. 本品不可肌内注射，也不宜静脉推注。

2. 静脉滴注速度不宜过快。

【规格】0.4g

【pH】2.8~4.5（50mg/ml 水溶液）

注射用盐酸万古霉素

Vancomycin Hydrochloride for Injection

【适应证】用于耐甲氧西林金黄色葡萄球菌及其他细菌所致的感染：败血症、感染性心内膜炎、骨髓炎、关节炎、灼伤、手术创伤等浅表性继发感染、肺炎、肺脓肿、脓胸、腹膜炎、脑膜炎。

【用法用量】

静脉滴注：0.5g 加入 10ml 灭菌注射用水溶解，再以至少 100ml 氯化钠注射液或 5% 葡萄糖注射液稀释，静脉滴注时间在 60 分钟以上。

成人：每天 2g，可分为每 6 或 12 小时 1 次。

老年人：每 12 小时给予 0.5g 或每 24 小时给予 1g。

儿童、婴儿：每天 40mg/kg，分 2~4 次静脉滴注。新生儿每次 10~15mg/kg，出生 1 周内的新生儿每 12 小时给药1次,出生1周~1个月的新生儿每8小时给药1次。

肾功能不全患者的剂量必须调整。

【注意事项】

1. 肌内注射可伴有疼痛,所以不能肌内注射。快速推注或短时间内静脉滴注可出现红人综合征、低血压等副作用,每次静脉滴注时间应在60分钟以上。

2. 可引起血栓性静脉炎,应十分注意药液浓度和滴注速度,再次静脉滴注时应更换静脉滴注部位。

3. 本品与下列注射剂混合使用引起配伍变化,所以不能混注:与氨茶碱、氟尿嘧啶混合后可引起外观改变,随时间延长,药物效价显著降低。

4. 药液渗漏于血管外可引起坏死,给药时应谨慎。

【规格】500mg

【pH】2.5~4.5(50mg/ml 水溶液)

第十四节　磺　胺　类

磺胺嘧啶钠注射液
Sulfadiazine Sodium Injection

【适应证】用于敏感的脑膜炎奈瑟菌所致的脑膜炎患者的治疗。也可用于治疗对其敏感的流感嗜血杆菌、肺炎链球菌和其他链球菌所致的急性支气管炎、轻症肺炎;星形奴卡菌病;对氯喹耐药的恶性疟疾的辅助用药;与乙胺嘧啶联合用药治疗鼠弓形虫引起的弓形虫病。

【用法用量】

静脉注射或滴注:用灭菌注射用水或氯化钠注射液稀释成 5% 的溶液,静脉滴注浓度不超过 1%。

成人:治疗严重感染如流行性脑脊髓膜炎,首剂

50mg/kg 静脉注射,继以每日 100mg/kg,分 3~4 次静脉滴注或缓慢静脉注射。

儿童:一般感染,每日 50~75mg/kg,分 2 次给药;流行性脑脊髓膜炎,每日 100~150mg/kg,分 3~4 次静脉滴注或缓慢静脉注射。

【注意事项】

1. 不宜做皮下与鞘内注射。

2. 本品遇光易变质。

【规格】0.4g:2ml

【pH】9.5~11.0

第十五节 喹 诺 酮 类

乳酸环丙沙星氯化钠注射液
Ciprofloxacin Lactate and Sodium Chloride Injection

【适应证】用于敏感菌引起的呼吸道感染、胃肠道感染、伤寒、骨和关节感染、皮肤软组织感染、败血症等全身感染。

【用法用量】

静脉滴注。

成人:一次 0.1~0.2g,每 12 小时 1 次,0.2g 的滴注时间至少在 30 分钟以上。严重感染或铜绿假单胞菌感染可加大剂量至一次 0.4g,一日 2~3 次。

疗程视感染程度而定,通常治疗持续 7~14 天。尿路感染:急性单纯性下尿路感染 5~7 天,复杂性尿路感染 7~14 天。肺炎和皮肤软组织感染:7~14 天。肠道感染:5~7 天。骨和关节感染:4~6 周或更长。伤寒:10~14 天。

【注意事项】

1. 静脉滴注 60 分钟以上,大静脉慢速点滴能最大程度减少患者的不适和对静脉的刺激。

2. 本品既可以直接滴注也可以和其他相容的溶液混合后滴注,可以和生理盐水、林格氏液和乳酸林格氏液,5% 和 10% 葡萄糖溶液,10% 果糖溶液,5% 葡萄糖氯化钠溶液相容。由于微生物学及光敏性的原因,溶液应在混合后立即使用。

3. 与理化特性 pH 不稳定的药物如青霉素、肝素溶液等为配伍禁忌,尤其是与碱性溶液混合使用时。

【规格】0.2g:100ml

【pH】3.5~4.5

盐酸莫西沙星注射液
Moxifloxacin Hydrochloride Injection

【适应证】用于治疗成人(≥18 岁)敏感细菌所引起的下列感染:急性细菌性鼻窦炎、慢性支气管炎急性发作、社区获得性肺炎、非复杂性皮肤和皮肤软组织感染、复杂性皮肤和皮肤组织感染、复杂性腹腔内感染。

【用法用量】

静脉滴注:本品 0.4g 用 5% 葡萄糖注射液 250ml 稀释,每次滴注时间不少于 90 分钟。

成人:一次 0.4g,每 24 小时 1 次。

【注意事项】

1. 本品为静脉注射剂,只能用于静脉滴注,不能用于动脉内、肌内、鞘内注射,不能腹膜内或皮下给药。

2. 可以与一些相容的溶液一同滴注。

3. 5% 葡萄糖注射液与本品的混合液在室温条件下可保持稳定 24 小时以上。

【规格】400mg：20ml

盐酸莫西沙星氯化钠注射液
Moxifloxacin Hydrochloride and Sodium Chloride Injection

【适应证】用于成人（≥18 岁）上呼吸道和下呼吸道感染，如急性窦炎、慢性支气管炎急性发作、社区获得性肺炎以及皮肤和软组织感染。复杂腹腔感染包括混合细菌感染，如脓肿。

【用法用量】

静脉滴注：输液时间应为 90 分钟。

成人：一次 0.4g，一日 1 次。

【注意事项】

1. 既可以单独给药，也可以与一些相容的溶液一同滴注。下列注射液与本品的混合液在室温条件下可保持稳定 24 小时以上，可以合并给药：灭菌注射用水、氯化钠注射液、1mol/L；氯化钠注射液、5% 葡萄糖注射液、10% 葡萄糖注射液、40% 葡萄糖注射液、20% 木糖醇注射液、复方氯化钠注射液、乳酸钠林格注射液等。

2. 若莫西沙星注射液需与其他药物合用，每种药物需单独给药。

【规格】0.4g：250ml

甲磺酸左氧氟沙星注射液
Levofloxacin Mesylate Injection

【适应证】用于治疗成年人（≥18 岁）由敏感菌株所引起的下列轻、中、重度感染：医院获得性肺炎、社区获得性肺炎、急性细菌性鼻窦炎、慢性支气管炎的急性细菌性发作、复杂性皮肤及皮肤结构感染、非复杂性皮肤及皮肤软组织感染、慢性细菌性前列腺炎、复杂性尿路感染、急性肾盂肾炎、非复杂性尿路感染、吸入性炭疽。

【用法用量】

静脉滴注:成人每日 0.4g,分 2 次滴注;重度感染患者及铜绿假单胞菌属细菌感染的治疗剂量可增至每日 0.6g,分 2 次滴注。

肾功能受损患者:肌酐清除率≥50ml/min 时不需调整用量;肌酐清除率为 20~49ml/min,首剂 0.4g,以后每 24 小时给予 0.2g;肌酐清除率为 10~19ml/min,首剂 0.4g,以后每 48 小时给予 0.2g。

【注意事项】

1. 本品仅可经静脉滴注给药,不可用于肌内、鞘内、腹膜内或皮下给药。

2. 本品不能与任何含有多价阳离子的溶液通过同一条静脉通路同时给药。

3. 如果使用同一条静脉通路连续输注不同的药物,应当在输注前后,使用与本品和通过同一通路输注的其他药物相容的注射液冲洗。

4. 不要将输液容器串联起来。

5. 迅速静脉给药或推注可能导致低血压,应当避免。

【规格】 0.2g∶100ml;0.5g∶250ml

乳酸左氧氟沙星氯化钠注射液
Levofloxacin Lactate and Sodium Chloride Injection

【适应证】用于敏感细菌所引起的下列中、重度感染:呼吸系统感染、泌尿系统感染、生殖系统感染、皮肤软组织感染、肠道感染、败血症、粒细胞减少及免疫功能低下患者的各种感染及其他感染,如乳腺炎、外伤、烧伤及手术后伤口感染、腹腔感染、胆囊炎、胆管炎、骨与关节感染以及五官科感染等。

【用法用量】

静脉滴注。

成人:一日 0.3~0.6g,分 1~2 次,滴注时间应超过 60 分钟。

【注意事项】

本品不能与多价金属离子如镁、钙等溶液在同一输液管中使用。

【规格】0.3g∶100ml

盐酸左氧氟沙星注射液
Levofloxacin Hydrochloride Injection

【适应证】用于敏感细菌所引起的下列中、重度感染:呼吸系统感染、泌尿系统感染、生殖系统感染、皮肤软组织感染、肠道感染、败血症、粒细胞减少及免疫功能低下患者的各种感染及其他感染,如乳腺炎、外伤、烧伤及手术后伤口感染、腹腔感染、胆囊炎、胆管炎、骨与关节感染以及五官科感染等。

【用法用量】

静脉滴注:稀释于 5% 葡萄糖或氯化钠注射液 250~500ml 中,滴注时间为每 250ml 不得少于 2 小时、500ml 不得少于 3 小时。

成人:每日 0.4g,分 2 次静脉滴注;重度感染患者或病原菌对本品的敏感性较差者(如铜绿假单胞菌),每日最大剂量可增至 0.6g,分 2 次静脉滴注。

【注意事项】

1. 本制剂专供静脉滴注。

2. 滴速过快易引起静脉刺激症状或中枢神经系统反应。

3. 本制剂不宜与其他药物同瓶混合静脉滴注,或在同一根静脉输液管内进行静脉滴注。

4. 本品不能与多价金属离子如镁、钙等溶液在同一输液管中使用。

【规格】0.1g:2ml;0.2g:2ml

【pH】3.0~5.5

盐酸左氧氟沙星氯化钠注射液
Levofloxacin Hydrochloride and Sodium Chloride Injection

【适应证】用于敏感细菌所引起的下列中、重度感染:呼吸系统感染、泌尿系统感染、生殖系统感染、皮肤软组织感染、肠道感染、败血症、粒细胞减少及免疫功能低下患者的各种感染及其他感染,如乳腺炎、外伤、烧伤及手术后伤口感染、腹腔感染、胆囊炎、胆管炎、骨与关节感染以及五官科感染等。

【用法用量】

静脉滴注。

成人:一日 0.4g,分 2 次滴注;重度感染患者及病原菌对本品敏感性较差者(如铜绿假单胞菌),每日最大剂量可增至 0.6g,分 2 次静脉滴注。

【注意事项】

1. 仅可经静脉滴注给药,不可用于肌内、鞘内、腹膜内或皮下给药。

2. 静脉滴注时间每 100ml 至少 60 分钟,迅速静脉给药或推注可能导致低血压,应当避免。

3. 不宜与其他药物同瓶混合静脉滴注,或在同一根静脉输液管内进行静脉滴注。

4. 不要将容器串联起来。

5. 不能与任何多价阳离子(如镁离子)的溶液通过同一条静脉通路同时给药。

【规格】0.2g∶100ml;0.5g∶100ml

【pH】4.0~6.0

第十六节 抗 真 菌 药

注射用伏立康唑
Voriconazole for Injection

【适应证】治疗侵袭性曲霉病;非中性粒细胞减少患者的念珠菌血症;对氟康唑耐药的念珠菌引起的严重侵袭性感染(包括克柔念珠菌);由足放线病菌属和镰刀菌属引起的严重感染。

【用法用量】

静脉滴注:用适量灭菌注射用水溶解,再稀释至2~5mg/ml 的浓度。

成人:负荷剂量,第 1 个 24 小时每次 6mg/kg,每 12 小时 1 次;维持剂量,24 小时以后每次 4mg/kg,每天 2 次。如果患者不能耐受每日 2 次、每次 4mg/kg 静脉滴注,可减为每日 2 次、每次 3mg/kg。

2~12 岁:一次 7mg/kg,不能耐受者改为 4mg/kg,每日 2 次。

【注意事项】

1. 静脉滴注速度最快不超过 3mg/(kg·h),每瓶的滴注时间须在 1~2 小时以上。稀释液必须以不高于

5mg/ml 的浓度滴注,不可用于静脉推注。

2. 稀释后立即使用,仅供单次使用,未用完的溶液应当弃去。稀释液在 2~8℃保存时间不得超过 24 小时。

3. 本品可以采用下列注射液稀释:氯化钠注射液、复方乳酸钠注射液、5% 葡萄糖和复方乳酸钠注射液、5% 葡萄糖和 0.45% 氯化钠注射液、5% 葡萄糖注射液、含有 20mEq 氯化钾的 5% 葡萄糖注射液、0.45% 氯化钠注射液、葡萄糖氯化钠注射液。

4. 本品禁止和其他药物在同一静脉输液通路中同时滴注。

5. 即使是各自使用不同的输液通路,本品禁止和血制品或短期输注的电解质浓缩液同时滴注。

6. 使用本品时不需要停用全肠外营养,但需要分不同的静脉通路滴注。如果通过多腔管进行滴注,全肠外营养需要使用与本品不同的端口。

7. 本品禁止用 4.2% 碳酸氢钠溶液稀释,该稀释剂的弱碱性可使本品在室温储存 24 小时后轻微降解。

8. 用药期间应避免强烈、直接阳光照射。

【规格】50mg;100mg;200mg

氟康唑氯化钠注射液
Fluconazole and Sodium Chloride Injection

【适应证】用于系统性念珠菌病、隐球菌病、黏膜念珠菌病、经细胞毒化疗或放疗后恶性肿瘤易感者的真菌感染的预防,免疫功能正常者的地方性深部真菌病、球孢子菌病、类球孢子菌病、孢子丝菌病和组织胞浆菌病。

【用法用量】

静脉滴注。

成人:念珠菌血症、播散性念珠菌病和其他侵入性念珠菌感染,第 1 天 400mg,随后每天 200mg,每日剂量可增加到 400mg。隐球菌脑膜炎和其他部位隐球菌感染,第 1 天 400mg,随后每日 1 次 200~400mg,疗程一般至少为 6~8 周。口咽部念珠菌病,50~100mg,每日 1 次,连续给药 7~14 天。对除生殖系念珠菌病以外的其他黏膜念珠菌感染,每日 50~100mg,连续给药 14~30 天。预防念珠菌病,50~400mg,每日 1 次;400mg,每日 1 次。地方性深部真菌病,200~400mg,每日 1 次。

肾功能受损患者:单剂量给药治疗时不需调整剂量。对接受多剂量的患者(包括儿童),首剂可给予饱和剂量 50~400mg,此后肌酐清除率≤50ml/ml 者日剂量降至 50%,透析患者于透析后给药。

儿童:最高剂量不应超过成人的每日最高剂量。黏膜念珠菌病,3mg/kg,第 1 天可给予 6mg/kg 的负荷剂量;系统性念珠菌病和隐球菌感染,6~12mg/kg;预防艾滋病患者隐球菌脑膜炎复发,6mg/kg,每日 1 次;预防感染每日 3~12mg/kg。不超过 2 周的患儿,每 72 小时给药 1 次;出生后 3~4 周的患儿,每 48 小时给药 1 次。

【注意事项】

1. 本品可与下列注射用溶液配伍:20% 葡萄糖溶液、复方氯化钠注射液、乳酸钠林格注射液、葡萄糖氯化钾溶液、4.2% 碳酸氢钠溶液、混合氨基酸溶液、氯化钠注射液。可通过上面所列的溶液中的任何一种经静脉输液通道输注本品。

2. 本品为氯化钠的稀释液,对需要限制钠盐或液体摄入量的患者,应考虑液体输注的速率。

3. 不推荐在静脉滴注前与其他任何药物混合。

【规格】0.1g：50ml；0.2g：100ml

【pH】4.0~6.0

注射用两性霉素 B
Amphotericin B for Injection

【适应证】用于敏感真菌所致的深部真菌感染且病情呈进行性发展者，如败血症、心内膜炎、脑膜炎、腹腔感染、肺部感染、尿路感染和眼内炎等。

【用法用量】

静脉用药：开始静脉滴注时先试以 1~5mg 或一次 0.02~0.1mg/kg 给药，以后根据患者的耐受情况每日或隔日增加 5mg，至一次 0.6~0.7mg/kg。成人的最高日剂量不超过 1mg/kg，每日或隔 1~2 日 1 次，累积总量为 1.5~3.0g，疗程为 1~3 个月，也可长至 6 个月。对敏感真菌感染宜采用较小剂量，一次 20~30mg。

鞘内给药：首次 0.05~0.1mg，以后渐增至每次 0.5mg，最大量一次不超过 1mg，每周给药 2~3 次，总量为 15mg 左右。

局部用药：气溶吸入，每次 5~10mg，用灭菌注射用水溶解成 0.2%~0.3% 溶液应用；超声雾化吸入浓度为 0.01%~0.02%，每日吸入 2~3 次，每次吸入 5~10ml；持续膀胱冲洗，5mg 加入 1000ml 灭菌注射用水中，按 40ml/h 的速度冲洗，共用 5~10 日。

静脉滴注或鞘内给药时，均先以灭菌注射用水 5ml 配制 25mg，然后用 5% 葡萄糖注射液稀释，浓度不超过 10mg/100ml，稀释用葡萄糖注射液的 pH 应在 4.2 以上。

鞘内注射时可取 5mg/ml 浓度的药液 1ml，加 5% 葡萄糖注射液 19ml 稀释，使最终浓度成 250μg/ml。注射时取所需的药液量以脑脊液 5~30ml 反复稀释,并缓慢注入。鞘内注射液的药物浓度不可高于 25mg/100ml,pH 应在 4.2 以上。

【注意事项】

1. 本品宜缓慢避光滴注,滴注时间至少 6 小时。

2. 静脉滴注时应避免药液外漏,因本品可致局部刺激。

3. 仅 5mg 规格用于鞘内注射。

4. 不可用氯化钠注射液配制,因可产生沉淀。

【规格】5mg;25mg;50mg

【pH】7.2~8.0(50mg/ml 水溶液)

注射用醋酸卡泊芬净
Caspofungin Acetate for Injection

【适应证】用于成人患者和儿童患者(3 个月及 3 个月以上):经验性治疗中性粒细胞减少、伴发热患者的可疑真菌感染,治疗对其他治疗无效或不能耐受的侵袭性曲霉病。

【用法用量】

静脉滴注:本品加入 10.5ml 无菌注射用水中溶解,用氯化钠注射液或乳酸钠林格注射液 250ml 稀释,约 1 小时缓慢静脉输注。

成人:第 1 天单次 70mg,随后每天单次 50mg。如果耐受性好,可提高到 70mg。

儿童(3 个月 ~17 岁):日剂量不超过 70mg。

中等程度肝脏功能不全:首次 70mg 负荷剂量后,日剂量调整为 35mg。

【注意事项】

1. 不得使用任何含有右旋糖(α-D- 葡聚糖)的稀释液,因为本品在含有右旋糖的稀释液中不稳定。

2. 不得将本品与任何其他药物混合或同时输注。

3. 溶解液可储存在 25℃以下保持 24 小时。

4. 稀释后用于患者的输注液可储存在 25℃保持 24 小时,而在 2~8℃可保持 48 小时。

【规格】50mg;70mg

注射用米卡芬净钠
Micafungin Sodium for Injection

【适应证】由曲霉菌和念珠菌引起的下列感染:真菌血症、呼吸道真菌病、胃肠道真菌病。

【用法用量】

静脉滴注:本品溶于氯化钠注射液、葡萄糖注射液或者补充液中。75mg 或 75mg 以下的注射时间不少于 30 分钟,75mg 以上的输注时间不少于 1 小时。

曲霉病:每日单次剂量 50~150mg,每日 1 次;严重或者难治性曲霉病患者可增加至一日 300mg。

念珠菌病:每日 50mg,每日 1 次;严重或者难治性念珠菌病患者可增加至一日 300mg。

【注意事项】

1. 切勿使用灭菌注射用水溶解本品,因该溶液非等渗性。

2. 溶解本品时切勿用力摇晃输液袋,因本品容易起泡且泡沫不易消失。

3. 本品在光线下可慢慢分解,给药时应避免阳光直射。如果从配制到输液结束需时超过 6 小时,应将输液袋遮光。

4. 下列药物与本药混合后会立即产生沉淀:盐酸万古霉素、硫酸阿贝卡星、硫酸庆大霉素、妥布霉素、硫酸地贝卡星、盐酸米诺环素、环丙沙星、甲磺酸帕珠沙星、西咪替丁、盐酸多巴酚丁胺、盐酸多沙普仑、喷他佐辛、甲磺酸萘莫司他、甲磺酸加贝酯、维生素 B_1、维生素 B_6、醋酸羟钴胺、维生素 K_2、冻干胃蛋白酶处理的正常人免疫球蛋白、盐酸多柔比星。

5. 与下列药物混合会立即降低本品的效价：氨苄西林、磺胺甲噁唑、甲氧苄啶、阿昔洛韦、更昔洛韦、乙酰唑胺。

6. 本品在碱性溶液中不稳定，效价会降低。

【规格】50mg

第十七节 抗厌氧菌药

甲硝唑氯化钠注射液
Metronidazole and Sodium Chloride Injection

【适应证】用于厌氧菌感染的治疗。

【用法用量】
静脉滴注：首次 15mg/kg，维持量为 7.5mg/kg，每 6~8 小时静脉滴注 1 次。

【注意事项】
1. 不能与含铝的针头和套管接触。
2. 渗透压摩尔浓度应为 260~340mOsmol/kg。

【规格】0.5g∶100ml；0.5g∶250ml；1.25g∶250ml

【pH】4.5~7.0

甲硝唑葡萄糖注射液
Metronidazole and Glucose Injection

【适应证】用于厌氧菌感染的治疗。

【用法用量】

静脉滴注:首次 15mg/kg,维持量为 7.5mg/kg,每 6~8 小时静脉滴注 1 次。

【注意事项】

1. 本品在室温下保存,光照可引起颜色加深。

2. 本品不能与含铝的针头和套管接触,并避免与其他药物一起滴注。

【规格】0.5g:250ml

【pH】4.5~6.0

注射用甲硝唑磷酸二钠

Metronidazole Disodium Phosphate for Injection

【适应证】用于厌氧菌所致的各种感染性疾病,如败血症、心内膜炎、脓胸、肺脓肿、腹腔感染、盆腔感染、妇科感染、骨和关节感染、脑膜炎、脑脓肿、皮肤软组织感染等。

【用法用量】

静脉滴注:一次 0.915g,溶于 100ml 氯化钠注射液或 5% 葡萄糖注射液中,在 1 小时内缓慢滴注,每 8 小时 1 次,7 日为一疗程。

【注意事项】

本品不能与含铝的针头和套管接触,并避免与其他药物一起滴注。

【规格】0.915g

替硝唑氯化钠注射液

Tinidazole and Sodium Chloride Injection

【适应证】用于预防术后由厌氧菌引起的感染,尤适合于胃肠道和女性生殖系统厌氧菌感染;用于证实或很可能由类杆菌属、脆弱拟杆菌属、其他拟杆菌属、梭状芽胞杆菌属、消化球菌属、真杆菌、发酵链球菌、韦荣球菌属等厌氧菌引起的下列感染:重度冠周炎、重度口腔间隙感染、败血症、窦炎、肺炎、脓胸、肺脓肿、骨髓炎、腹膜炎及手术伤口感染、胃肠道和女性生殖系统感染。

【用法用量】

静脉滴注:滴速应缓慢。浓度为 2mg/ml 时,每次滴注时间应不少于 1 小时;浓度 >2mg/ml 时,滴注速度宜再降低 1~2 倍。

预防手术后由厌氧菌引起的感染:总量 1.6g,分 1~2 次缓慢静脉滴注,第 1 次手术前 2~4 小时滴注,第 2 次手术期间或术后 12~24 小时内滴注。

治疗厌氧菌引起的感染:每次 0.8g,每天 1 次,连用 5~6 天。

【注意事项】

不应与含铝的针头和套管接触,并避免与其他药物一起滴注。

【规格】0.4g：100ml;0.8g：200ml

【pH】3.5~5.5

奥硝唑注射液
Ornidazole Injection

【适应证】用于治疗由脆弱拟杆菌、狄氏拟杆菌、卵园拟杆菌、多形拟杆菌、普通拟杆菌、梭状芽胞杆菌、真杆菌、消化球菌和消化链球菌、幽门螺杆菌、黑色素拟杆菌、梭杆菌、CO_2 噬织维菌、牙龈类杆菌等敏感厌氧菌所引起的多种感染性疾病,用于手术前预防感染和手术后厌氧菌感染的治疗,治疗消化系统严重阿米巴病。

【用法用量】

静脉滴注:将本品溶于 50~100ml 氯化钠注射液或5% 葡萄糖注射液中,最终浓度为 5mg/ml。滴注时间不少于 30 分钟。

术前、术后预防用药:成人手术前 1~2 小时静脉滴注 1g,术后 12 小时静脉滴注 0.5g,术后 24 小时静脉滴注 0.5g。

治疗厌氧菌引起的感染:成人起始剂量为 0.5~1g,然后每 12 小时静脉滴注 0.5g,连用 3~6 天。

治疗严重阿米巴病:起始剂量为 0.5~1g,然后每 12 小时静脉滴注 0.5g,连用 3~6 天。

儿童:每日 20~30mg/kg,每 12 小时静脉滴注 1 次。

【注意事项】

与半合成抗生素及头孢菌素类药物合用时应单独给药,两者不能使用同一稀释液稀释,应分别溶解稀释、分别滴注。

【规格】0.5g:5ml

【pH】2.5~4.0

注射用奥硝唑
Ornidazole for Injection

【适应证】用于治疗由脆弱拟杆菌、狄氏拟杆菌、卵园拟杆菌、多形拟杆菌、普通拟杆菌、梭状芽胞杆菌、真杆菌、消化球菌和消化链球菌、幽门螺杆菌、黑色素拟杆菌、梭杆菌、CO_2 噬织维菌、牙龈类杆菌等敏感厌氧菌所引起的多种感染性疾病,用于手术前预防感染和手术后厌氧菌感染的治疗,治疗消化系统严重阿米巴病。

【用法用量】

静脉滴注:将本药用适量 5% 葡萄糖注射液、10% 葡萄糖注射液或氯化钠注射液溶解稀释后,缓慢静脉滴注,滴注浓度为 5mg/ml,每 100ml 的滴注时间不少于 30 分钟。

术前、术后预防用药:手术前 1~2 小时静脉滴注 1g,术后 12 小时静脉滴注 0.5g,术后 24 小时静脉滴注 0.5g。

治疗厌氧菌引起的感染:起始剂量为 0.5~1g,然后每 12 小时静脉滴注 0.5g,连用 3~6 天。

治疗严重阿米巴病:起始剂量为 0.5~1g,然后每 12 小时静脉滴注 0.5g,连用 3~6 天。

儿童:每日 20~30mg/kg,每 12 小时静脉滴注 1 次,滴注时间为 30 分钟。

【注意事项】

与半合成抗生素及头孢菌素类药物合用时应单独给药,两者不能使用同一稀释液稀释,应分别溶解稀释、分别滴注。

【规格】0.25g

【pH】2.3~4.5(12.5mg/ml 水溶液)

奥硝唑氯化钠注射液
Ornidazole and Sodium Chloride Injection

【适应证】用于治疗由脆弱拟杆菌、狄氏拟杆菌、卵园拟杆菌、多形拟杆菌、普通拟杆菌、梭状芽胞杆菌、真杆菌、消化球菌和消化链球菌、幽门螺杆菌、黑色素拟杆菌、梭杆菌、CO_2 噬织维菌、牙龈类杆菌等敏感厌氧菌所引起的多种感染性疾病,用于手术前预防感染和手术后厌氧菌感染的治疗,治疗消化系统严重阿米巴病。

【用法用量】

静脉滴注:滴注时间为 60 分钟。

术前、术后预防用药:成人手术前 1~2 小时静脉滴注 1g,术后 12 小时静脉滴注 0.5g,术后 24 小时静脉滴注 0.5g。

治疗厌氧菌引起的感染:成人起始剂量为 0.5~1g,然后每 12 小时静脉滴注 0.5g,连用 3~6 天。

治疗严重阿米巴病:起始剂量为 0.5~1g,然后每 12 小时静脉滴注 0.5g,连用 3~6 天。

儿童:每日 20~30mg/kg,每 12 小时静脉滴注 1 次,滴注时间为 30 分钟。

【注意事项】

与半合成抗生素及头孢菌素类药物合用时应单独给药,两者不能使用同一稀释液稀释,应分别溶解稀释、分别滴注。

【规格】0.5g：100ml

左奥硝唑氯化钠注射液
Levornidazole and Sodium Chloride injection

【适应证】用于治疗由脆弱拟杆菌、狄氏拟杆菌、卵园拟杆菌、多形拟杆菌、普通拟杆菌、梭状芽胞杆菌、真杆菌、消化球菌和消化链球菌、幽门螺杆菌、黑色素拟杆菌、梭杆菌、CO_2 噬织维菌、牙龈类杆菌等敏感厌氧菌所引起的多种感染性疾病,包括腹部感染、盆腔感染、口腔感染、外科感染、脑部感染、败血症、菌血症等严重厌氧菌感染等。用于手术前预防感染和手术后厌氧菌感染等。

【用法用量】

静脉滴注:滴注时间为 0.5~1 小时。

术前、术后预防用药:成人手术前 1~2 小时静脉滴注 1g,术后 12 小时静脉滴注 0.5g,术后 24 小时静脉滴注 0.5g。

治疗厌氧菌引起的感染:成人起始剂量为 0.5~1g,然后每 12 小时静脉滴注 0.5g,连用 5~10 天。如患者的症状改善,可以改为口服给药,每次 0.5g,每 12 小时 1 次。

儿童剂量为每日 20~30mg/kg,每 12 小时静脉滴注 1 次。

如果患者的肝脏功能严重受损,建议给药间期延长 1 倍。

【注意事项】

奥硝唑与呋苄西林、萘呋西林、奥美拉唑、炎琥宁、阿洛西林存在配伍禁忌,在使用左奥硝唑时也应注意。

【规格】0.5g:100ml

【pH】3.2~4.5

第十八节 抗结核药

注射用对氨基水杨酸钠
Sodium Aminosalicylate for Injection

【适应证】用于结核分枝杆菌所致的肺及肺外结核病,治疗结核性脑膜炎及急性扩散性结核病。主要用作二线抗结核药物。

【用法用量】

静脉滴注:加灭菌注射用水适量使溶解后,用 5% 葡萄糖注射液 500ml 稀释。

成人：一日 4~12g，2~3 小时内滴完。

儿童：一日 0.2~0.3g/kg。

【注意事项】

1. 静脉滴注的溶液需新鲜配制。

2. 静脉滴注时应避光，溶液变色即不得使用。

【规格】2.0g

注射用硫酸卷曲霉素
Capreomycin Sulfate for Injection

【适应证】用于肺结核病的二线治疗药物，经一线抗结核药治疗失败者，或对上述药物中的一种或数种产生毒性作用或细菌耐药时，本品可作为联合用药之一。

【用法用量】

肌内注射：一日 0.75~1g，一次给药，临用前加灭菌注射用水适量使溶解，深部肌内注射。

静脉注射：每日 1g（体重 <55kg 者，每日 0.75g），一日 1 次，临用前用氯化钠注射液 250ml 稀释，60 滴 / 分。每日总量不超过 20mg/kg。

【注意事项】

本品需深部肌内注射。

【规格】0.75g

【pH】5.0~7.5

利福平注射液
Rifampicin Injection

【适应证】用于不能耐受口服给药治疗的急症患者，例如手术后的、昏迷的、胃肠道吸收功能损害的患者。结核病：本品与其他抗结核药联合使用，用于治疗各种类型的结核病,包括初治、进展期的、慢性的及耐药病例。其他感染:治疗难治性军团菌属及重症耐甲氧西林葡萄球菌感染。

【用法用量】

静脉滴注:用 5% 葡萄糖注射液或氯化钠注射液 500ml 稀释,建议输注时间超过 2~3 小时。

结核病:成人每日单次 0.6g;儿童每日单次 20mg/kg,每日总剂量一般不超过 0.6g。

军团菌或重症葡萄糖球菌感染:成人日剂量 0.6~1.2g,分 2~4 次给药。

肝功能损害患者每日剂量不应超过 8mg/kg。

【注意事项】

1. 本品不能与其他药物混合在一起以免发生沉淀,与其他静脉注射药物合并治疗时需要通过不同部位注射。

2. 仅用于静脉滴注,不能肌内或皮下注射。

3. 本品不宜与其他药物混合使用,以免药物析出。

4. 配制后的溶液需在 4 小时之内使用。

【规格】0.3g∶5ml

注射用利福平
Rifampicin for Injection

【适应证】不能耐受口服治疗时,本品作为利福平口服制剂的替代。与其他抗结核药联合用于治疗各种类型的结核病,包括初治、进展期的、慢性的及耐药病例。其他感染:本品与其他抗生素联合用于治疗军团菌属及重症葡萄球菌感染。

【用法用量】

静脉滴注:加入 10ml 灭菌注射用水中,振摇待完全溶解之后,加入 5% 葡萄糖溶液或氯化钠注射液 500ml 中,输液应在 2~3 小时内完成。

结核病:成人一次 0.6g(10mg/kg),一日 1 次,一日不超过 0.6g;儿童一次 10~20mg/kg,一日 1 次,一日不超过 0.6g。

其他感染:军团病或重症葡萄球菌感染,成人一日 0.6~1.2g。

【注意事项】

1. 本品仅用于静脉滴注,不能肌内或皮下注射。

2. 输注时应避免药液外渗。

3. 输液应现配现用,配制药液仅限一次使用。

4. 不能与其他药物混合在一起使用,以免发生沉淀。

【规格】0.15g

【pH】4.0~6.5(10mg/ml 水溶液)

注射用硫酸链霉素
Streptomycin Sulfate for Injection

【适应证】与其他抗结核药联合用于结核分枝杆菌所致的各种结核病的初治病例,或其他敏感分枝杆菌感染;可单用于治疗土拉菌病,或与其他抗菌药物联合用于鼠疫、腹股沟肉芽肿、布鲁菌病、鼠咬热等的治疗;亦可与青霉素或氨苄西林联合治疗草绿色链球菌或肠球菌所致的心内膜炎。

【用法用量】

肌内注射。

成人:一次 0.5g,每 12 小时 1 次。细菌性(草绿链球菌)心内膜炎,每 12 小时给予 1g,与青霉素合用,连续 1 周,继以每 12 小时给予 0.5g,连续 1 周;60 岁以上的患者应减为每 12 小时给予 0.5g,连续 2 周。肠球菌性心内膜炎,肌内注射,每 12 小时给予 1g,连续 2 周,继以每 12 小时给予 0.5g,连续 4 周。鼠疫,一次 0.5~1g,每 12 小时 1 次,疗程为 10 日。土拉菌病,每 12 小时给予 0.5~1g,连续 7~14 日。结核病,每 12 小时给予 0.5g,或一次 0.75g,一日 1 次;如采用间歇疗法,即每周给药 2~3 次,每次 1g;老年患者,一次 0.5~0.75g,一日 1 次。布鲁菌病,每日 1~2g,分 2 次。

小儿:每日 15~25mg/kg,分 2 次给药;治疗结核病,20mg/kg,一日 1 次,每日最大剂量不超过 1g。

肾功能减退患者:肌酐清除率 >50~90ml/min,每 24 小时给予正常剂量的 50%;肌酐清除率为 10~50ml/min,每 24~72 小时给正常剂量的 50%;肌酐清除率 < 10ml/min,每 72~96 小时给予正常剂量的 50%。

【注意事项】

1. 本品溶解后在室温(20~25℃)下 1 周不变色,20 天效价无变化,但宜在冰箱中保存为佳,一般应不超过 24 小时。

2. 不得与其他药液混合注射。

3. 本品溶液在放置过程中,特别是曝光后可能变色,呈淡黄色时尚可用,若变成黄色或棕色,则毒性增加不可继续使用,故应暗处保存。

【规格】1.0g

【pH】4.5~7.0(200mg/ml 水溶液)

异烟肼注射液
Isoniazid Injection

【适应证】与其他抗结核药联合用于各种类型的结核病及部分非结核分枝杆菌病的治疗。

【用法用量】

肌内注射、静脉注射或滴注:用氯化钠注射液或5%葡萄糖注射液稀释。

成人:一日0.3~0.4g或5~10mg/kg;儿童每日10~15mg/kg,一日不超过0.3g。急性粟粒性肺结核或结核性脑膜炎患者,成人一日10~15mg/kg,每日不超过0.9g。采用间歇疗法时,成人每次0.6~0.8g,每周2~3次。

局部注射(胸膜腔、腹腔或椎管内):每次50~200mg。

【注意事项】

本品为肝药酶抑制剂,可增加与其合用药物的血药浓度,使其作用增强。

【规格】0.1g:2ml

【pH】6.0~8.0(50mg/ml水溶液)

第十九节 抗 病 毒 药

注射用单磷酸阿糖腺苷
Vidarabine Monophosphate for Injection

【适应证】用于治疗疱疹病毒感染所致的口炎、皮炎、脑炎及巨细胞病毒感染。

【用法用量】

肌内注射、缓慢静脉注射:临用前加2ml氯化钠注射液溶解。一次5~10mg/kg,一日1次。

【注意事项】

1. 不宜与含钙输液、血液、血浆及蛋白质输液剂配伍。

2. 配得的输液不可冷藏,以免析出结晶。

3. 如注射部位疼痛,必要时可加盐酸利多卡因注射液解除疼痛症状。

【规格】0.1g;0.2g

【pH】6.5~8.0(4mg/ml 水溶液)

注射用阿昔洛韦
Aciclovir for Injection

【适应证】单纯疱疹病毒感染:用于免疫缺陷者初发和复发性黏膜皮肤感染的治疗以及反复发作病例的预防,也用于单纯疱疹性脑炎的治疗。带状疱疹:用于免疫缺陷者严重带状疱疹或免疫功能正常者弥散型带状疱疹的治疗。用于免疫缺陷者水痘的治疗。

【用法用量】

静脉滴注:取本品 0.5g 加入 10ml 灭菌注射用水中,充分摇匀成溶液后,再用氯化钠注射液或 5% 葡萄糖注射液稀释至至少 100ml,使最后药物浓度不超过 7g/L,否则易引起静脉炎。

成人:重症生殖器疱疹初治,一次 5mg/kg,一日 3次,隔 8 小时滴注 1 次,共 5 日。

免疫缺陷者皮肤黏膜单纯疱疹或严重带状疱疹,一次 5~10mg/kg,一日 3 次,隔 8 小时滴注 1 次,共7~10 日。单纯疱疹性脑炎,一次 10mg/kg,一日 3 次,隔 8 小时滴注 1 次,共 10 日。急性视网膜坏死,一次 5~10mg/kg,一日 3 次,隔 8 小时滴注 1 次,共 7~10 日。成人的一日最高剂量为 30mg/kg 或 $1.5g/m^2$,每 8 小时不可超过 20mg/kg。

小儿:重症生殖器疱疹初治,婴儿与 12 岁以下的小儿一次 $250mg/m^2$,一日 3 次,隔 8 小时滴注 1 次,共5 日。免疫缺陷者皮肤黏膜单纯疱疹,婴儿与 12 岁以下的小儿一次 $250mg/m^2$,一日 3 次,隔 8 小时滴注 1 次,共 7 日;12 岁以上按成人量。单纯疱疹性脑炎,一次

10mg/kg，一日 3 次，隔 8 小时滴注 1 次，共 10 日。免疫缺陷者合并水痘，一次 10mg/kg 或 500mg/m²，一日 3 次，隔 8 小时滴注 1 次，共 10 日。小儿的最高剂量为每 8 小时给予 500mg/m²。

【注意事项】

1. 急性或慢性肾功能不全者不宜用本品静脉滴注，因为滴速过快时可引起肾衰竭。

2. 仅供静脉滴注，每次滴注时间在 1 小时以上。

3. 本品溶液呈碱性，与其他药物混合容易引起 pH 改变，应尽量避免配伍使用。

4. 配制后的溶液应在 12 小时内使用，冰箱内放置会产生沉淀。

【规格】0.25g

【pH】10.5~11.5（12.5mg/ml 水溶液）

更昔洛韦注射液
Ganciclovir Injection

【适应证】用于预防可能发生于有巨细胞病毒感染风险的器官移植受者的巨细胞病毒病。治疗免疫功能缺陷患者发生的巨细胞病毒性视网膜炎。

【用法用量】

静脉滴注：用适量灭菌注射用水或氯化钠注射液溶解，浓度为 50mg/ml，再注入氯化钠注射液、5% 葡萄糖注射液、复方氯化钠注射液或复方乳酸钠注射液 100ml 中，滴注液浓度不得超过 10mg/ml。

诱导期：一次 5mg/kg，每 12 小时 1 次，每次静脉滴注 1 小时以上，疗程为 14~21 日。肾功能减退者剂量应酌减，肌酐清除率为 50~69ml/min 时，每 12 小时滴注 2.5mg/kg；肌酐清除率为 25~49ml/min 时，每 24 小时滴注 2.5mg/kg；肌酐清除率为 10~24ml/min 时，每 24 小时滴注 1.25mg/kg；肌酐清除率 <10ml/min 时，每周给药 3 次，每次 1.25mg/kg，于血液透析后给予。

维持期：一次 5mg/kg，一日 1 次，静脉滴注 1 小时以上。肾功能减退者按肌酐清除率调整剂量：肌酐清除率为 50~69ml/min 时，每 24 小时滴注 2.5mg/kg；肌酐清除率为 25~49ml/min 时，每 24 小时滴注 1.25mg/kg；肌酐清除率为 10~24ml/min 时，每 24 小时滴注 0.625mg/kg；肌酐清除率 <10ml/min 时，每周给药 3 次，每次 0.625mg/kg，于血液透析后给予。

预防用药：一次 5mg/kg，滴注时间至少 1 小时，每 12 小时 1 次，连续 7~14 日；继以 5mg/kg，一日 1 次，共 7 日。

【注意事项】

1. 滴注浓度不能超过 10mg/ml，一次最大剂量为 6mg/kg。

2. 本品仅供静脉滴注给药，不可肌内注射。

3. 本品使用时不可静脉快速注射或静脉推注，不可超过推荐剂量，不可超过推荐的滴注速率。

【规格】0.25g：5ml

注射用更昔洛韦
Ganciclovir for Injection

【适应证】用于免疫缺陷患者并发巨细胞病毒视网膜炎的诱导期和维持期治疗。亦可用于接受器官移植的患者预防巨细胞、病毒感染及用于巨细胞病毒血清试验阳性的艾滋病患者预防发生巨细胞病。

【用法用量】

静脉滴注：本品用灭菌注射用水或氯化钠注射液

溶解,再注入氯化钠注射液、5% 葡萄糖注射液、复方氯化钠注射液或复方乳酸钠注射液 100ml 中,滴注液浓度不得超过 10mg/ml。

诱导期:一次 5mg/kg,每 12 小时 1 次,每次静脉滴注 1 小时以上,疗程为 14~21 日。肾功能减退者剂量应酌减,肌酐清除率为 50~69ml/min 时,每 12 小时滴注 2.5mg/kg;肌酐清除率为 25~49ml/min 时,每 24 小时滴注 2.5mg/kg;肌酐清除率为 10~24ml/min 时,每 24 小时滴注 1.25mg/kg;肌酐清除率 <10ml/min 时,每周给药 3 次,每次 1.25mg/kg,于血液透析后给予。

维持期:一次 5mg/kg,一日 1 次,滴注 1 小时以上。肾功能减退者按肌酐清除率调整剂量:肌酐清除率为 50~69ml/min 时,每 24 小时滴注 2.5mg/kg;肌酐清除率为 25~49ml/min 时,每 24 小时滴注 1.25mg/kg;肌酐清除率为 10~24ml/min 时,每 24 小时滴注 0.625mg/kg;肌酐清除率 <10ml/min 时,每周给药 3 次,每次 0.625mg/kg,于血液透析后给予。

预防用药:一次 5mg/kg,滴注时间至少 1 小时以上,每 12 小时 1 次,连续 7~14 日;继以 5mg/kg,一日 1 次,共 7 日。

【注意事项】

1. 本品须静脉滴注给药,不可肌内注射,每次剂量至少滴注 1 小时以上,患者需给予充足水分,以免增加毒性。

2. 本品需充分溶解(最好在室温下)后缓慢静脉滴注,滴注液浓度不能超过 10mg/ml,一次最大剂量为 6mg/kg。

3. 本品溶液呈强碱性,滴注时间不得少于 1 小时,并注意避免药液与皮肤或黏膜接触或吸入。如不慎溅及,应立即用肥皂和清水冲洗,眼睛应用清水冲洗,避免药液渗漏到血管外组织。

【规格】0.05g;0.125g;0.15g;0.25g;0.5g

【pH】10.5~11.5(12.5mg/ml 水溶液)

注射用喷昔洛韦
Penciclovir for Injection

【适应证】用于严重带状疱疹患者。

【用法用量】

静脉滴注:本品用适量灭菌注射用水或氯化钠注射液使之溶解,再用氯化钠注射液至少 100ml 稀释。一次 5mg/kg,一日 2 次,隔 12 小时滴注 1 次,每次滴注时间应持续 1 小时以上,5~7 日为一疗程。

有肾脏疾病、脱水或同时使用其他对肾脏有毒性的药物的患者应调整剂量。

【注意事项】

1. 溶液配制后应立即使用,不能冷藏,因冷藏时会析出结晶,用剩的溶液应废弃,稀释药液时出现白色浑浊或结晶则不能使用。

2. 静脉滴注时应缓慢(1 小时以上),防止局部浓度过高,引起疼痛及炎症。

3. 本品呈碱性,与其他药物混合时易引起溶液 pH 的改变,应尽量避免配伍使用。

【规格】0.25g

【pH】5.5~7.5(1.2mg/ml 水溶液)

利巴韦林注射液
Ribavirin Injection

【适应证】用于呼吸道合胞病毒引起的病毒性肺

炎与支气管炎。流行性出血热和拉沙热的预防和治疗，发热早期应用本品能缩短发热期，减轻肾脏与血管损害及中毒症状。局部应用可治疗单纯疱疹病毒性角膜炎。

【用法用量】

静脉滴注：用氯化钠注射液或5%葡萄糖注射液稀释成每1ml含1mg的溶液后缓慢静脉滴注。

成人：一次0.5g，一日2次；小儿：一日10~15mg/kg，分2次给药。每次滴注20分钟以上，疗程为3~7日。

【规格】0.1g：1ml

【pH】4.0~6.0

膦甲酸钠氯化钠注射液
Foscarnet Sodium and Sodium Chloride Injection

【适应证】用于艾滋病患者巨细胞病毒性视网膜炎、免疫功能损害患者耐阿昔洛韦单纯疱疹毒性皮肤黏膜感染。

【用法用量】

静脉滴注：滴注速度不得超过1mg/（kg·min）。

艾滋病患者巨细胞病毒性视网膜炎（肾功能正常）的诱导治疗：初始量为60mg/kg，每8小时1次，静脉滴注时间不得少于1小时，根据疗效连用2~3周；维持治疗：维持剂量为一日90~120mg/kg，静脉滴注时间不得少于2小时。

免疫功能损害患者耐阿昔洛韦单纯疱疹病毒性皮肤黏膜感染：40mg/kg，每8或12小时1次，静脉滴注时间不得少于1小时，连用2~3周或直至治愈。

【注意事项】

1. 不能采用快速或静脉推注方式给药。

2. 避免与皮肤、眼接触,若不慎接触,应立即用清水洗净。

3. 本品不能与其他药物混合静脉滴注,本品仅能使用 5% 葡萄糖注射液或氯化钠注射液稀释。

【规格】3.0g：250ml;6.0g：500ml

第二十节　中药来源的抗菌药

大蒜素注射液
Allitride Injection

【适应证】用于深部真菌和细菌感染,可用于防治急、慢性菌痢和肠炎、百日咳、肺部和消化道的真菌感染、白念珠菌菌血症、隐球菌性脑膜炎、肺结核等。

【用法用量】

静脉滴注:一次 60~120mg,儿童酌减,稀释在 500~1000ml 5%~10% 葡萄糖或葡萄糖氯化钠注射液中,缓慢滴注,一日 1 次。

【注意事项】

不宜做皮下或肌内注射。

【规格】30mg：2ml

注射用炎琥宁
Potassium Sodium Pehydroandroandrographolide Succinate for Injection

【适应证】用于病毒性肺炎和病毒性上呼吸道感染。

【用法用量】

临用前,加灭菌注射用水适量使溶解。

肌内注射：一次 40~80mg，一日 1~2 次。

静脉注射：用 5% 葡萄糖注射液或 5% 葡萄糖氯化钠注射液稀释后滴注。一日 0.16~0.4g，一日 1~2 次。

【注意事项】

1. 本品需输注前新鲜配制。

2. 本品忌与酸、碱性或含有亚硫酸氢钠、焦亚硫酸钠为抗氧化剂的药物配伍，如维生素 B_6 注射液、葡萄糖酸钙注射液、氨茶碱、氨基糖苷类、喹诺酮类药物。

【规格】40mg；80mg；0.16g；0.2g；0.4g

第二十一节 其 他

注射用夫西地酸钠
Sodium Fusidate for Injection

【适应证】用于各种敏感细菌，尤其是葡萄球菌引起的感染，如骨髓炎、败血症、心内膜炎、反复感染的囊性纤维化、肺炎、皮肤及软组织感染、外伤及创伤性感染等。

【用法用量】

静脉滴注：本品 0.5g 溶于所附的无菌缓冲溶液中，然后用氯化钠注射液或 5% 葡萄糖注射液稀释至 250~500ml 静脉滴注。每瓶的输注时间不应少于 2~4 小时。

成人：每次 0.5g，每日 3 次。

儿童及婴儿：一日 20mg/kg，分 3 次给药。

【注意事项】

1. 本品不得肌内或皮下注射。

2. 未经稀释的本品溶液不得直接静脉注射。

3. 所附的缓冲液必须全部用完且药品充分溶解

后,再用氯化钠注射液或 5% 葡萄糖注射液稀释。

4. 若葡萄糖注射液过酸,溶液会呈乳状,如出现此情况即不能使用。

5. 本品应输入血流良好、直径较大的静脉,或中心静脉插管输入,以减少发生静脉痉挛及血栓性静脉炎的危险。

6. 静脉滴注液配好后应在 24 小时内用完。

【规格】0.125g

注射用舒巴坦钠
Sulbactam Sodium for Injection

【适应证】本品与氨苄西林联合应用,用于治疗敏感菌所致的尿路感染、肺部感染、支气管感染、耳鼻咽喉科感染、腹腔和盆腔感染、胆道感染、败血症、皮肤软组织感染等。

【用法用量】

本品与氨苄西林以 1∶2 的剂量比应用时:一般感染,一日舒巴坦 1~2g、氨苄西林 2~4g,分 2~3 次静脉滴注或肌内注射;轻度感染,一日舒巴坦 0.5g、氨苄西林 1g,分 2 次静脉滴注或肌内注射;重度感染,一日舒巴坦 3~4g、氨苄西林 6~8g,分 3~4 次静脉滴注。舒巴坦的最高剂量不超过每日 4g。

【注意事项】

1. 本品必须和 β- 内酰胺类抗生素联合使用,单独使用无效。

2. 本品配成溶液后必须立即使用,不宜久置。

【规格】0.25g;0.5g;1.0g

第 二 章

神经系统药物

第一节 中枢兴奋药

盐酸多沙普仑注射液
Doxapram Hydrochloride Injection

【适应证】用于呼吸衰竭。

【用法用量】

静脉注射：一次 0.5~1.0mg/kg，不超过 1.5mg/kg，如需重复给药，至少间隔 5 分钟。用量不宜超过 0.3g/h。

静脉滴注：一次 0.5~1.0mg/kg，临用前加葡萄糖氯化钠注射液稀释后静脉滴注，总量不超过一日 3g。

【注意事项】

静脉滴注速度不宜太快，否则可引起溶血。

【规格】0.1g：5ml

【pH】3.5~5.5

枸橼酸咖啡因注射液
Caffeine Citrate Injection

【适应证】用于治疗早产新生儿原发性呼吸暂停。

【用法用量】

静脉滴注：负荷剂量为 20mg/kg，使用输液泵或其他定量输液装置缓慢静脉滴注(30 分钟)。间隔 24 小时后,给予 5mg/kg 的维持剂量,每 24 小时 1 次缓慢静脉滴注(10 分钟)。

【注意事项】

1. 因为本品不含防腐剂,所以在处理本品的整个操作过程中应严格保证无菌。

2. 本品仅供单次使用,应丢弃安瓿瓶中用剩的药液,请勿将剩余的药液用于下一次的给药。

【规格】20mg∶1ml

注射用盐酸甲氯芬酯
Meclofenoxate Hydrochloride for Injection

【适应证】用于外伤性昏迷、乙醇中毒、新生儿缺氧症、儿童遗尿症。

【用法用量】

静脉注射或滴注:临用前用注射用水或 5% 葡萄糖注射液稀释成 5%~10% 的溶液。成人一次 0.1~0.25g,一日 3 次;儿童一次 60~100mg,一日 2 次,可注入脐静脉。

肌内注射:成人昏迷状态,一次 0.25g,每 2 小时 1 次;新生儿缺氧症,一次 60mg,每 2 小时 1 次。

【注意事项】

本品易水解,配成溶液后,立即使用。

【规格】0.1g

盐酸洛贝林注射液
Lobeline Hydrochloride Injection

【适应证】用于各种原因引起的中枢性呼吸抑制。临床上常用于新生儿窒息,一氧化碳、阿片中毒等。

【用法用量】

静脉注射：成人一次 3mg；极量为一次 6mg，一日 20mg。小儿一次 0.3~3mg，必要时每隔 30 分钟可重复使用；新生儿窒息可注入脐静脉 3mg。

皮下或肌内注射：成人一次 10mg；极量为一次 20mg，一日 50mg。小儿一次 1~3mg。

【规格】3mg：1ml

尼可刹米注射液
Nikethamide Injection

【适应证】用于中枢性呼吸抑制及各种原因引起的呼吸抑制。

【用法用量】

皮下、肌内、静脉注射。

成人：一次 0.25~0.5g，极量为一次 1.25g。

小儿：6 个月以下，一次 75mg；1 岁，一次 0.125g；4~7 岁，一次 0.175g。

【注意事项】

与其他中枢兴奋药合用，有协同作用，可引起惊厥。

【规格】0.375g：1.5ml

【pH】5.5~7.8

第二节　镇　痛　药

酮咯酸氨丁三醇注射液
Ketorolac Tromethamine Injection

【适应证】用于需要阿片水平镇痛药的急性的较严重疼痛的短期治疗，通常用于手术后镇痛。

【用法用量】

单次给药：

肌内注射：65 岁以下一次 60mg；65 岁或 65 岁以上、肾损伤或体重低于 50kg 一次 30mg。儿科患者（2~16 岁）一次 1mg/kg，最大剂量不超过 30mg。

静脉注射：65 岁以下 30mg；65 岁或 65 岁以上、肾损伤或体重低于 50kg 一次 15mg。儿科患者（2~16 岁）一次 0.5mg/kg，最大剂量不超过 15mg。

多次给药：

静脉注射或肌内注射：65 岁以下每 6 小时给予 30mg，最大日剂量不超过 120mg；65 岁或 65 岁以上、肾损伤或体重低于 50kg 每 6 小时给予 15mg，最大日剂量不超过 60mg。

【注意事项】

1. 由于非甾体抗炎药产生的严重副作用有累积的可能性，故本品不宜与 5- 氨基水杨酸或其他非甾体抗炎药并用。

2. 静脉注射时间不少于 15 秒；肌内注射缓慢给药，并注射于肌内较深的部位。

3. 本品仅适用于静脉或肌内注射的继续及配合治疗。

4. 鉴于其有可能会使不良反应加剧，本品静脉或肌内注射的持续时间不能超过 5 天。

【规格】30mg：1ml

盐酸布桂嗪注射液
Bucinnazine Hydrochloride Injection

【适应证】本品为中等强度的镇痛药。适用于偏头痛、三叉神经痛、牙痛、炎症性疼痛、神经痛、月经痛、关节痛、外伤性疼痛、手术后疼痛,以及癌症痛(属二阶梯镇痛药)等。

【用法用量】

皮下或肌内注射:成人每次 50~100mg,一日 1~2 次。疼痛剧烈时用量可酌增。对于慢性中、重度癌痛患者,剂量可逐渐增加,首次及总量可以不受常规剂量的限制。

【规格】0.1g:2ml

【pH】3.0~4.5

酒石酸布托啡诺注射液
Butorphanol Tartrate Injection

【适应证】用于治疗各种癌性疼痛、手术后疼痛。

【用法用量】

肌内注射:一次 1~2mg,如需要,每 3~4 小时可重复给药 1 次,单剂量不超过 4mg。

【规格】1mg:1ml

【pH】3.0~5.5

地佐辛注射液
Dezocine Injection

【适应证】用于需要使用阿片类镇痛药治疗的各种疼痛。

【用法用量】

肌内注射:成人单剂量为 5~20mg,必要时每隔 3~6 小时给药 1 次,最高剂量为 20mg/次,一日不超过 120mg。

静脉注射:初剂量为 5mg,以后 2~4 小时给予 2.5~

10mg。

【规格】5mg：1ml

枸橼酸芬太尼注射液
Fentanyl Citrate Injection

【适应证】本品为强效镇痛药,适用于麻醉前、中、后的镇静与镇痛,是目前复合全麻中常用的药物。用于麻醉前给药及诱导麻醉,并作为辅助用药与全麻及局麻药合用于各种手术。用于手术前、术后及术中等各种剧烈疼痛。

【用法用量】

成人静脉注射。

全麻时初量:小手术0.001~0.002mg/kg;大手术0.002~0.004mg/kg;体外循环心脏手术按0.02~0.03mg/kg计算全量。维持量:可每隔30~60分钟给予初量的一半或连续静脉滴注,一般0.001~0.002mg/（kg·h）;全麻同时吸入氧化亚氮:0.001~0.002mg/kg。

局麻镇痛不全,作为辅助用药:0.0015~0.002mg/kg。

成人麻醉前用药或手术后镇痛:肌内或静脉注射,0.0007~0.0015mg/kg。

小儿镇痛:2岁以下无规定,2~12岁0.002~0.003mg/kg。

成人手术后镇痛:硬膜外给药,初量为0.1mg,加氯化钠注射液稀释到8ml,每2~4小时可重复,维持量每次为初量的一半。

【注意事项】

禁止与单胺氧化酶抑制剂合用。

【规格】0.1mg：2ml

【pH】4.0~6.0

氢溴酸高乌甲素注射液
Lappaconitine Hydrobromide Injection

【适应证】用于中度以上疼痛。

【用法用量】

肌内注射：一次 4mg，一日 1~2 次。

静脉滴注：一日 4~8mg，溶于葡萄糖氯化钠注射液 500ml 中。

【规格】8mg∶2ml

注射用氢溴酸高乌甲素
Lappaconitine Hydrobromide for Injection

【适应证】用于中度以上疼痛。

【用法用量】

肌内注射：一次 4mg，一日 1~2 次。

静脉滴注：一日 4~8mg，溶于葡萄糖氯化钠注射液 500ml 中。

【规格】4mg；8mg

硫酸吗啡注射液
Morphine Sulfate Injection

【适应证】镇痛药。适用于急性锐痛，如严重创伤、战伤、烧伤等疼痛可得到缓解；心肌梗死和左心室衰竭患者出现心源性肺水肿，应用吗啡后情况可暂时有所缓解；用于麻醉和手术前可保持患者宁静进入嗜睡。用于癌症患者的第三阶梯止痛。

【用法用量】

肌内、皮下注射：一次 10~30mg，每日 3~4 次。一般患者的每日用量应不超过 100mg。

【注意事项】

不得与氨茶碱、巴比妥类药钠盐等碱性液，溴或碘化合物、碳酸氢盐、氧化剂（如高锰酸钾）、植物收敛剂、氢氯噻嗪、肝素钠、苯妥英钠、呋喃妥因、新生霉素、甲氧西林、氯丙嗪、异丙嗪、哌替啶、磺胺嘧啶、磺胺甲噁唑以及铁、铝、镁、银、锌化合物等接触或混合，以免发生浑浊甚至出现沉淀。

【规格】10mg：1ml；20mg：1ml；30mg：1ml

【pH】2.5~4.5

盐酸吗啡注射液
Morphine Hydrochloride Injection

【适应证】强效镇痛药，用于其他镇痛药无效的急性锐痛、心肌梗死而血压尚正常者、心源性哮喘；麻醉和手术前给药可保持患者宁静进入嗜睡；与阿托品等有效的解痉药合用于内脏绞痛。

【用法用量】

皮下注射：成人一次 5~15mg，一日 10~40mg；极量为一次 20mg，一日 60mg。

静脉注射：成人镇痛 5~10mg，用作静脉全麻不得超过 1mg/kg。

手术后镇痛注入硬膜外间隙：成人自腰脊部位注入，一次极限为 5mg；胸脊部位应减为 2~3mg；注入蛛网膜下腔一次 0.1~0.3mg。

重度癌痛患者的首次剂量范围较大，每日 3~6 次。

【注意事项】

不得与氨茶碱、巴比妥类药钠盐等碱性液，溴或碘化合物、碳酸氢盐、氧化剂（如高锰酸钾）、植物收敛剂、氢氯噻嗪、肝素钠、苯妥英钠、呋喃妥因、新生霉素、甲氧西林、氯丙嗪、异丙嗪、哌替啶、磺胺嘧啶、磺胺甲噁唑以及铁、铝、镁、银、锌化合物等接触或混合,以免发生浑浊甚至出现沉淀。

【规格】10mg∶1ml

【pH】3.0~5.0

盐酸氢吗啡酮注射液
Hydromorphone Hydrochloride Injection

【适应证】用于需使用阿片类药物镇痛的患者。

【用法用量】

皮下或肌内注射:起始剂量为每2~3小时给予1~2mg,根据患者的疼痛程度、不良事件的严重程度以及患者的年龄和潜在疾病情况调整用药剂量。

静脉注射:起始剂量为每2~3小时0.2~1mg,需根据药物剂量缓慢静脉注射至少2~3分钟以上。年老患者和身体虚弱的患者应相应降低起始剂量至0.2mg。

【注意事项】

1. 静脉滴注时应缓慢滴注。

2. 在25℃避光条件下本品与临床各输液相容,可稳定存放24小时。

【规格】2mg∶2ml;5mg∶5ml;10mg∶10ml

盐酸哌替啶注射液
Pethidine Hydrochloride Injection

【适应证】本品为强效镇痛药,适用于各种剧痛,如创伤性疼痛、手术后疼痛、麻醉前用药,或局麻与静吸复合麻醉辅助用药等。对内脏绞痛应与阿托品配伍应用。用于分娩止痛时,须监护本品对新生儿的抑制呼吸作用。麻醉前给药、人工冬眠时,常与氯丙嗪、异丙嗪组成人工冬眠合剂应用。用于心源性哮喘,有利于肺水肿的消除。

【用法用量】

镇痛:肌内、静脉注射。成人肌内注射的常用量为一次 25~100mg,一日 100~400mg;极量为一次 150mg,一日 600mg。静脉注射成人一次以 0.3mg/kg 为限。

分娩镇痛:阵痛开始时肌内注射,常用量为 25~50mg,每 4~6 小时按需重复;极量为一次 50~100mg。

麻醉前用药:麻醉 30~60 分钟前肌内注射 1.0~2.0mg/kg。麻醉维持中,按 1.2mg/kg 计算 60~90 分钟总用量,配成稀释液成人静脉滴注 1mg/min,小儿滴速相应减慢。

手术后镇痛:硬膜外间隙注药,24 小时内的总用量为 2.1~2.5mg/kg。

小儿基础麻醉:在按体重给予 3~5mg/kg 硫喷妥钠10~15 分钟后,追加哌替啶 1mg/kg 加异丙嗪 0.5mg/kg,稀释至 10ml 缓慢静脉注射。

【注意事项】

本品不能与氨茶碱、巴比妥类药钠盐、肝素钠、碘化物、碳酸氢钠、苯妥英钠、磺胺嘧啶、磺胺甲噁唑、甲氧西林配伍,否则发生浑浊。

【规格】2mg:2ml;5mg:5ml

【pH】4.0~6.0

喷他佐辛注射液
Pentazocine Injection

【适应证】用于各种慢性剧痛,如癌性疼痛、创伤性疼痛、手术后疼痛,也可用于手术前或麻醉前给药,作为外科手术麻醉的辅助用药。

【用法用量】

皮下、肌内注射或静脉给药:用注射用水稀释后静脉滴注,且滴速不超过 5mg/min。一次 30mg,必要时每3~4 小时 1 次,一日最大剂量不超过 240mg。

【规格】30mg∶1ml

盐酸羟考酮注射液
Oxycodone Hydrochloride Injection

【适应证】本品为强效镇痛药,用于治疗中至重度急性疼痛。

【用法用量】

皮下注射或输注、静脉注射或滴注。

18 岁以上的成人:以下为推荐起始剂量,如果镇痛效果不够或疼痛加剧,应逐渐增加给药剂量。

静脉推注:将药液以氯化钠注射液、5% 葡萄糖注射液或灭菌注射用水稀释至 1mg/ml,在 1~2 分钟内缓慢推注给药 1~10mg。给药频率不应短于每 4 小时 1 次。

静脉滴注:将药液以氯化钠注射液、5% 葡萄糖注射液或灭菌注射用水稀释至 1mg/ml,推荐起始给药剂量为 2mg/h。

静脉(PCA 泵):将药液以氯化钠注射液、5% 葡萄糖注射液或灭菌注射用水稀释至 1mg/ml。每次给药量0.03mg/kg,给药间隔不应短于 5 分钟。

皮下推注:使用浓度为 10mg/ml 的溶液,推荐起始剂量为 5mg,如有必要每 4 小时重复给药 1 次。

皮下输注:如有必要以氯化钠注射液、5% 葡萄糖注射液或灭菌注射用水稀释。

对患有轻至中度肾功障碍和(或)轻度肝功能障碍

的患者应慎重,应谨慎地从最低剂量开始滴定直至疼痛缓解。

【注意事项】

1. 药液应在开启后立即使用,每支安瓿只能供1名患者1次使用。如果不能马上使用,在2~8℃条件下存放的时间不宜超过24小时。

2. 与下列药物兼容:丁基东莨菪碱、氢溴酸东莨菪碱、地塞米松磷酸钠、氟哌啶醇、盐酸咪达唑仑、盐酸甲氧氯普胺、盐酸左美丙嗪。

3. 未经稀释的及以氯化钠注射液或5%葡萄糖注射液或灭菌注射用水稀释至1mg/ml浓度的注射液,在室温条件下于24小时内理化性质稳定。

4. 本品不可与除上提及药物以外的其他医药产品混合使用。

5. 本品与苯甲嗪溶液混合后会发生沉淀。当同时静脉注射或皮下输注苯甲嗪时,应加水稀释。

【规格】10mg:1ml;20mg:2ml

盐酸曲马多注射液
Tramadol Hydrochloride Injection

【适应证】用于中至重度疼痛。

【用法用量】

以下为成人及12岁以上患者的用量。

静脉注射:一次100mg,缓慢注射或稀释于输液中滴注。

肌内注射:一次50~100mg。

皮下注射:一次50~100mg,每日一般不超400mg。

【注意事项】

本品与下列注射液不能配伍使用:双氯芬酸、吲哚美辛(消炎痛)、保泰松、地西泮、咪达唑仑、氟硝西泮和硝酸甘油。

【规格】0.05g∶1ml;0.1g∶2ml;0.05g∶2ml

【pH】4.5~8.5

注射用盐酸瑞芬太尼
Remifentanil Hydrochloride for Injection

【适应证】用于全麻诱导和全麻中维持镇痛。

【用法用量】

本品只能用于静脉给药,特别适用于静脉持续滴注给药。

本品给药前须用以下注射液之一溶解并定量稀释成 25μg/ml、50μg/ml 或 250μg/ml 浓度的溶液:灭菌注射用水、5% 葡萄糖注射液、氯化钠注射液、葡萄糖氯化钠注射液、0.45% 氯化钠注射液。

麻醉诱导:成人单剂量 1μg/kg,给药时间超过 60 秒,以 0.5~1μg/kg 的输注速率持续静脉滴注;也可在静脉滴注前给予 0.5~1μg/kg 的初始剂量静脉推注,推注时间应超过 60 秒。

气管插管患者的麻醉维持:单剂量 0.5~1μg/kg,麻醉中的给药速率可以每 2~5 分钟增加 25%~100% 或减小 25%~50%。患者反应麻醉过浅时,每隔 2~5 分钟将 0.5~1μg/kg 剂量静脉推注给药,以加深麻醉深度。

2 岁以下的儿童不推荐使用;65 岁以上的老年患者初始剂量为成人剂量的一半,持续静脉滴注给药剂量应酌减。

【注意事项】

1. 本品不含任何抗菌剂和防腐剂,配制后应尽快使用,于室温下保存不超过 24 小时。

2. 本品连续输注给药,必须采用定量输注装置,可能情况下应采用专用静脉输液通路。

3. 本品停药后应清洗输液通路,以防止残留药品无意输入可能导致的呼吸抑制及胸壁肌强直。

【规格】1mg;2mg;5mg

【pH】2.5~4.0(0.5mg/ml 水溶液)

枸橼酸舒芬太尼注射液
Sufentanil Citrate Injection

【适应证】用于气管内插管、使用人工呼吸的全身麻醉,作为复合麻醉的镇痛用药,作为全身麻醉大手术的麻醉诱导和维持用药。

【用法用量】

静脉快速推注给药或静脉滴注给药。用药的时间间隔长短取决于手术的持续时间。根据个体的需要可重复给予额外的(维持)剂量。

作为复合麻醉的一种镇痛成分进行诱导:按0.1~5.0μg/kg 做静脉推注或者加入输液管中,在 2~10分钟内滴完。当临床表现显示镇痛效应减弱时可按0.15~0.7μg/kg 追加维持剂量。

以本品为主的全身麻醉:用药总量可为 8~30μg/kg。当临床表现显示镇痛效应减弱时可按 0.35~1.4μg/kg 追加维持剂量。

儿童用药:用于 2~12 岁儿童全身麻醉的诱导和维持剂量为 10~20μg/kg。如果临床表现镇痛效果降低时,可给予额外的剂量 1~2μg/kg。

【注意事项】

剩余的药液应该丢弃。

【规格】50μg：1ml;100μg：2ml;250μg：5ml

【pH】3.5~6.0

第三节 解热镇痛抗炎药

注射用盐酸丙帕他莫
Propacetamol Hydrochloride for Injection

【适应证】用于偏头痛、痛经、神经痛。在临床急需静脉给药治疗疼痛或高度发热时,其他给药方式不适合的情况下,用于中度疼痛的短期治疗,尤其是外科手术后疼痛,也可用于发热的短期治疗。

【用法用量】

静脉给药:先用适量氯化钠注射液(或所附的专用溶媒枸橼酸钠溶液)完全溶解,稀释后使终浓度为20mg/ml,在15分钟内输注完毕。

成人及15岁以上的儿童:静脉注射或滴注,一次1~2g,一日2~4次,给药间隔最少不得短于4小时,日剂量不超过8g。体质虚弱的成人每次给药剂量为1g。

【注意事项】

由于可能引起配伍禁忌,勿与其他药物在同一容器内混合后使用。

【规格】1.0g;2.0g

对乙酰氨基酚异丙嗪注射液
Paracetamol and Promethazine Injection

【适应证】用于发热、头痛、关节痛、神经痛及痛经等。

【用法用量】

肌内注射：一次 2ml。儿童按对乙酰氨基酚每次 5mg/kg 计。

【注意事项】

不宜与氨茶碱混合注射。

【规格】（对乙酰氨基酚 200mg/ 盐酸异丙嗪 10mg）：2ml

氟比洛芬酯注射液
Flurbiprofen Axetil Injection

【适应证】用于术后及癌症的镇痛。

【用法用量】

静脉注射：成人每次 50mg，尽可能缓慢给药 1 分钟以上，根据需要使用镇痛泵，必要时可重复应用。

【注意事项】

本品的给药途径为静脉注射，不可肌内注射。

【规格】50mg：5ml

复方氨林巴比妥注射液
Compound Aminophenazone and
Barbital Injection

【适应证】用于急性高热时的紧急退热，对发热时的头痛症状也有缓解作用。

【用法用量】

肌内注射：成人一次 2ml，极量为一日 6ml。2 岁以下一次 0.5~1ml；2~5 岁一次 1~2ml；超过 5 岁一次 2ml。

【注意事项】

本品不宜连续使用，不得与其他药物混合注射。

【规格】2ml（含氨基比林 0.1g、安替比林 40mg、巴比妥 18mg）

【pH】5.0~7.0

骨瓜提取物注射液
Gugua Extractives Injection

【适应证】用于风湿性及类风湿关节炎、骨关节炎、腰腿疼痛、骨折创伤修复。

【用法用量】

肌内注射：一次 10~25mg，一日 2 次。

静脉注射：一次 50~100mg，加入 250ml 氯化钠注射液或葡萄糖注射液中，每日 1 次，20~30 日为一疗程。

【注意事项】

1. 本品如出现浑浊，立即停止使用。

2. 静脉滴注给药时，本品宜单独使用，不宜与其他药物同时滴注。

【规格】10mg∶2ml；50mg∶10ml

【pH】6.0~7.0

注射用骨瓜提取物
Cervus and Cucumis Polypeptide for Injection

【适应证】用于风湿性及类风湿关节炎、骨关节炎、腰腿疼痛、骨折创伤修复。

【用法用量】

肌内注射：一次 25mg，一日 2 次，用适量注射用水溶解稀释后肌内注射。

静脉注射：一日 25~100mg，用 5% 葡萄糖注射液或氯化钠注射液 250~500ml 溶解稀释。

【注意事项】

静脉滴注给药时宜单独使用,不宜与其他药物同时滴注。

【规格】25mg

注射用精氨酸阿司匹林
Arginine Acetylsalicylate for Injection

【适应证】偏头痛、神经痛、坐骨神经痛。

【用法用量】

肌内注射:以 4ml 注射用水或氯化钠注射液溶解后注射。

静脉滴注:以 5% 葡萄糖注射液或氯化钠注射液 250ml 溶解后注射。

成人:一次 1.0~2.0g,一日 2 次。

儿童:一日 20~40mg/kg,分 2 次给药。

【规格】0.5g

注射用赖氨匹林
Lysine Acetylsalicylate for Injection

【适应证】用于发热及轻、中度疼痛。

【用法用量】

肌内或静脉注射:以 4ml 注射用水或氯化钠注射液溶解后注射。

成人:一次 0.9~1.8g,一日 2 次。

儿童:一日 10~25mg/kg,分 2 次给药。12 岁以下的儿童慎用,3 个月以下的婴儿禁用。

老年患者应减少剂量。

【规格】0.25g；0.5g；0.9g

【pH】4.5~6.5（18mg/ml 水溶液）

鹿瓜多肽注射液
Cervus and Cucumis Polypeptide Injection

【适应证】用于风湿性及类风湿关节炎、强直性脊柱炎、各种类型的骨折、创伤修复及腰腿疼痛等。

【用法用量】

肌内注射：一次 4~8mg，一日 8~16mg。

静脉滴注：一日 16~24ml，加入 5% 葡萄糖注射液或氯化钠注射液 250~500ml 中静脉滴注，小儿酌减。

【注意事项】

静脉滴注给药时，本品宜单独使用，不宜与其他药物同时滴注。

【规格】4mg∶2ml

注射用鹿瓜多肽
Cervus and Cucumis Polypeptide
for Injection

【适应证】用于风湿性及类风湿关节炎、强直性脊柱炎、各种类型的骨折、创伤修复及腰腿疼痛等。

【用法用量】

肌内注射：一次 4~8mg，一日 8~16mg，用适量注射用水溶解稀释后肌内注射。

静脉注射：一日 16~24mg，用 5% 葡萄糖注射液或氯化钠注射液 250~500ml 溶解稀释后静脉滴注，一般10~15 日为一疗程；小儿酌减。

【注意事项】

静脉滴注给药时,本品宜单独使用,不宜与其他药物同时滴注。

【规格】8mg

美索巴莫注射液
Methocarbamol Injection

【适应证】关节肌肉扭伤、腰肌劳损、坐骨神经痛等症。

【用法用量】

静脉推注:缓缓推注,给药速度不得超过 3ml/min。

静脉滴注:稀释于氯化钠注射液或 5% 葡萄糖注射液中静脉滴注,滴速不宜过快,1.0g 的稀释量不应超过 250ml。

成人一次 1.0g,一日最大剂量为 3.0g,连续使用不得超过 3 天。严重病例或手术后不适合口服给药时,每 8 小时给药 1 次,达每日 3g 的最大剂量,连续使用不能超过 3 天。若病情持续,在停药 48 小时后可再重复给予 1 次疗程。

【注意事项】

1. 本品加入氯化钠注射液或 5% 葡萄糖注射液中稀释混合后不得冷藏。

2. 静脉注射速度不宜过快。

【规格】1.0g:10ml

盐酸奈福泮注射液
Nefopam Hydrochloride Injection

【适应证】用于术后止痛、癌症痛、急性外伤痛,亦用于急性胃炎、胆道蛔虫症、输尿管结石等内脏平滑肌绞痛,以及局部麻醉、针麻等麻醉辅助用药。

【用法用量】

肌内或静脉注射:一次 20mg,必要时每 3~4 小时1 次。

【规格】0.02g:2ml

【pH】4.0~6.0

萘普生钠氯化钠注射液
Naproxen Sodium and Sodium Chloride Injection

【适应证】用于各种原因引起的发热及疼痛的对症治疗,并常用于风湿性关节炎、骨关节炎、强直性脊椎炎、肌腱炎、神经痛、痛风等症,尤其适用于上述疾病的急性发作期,另外也可用于原发性痛经及中、小手术后的止痛。

【用法用量】

静脉滴注。

成人:一次 0.275g,一日 1~2 次,缓慢滴注,滴注时间不少于 30 分钟。

小儿:一次 5mg/kg。

【注意事项】

静脉滴注时应缓慢,速度过快可沿静脉产生烧灼感。

【规格】0.275g:100ml

注射用萘普生钠
Naproxen Sodium for Injection

【适应证】用于各种原因引起的发热及疼痛的对

症治疗,并常用于类风湿关节炎、骨关节炎、强直性脊椎炎、肌腱炎、神经痛、痛风等症,尤其适用于上述疾病的急性发作期,另外也可用于原发性痛经及中、小手术后的止痛。

【用法用量】

静脉注射:成人一次 0.275g,一日 1~2 次,临用前以氯化钠注射液适量溶解并稀释至 20ml 左右,缓慢注射,注射时间不得少于 3 分钟;小儿 5mg/kg。

静脉滴注:成人一次 0.275g,一日 1~2 次,临用前以氯化钠注射液适量溶解并稀释至 100ml 左右,缓慢滴注;小儿 5mg/kg。

【注意事项】

滴注时间不得少于 30 分钟。

【规格】0.275g

注射用帕瑞昔布钠
Parecoxib Sodium for Injection

【适应证】用于手术后疼痛的短期治疗。

【用法用量】

静脉或肌内注射:本品 20mg 注入氯化钠注射液或 5% 葡萄糖注射液或 0.45% 氯化钠和 5% 葡萄糖注射液 1ml,轻轻旋转瓶体使粉末完全溶解。一次 40mg,随后视需要间隔 6~12 小时给予 20mg 或 40mg,每天总剂量不超过 80mg。

【注意事项】

1. 只能以静脉、肌内注射或加入相容溶液的静脉通路给药。

2. 使用前必须采用无菌技术重新进行配制,配制后的溶液仅供单次使用,不得冷藏或冷冻。可直接进行快速静脉推注,或通过已有的静脉通路给药,肌内注射应选择深部肌肉缓慢推注。

3. 不推荐使用灭菌注射用水溶解。

4. 配制后的溶液若不能立即使用,在 25℃条件下保存不应超过 12 小时。

5. 本品与其他药物在溶液中混合可出现沉淀,严禁与其他药物混合。

6. 使用乳酸钠林格注射液或含 5% 葡萄糖的乳酸钠林格注射液配制,本品在溶液中会发生沉淀,不推荐使用。

7. 如与其他药物使用同一条静脉通路,注射前后须采用氯化钠注射液、5% 葡萄糖注射液、0.45% 氯化钠和 5% 葡萄糖注射液充分冲洗静脉通路。

【规格】20mg;40mg

【pH】7.5~8.5

复方双氯芬酸钠注射液
Compound Diclofenac Sodium Injection

【适应证】用于各种发热性疾病的发热及肾绞痛、重症类风湿关节炎及骨关节炎、急性痛风、急性外伤、骨折及手术后引起的急性疼痛的对症治疗。

【用法用量】

深部肌内注射:每次 1~2ml,每日 1 次,必要时每天 2 次,于两侧臀部分别注射,疗程不超过 2 天。年老、体弱的高热患者酌情减量。

【规格】(双氯芬酸钠 0.025g/ 对乙酰氨基酚 0.15g):2ml

第四节　抗癫痫药

注射用丙戊酸钠
Sodium Valproate for Injection

【适应证】用于治疗癫痫,在成人和儿童中,当暂时不能服用口服剂型时,用于替代口服剂型。

【用法用量】

静脉滴注:用于临时替代时,一般20~30mg/(kg·d),溶于氯化钠注射液中持续静脉滴注24小时;或分4次静脉滴注,每次1小时。

需要快速达到有效血药浓度并维持时,以15mg/kg的剂量缓慢静脉推注,超过5分钟;然后以1mg/(kg·h)的速度静脉滴注,使血浆浓度达到75mg/L,并根据临床情况调整静脉滴注速度。

【注意事项】

1. 严格应用静脉给药途径,不可肌内注射。

2. 本品静脉注射剂应在使用前溶解,溶解后应在24小时内用完,未用完的部分应弃去。

3. 滴注时本品应使用单独的静脉通道。

4. 静脉注射剂可经PVC、聚乙烯或玻璃瓶等容器输注。

5. 以下溶液与本品静脉注射剂的理化性质相容:氯化钠注射液、0.5%葡萄糖注射液、10%葡萄糖注射液、20%葡萄糖注射液、30%葡萄糖注射液、5%葡萄糖注射液、2.5%葡萄糖和0.45%氯化钠注射液。可将400mg本品静脉注射剂加入500ml上述溶液中。

【规格】0.4g

【pH】7.5~9.0(50mg/ml水溶液)

第五节 镇静催眠抗惊厥药

艾司唑仑注射液
Estazolam Injection

【适应证】用于抗惊厥及缓解手术前紧张焦虑。

【用法用量】

肌内注射:抗惊厥,一次 2~4mg,2 小时后可重复 1次;麻醉前用药,术前 1 小时注射 2mg。

【规格】2mg:1ml

【pH】5.6~7.0

苯巴比妥钠注射液
Phenobarbital Sodium Injection

【适应证】治疗癫痫,对全身性及部分性发作均有效,一般在苯妥英钠、卡马西平(酰胺咪嗪)、丙戊酸钠无效时选用。也可用于其他疾病引起的惊厥及麻醉前给药。

【用法用量】

皮下、肌内或缓慢静脉注射:一次 0.1~0.2g,一日1~2 次;极量为一次 0.25g,一日 0.5g。

儿童:抗惊厥,肌内注射,一次 3~5mg/kg。

【规格】0.1g:1ml

【pH】9.5~10.5(100mg/ml 水溶液)

注射用苯巴比妥钠
Phenobarbital Sodium for Injection

【适应证】用于治疗抗惊厥、癫痫,是治疗癫痫持续状态的重要药物。可用于麻醉前用药。

【用法用量】

肌内注射:一次 50~200mg,必要时重复,24 小时内的总量可达 400mg;极量为一次 250mg,一日 500mg。

静脉注射:治疗癫痫持续状态时剂量加大,一次 200~300mg,速度不超过 60mg/min,必要时每 6 小时重复 1 次。

小儿:一次 2~5mg/kg。

【规格】0.1g

【pH】9.5~10.5(100mg/ml 水溶液)

地西泮注射液

Diazepam Injection

【适应证】用于抗癫痫和抗惊厥;静脉注射为治疗癫痫持续状态的首选药,对破伤风轻度阵发性惊厥也有效;静脉注射可用于全麻的诱导和麻醉前给药。

【用法用量】

成人:基础麻醉或静脉全麻,10~30mg。镇静、催眠或急性乙醇戒断,开始 10mg,以后按需每隔 3~4 小时加 5~10mg。24 小时内的总量以 40~50mg 为限。

癫痫持续状态和严重频发性癫痫:开始静脉注射 10mg,每隔 10~15 分钟可按需增加甚至达最大限用量。破伤风可能需要较大剂量。静脉注射宜缓慢,2~5mg/min。

小儿:抗癫痫、癫痫持续状态和严重频发性癫痫,出生 30 天~5 岁以静脉注射为宜,每 2~5 分钟给予 0.2~0.5mg,最大限用量为 5mg。5 岁以上每 2~5 分钟给予 1mg,最大限用量为 10mg;如需要,2~4 小时后可重复治疗。重症破伤风解痉时,出生 30 天~5 岁 1~2mg,必要时 3~4 小时后可重复注射;5 岁以上注射 5~10mg。小儿静脉注射宜缓慢,3 分钟内不超过 0.25mg/kg,间隔 15~30 分钟可重复。新生儿慎用。

【注意事项】

1. 避免长期大量使用而成瘾,如长期使用应逐渐减量,不宜骤停。

2. 本品含苯甲醇,禁止用于儿童肌内注射。

【规格】10mg：2ml

【pH】6.0~7.0

氯硝西泮注射液
Clonazepam Injection

【适应证】用于控制各型癫痫,尤适用于失神发作、婴儿痉挛症、肌阵挛发作、运动不能性发作及 Lennox-Gastaut 综合征。

【用法用量】

控制癫痫持续状态可静脉注射,成人一次 1~4mg,30 秒左右缓慢注射完毕;如持续状态仍未控制,每隔 20 分钟后可重复 1~2 次。最大量每日不超过 20mg。

【注意事项】

尽量避免肌内注射。

【规格】1mg：1ml

【pH】4.0~6.0

咪达唑仑注射液
Midazolam Injection

【适应证】麻醉前给药、全麻醉诱导和维持、椎管内麻醉及局部麻醉时辅助用药;诊断或治疗性操作时患者镇静、ICU 患者镇静。

【用法用量】

肌内注射:用氯化钠注射液稀释。

静脉给药:用氯化钠注射液、5% 或 10% 葡萄糖注射液、5% 果糖注射液、复方氯化钠注射液稀释。

麻醉前给药:在麻醉诱导前 20~60 分钟使用,剂量为 0.05~0.075mg/kg 肌内注射,老年患者剂量酌减;全麻诱导的常用量为 0.1~0.15mg/kg。

局部麻醉或椎管内麻醉辅助用药:分次静脉注射 0.03~0.04mg/kg。

ICU 患者镇静:先静脉注射 2~3mg,继之以 0.05mg/(kg·h)静脉滴注维持。

【注意事项】

1. 本品为强镇静药,注射速度宜缓慢。

2. 本品不能用 6% 葡聚糖注射液或碱性注射液稀释或混合。

3. 本品只能一次性用于 1 个患者,用后剩余的本品必须弃去。

【规格】5mg:1ml;10mg:2ml;2mg:2ml;5mg:5ml

【pH】2.9~3.7

第六节　抗精神病药

癸酸氟哌啶醇注射液
Haloperidol Decanoate Injection

【适应证】用于精神病的维持治疗。

【用法用量】

深部肌内注射:轻及中度精神病性状态,常用剂量为每 4 周 50~100mg 及 150~200mg;对重度病例,250~

300mg。

【规格】50mg∶1ml

氟哌利多注射液
Droperidol Injection

【适应证】用于精神分裂症和躁狂症兴奋状态。本品有神经安定作用及增强镇痛药的镇痛作用,与芬太尼合用静脉注射时,可使患者产生特殊麻醉状态,称为神经安定镇痛术,用于大面积烧伤换药、各种内镜检查。

【用法用量】

用于控制急性精神病的兴奋躁动:肌内注射,一日5~10mg。

用于神经安定镇痛:5mg 本品中加入 0.1mg 枸橼酸芬太尼,在 2~3 分钟内缓慢静脉注射。

【规格】5mg∶2ml

【pH】3.5~5.0

注射用利培酮微球
Risperidone for Depot Suspension

【适应证】用于治疗急性和慢性精神分裂症以及其他各种精神病性状态的明显的阳性症状和明显的阴性症状,可减轻与精神分裂症有关的情感症状。

【用法用量】

肌内注射。

成人:一次 25mg,每 2 周 1 次;不高于每 2 周 50mg。

老年人:一次 25mg,每 2 周 1 次。

【注意事项】

1. 不得静脉给药。

2. 应臀部深层肌内注射。

【规格】25mg

盐酸硫必利注射液
Tiapride Hydrochloride Injection

【适应证】慢性乙醇中毒所致的神经精神障碍。

【用法用量】

静脉注射、5% 葡萄糖或氯化钠注射液稀释后静脉滴注：一次 0.1~0.2g，一日 0.2~0.6g。

【注意事项】

用量宜自小剂量逐渐递增，静脉注射应缓慢。

【规格】0.1g：2ml

盐酸氯丙嗪注射液
Chlorpromazine Hydrochloride Injection

【适应证】对兴奋躁动、幻觉妄想、思维障碍及行为紊乱等阳性症状有较好的疗效。用于精神分裂症、躁狂症或其他精神病性障碍。止呕，用于各种原因所致的呕吐或顽固性呃逆。

【用法用量】

肌内注射：一次 25~50mg，一日 2 次。

静脉滴注：从小剂量开始，25~50mg 稀释于葡萄糖氯化钠注射液 500ml 中缓慢静脉滴注，一日 1 次，每隔 1~2 日缓慢增加 25~50mg，治疗剂量为一日 100~200mg。

【注意事项】

不宜静脉推注和皮下注射,应稀释后缓慢注射。

【规格】25mg：1ml

【pH】3.0~5.0

棕榈酸帕利哌酮注射液
Paliperidone Palmitate Injection

【适应证】用于精神分裂症急性期和维持期的治疗。

【用法用量】

肌内注射。

成人:首日150mg,1周后再次注射150mg,维持量为每月75mg,剂量范围为25~150mg。

【注意事项】

1. 本品仅供肌内注射使用,注射时应缓慢地注入肌肉深部,注意不要将药物注射入皮下或血管中。

2. 每剂药物都应一次性注射完毕,不能分次注射。

3. 注意更换注射部位。

【规格】0.15g：1.5ml

第七节　治疗脑血管病药

奥扎格雷钠注射液
Ozagrel Sodium Injection

【适应证】用于治疗急性血栓性脑梗死和脑梗死所伴随的运动障碍。

【用法用量】

静脉滴注:每次40~80mg,溶于适当量氯化钠注射液或 5% 葡萄糖溶液中,每日 1~2 次,1~2 周为一疗程。

【注意事项】

本品避免与含钙输液(复方氯化钠注射液等)混合使用,以免出现白色浑浊。

【规格】80mg:4ml

【pH】7.5~9.0

注射用奥扎格雷钠
Ozagrel Sodium for Injection

【适应证】用于治疗急性血栓性脑梗死和脑梗死所伴随的运动障碍。

【用法用量】

静脉滴注:成人一次 80mg,一日 2 次,溶于 500ml 氯化钠注射液或 5% 葡萄糖溶液中,两周为一疗程。

【注意事项】

本品避免与含钙输液(复方氯化钠注射液等)混合使用,以免出现白色浑浊。

【规格】20mg;40mg;80mg

【pH】8.0~9.5(20mg/ml)

奥扎格雷钠氯化钠注射液
Sodium Ozagrel and Sodium Chloride Injection

【适应证】用于治疗急性血栓性脑梗死所伴随的运动障碍。

【用法用量】

静脉滴注:成人每次 80mg,每日 2 次,两周为一疗程。

【注意事项】

本品避免与含钙输液(复方氯化钠注射液等)混合

使用,以免出现白色浑浊。

【规格】80mg：100ml

奥扎格雷钠葡萄糖注射液
Sodium Ozagrel and Glucose Injection

【适应证】用于治疗急性血栓性脑梗死和脑梗死所伴随的运动障碍,及改善蛛网膜下腔出血手术后的脑血管痉挛收缩和并发的脑缺血症状。

【用法用量】

静脉滴注:成人每次80mg,溶于适量的电解质或5%葡萄糖溶液中,每日2次,2周为一疗程。

【注意事项】

本品避免与含钙输液（复方氯化钠注射液等）混合使用,以免出现白色浑浊。

【规格】80mg：100ml

长春西汀注射液
Vinpocetine Injection

【适应证】改善脑梗死后遗症、脑出血后遗症、脑动脉硬化症等诱发的各种症状。

【用法用量】

静脉滴注:本品20~30mg加于氯化钠注射液或5%葡萄糖注射液500ml内缓慢滴注,滴注速度不超过80滴/分。

【注意事项】

1. 本品不可肌内注射,未经稀释不可静脉使用。

2. 配制好的输液须在3小时内使用。

3. 不可用含氨基酸的输液稀释。

4. 该注射液与肝素不相容,故建议两者不要在同一注射器中混合,但可以同时进行抗凝治疗。

【规格】10mg：2ml；20mg：2ml

【pH】3.0~4.0

注射用长春西汀
Vinpocetine for Injection

【适应证】改善脑梗死后遗症、脑出血后遗症、脑动脉硬化症等诱发的各种症状。

【用法用量】

静脉滴注:开始剂量每天 20mg,加入到适量的 5%葡萄糖或氯化钠注射液中缓慢滴注,以后可增加至每天 30mg。

【注意事项】

本品不可静脉或肌内推注。

【规格】5mg；10mg；30mg

长春西汀氯化钠注射液
Vinpocetine Sodium Chloride Injection

【适应证】改善脑梗死后遗症、脑出血后遗症、脑动脉硬化症等诱发的各种症状。

【用法用量】

静脉滴注:开始剂量每天 20mg,以后根据病情可增至 30mg。每日剂量可分 1~2 次缓慢静脉滴注。

【注意事项】

本品不可静脉推注或肌内注射。

【规格】10mg：100ml

丁苯酞氯化钠注射液
Butylphthalide and Sodium Chloride Injection

【适应证】用于急性缺血性脑卒中患者神经功能缺损的改善。

【用法用量】

静脉滴注:应在发病后48小时内开始给药。每日2次,每次25mg,每次滴注时间不少于50分钟,两次用药的时间间隔不少于6小时,疗程为14天。

【注意事项】

PVC(聚氯乙烯)输液器对丁苯酞有明显的吸附作用,故输注本品时仅允许使用PE(聚乙烯)输液器。

【规格】0.025g:100ml

盐酸法舒地尔注射液
Fasudil Hydrochloride Injection

【适应证】改善和预防蛛网膜下腔出血术后的脑血管痉挛及引起的脑缺血症状。

【用法用量】

静脉滴注:以50~100ml氯化钠注射液或葡萄糖注射液稀释后静脉滴注,每次滴注时间为30分钟。

成人一日2~3次,每次30mg,给药应在蛛网膜下腔出血术后早期开始,连用2周。

【注意事项】

本品仅可静脉滴注使用。

【规格】30mg:2ml

【pH】4.0~6.3

马来酸桂哌齐特注射液
Cinepazide Maleate Injection

【适应证】脑血管疾病:脑动脉硬化、一过性脑缺血发作、脑血栓形成、脑栓塞、脑出血后遗症和脑外伤后遗症。心血管疾病:冠心病、心绞痛,如用于治疗心肌梗死,应配合有关药物综合治疗。外周血管疾病:下肢动脉粥样硬化病、血栓闭塞性脉管炎、动脉炎、雷诺病等。

【用法用量】

静脉滴注:一次 320mg,溶于 10% 葡萄糖或氯化钠注射液 500ml 中,速度为 100ml/h,一日 1 次。

【规格】80mg∶2ml;320mg∶10ml

【pH】3.5~4.5

肌氨肽苷注射液
Muscular Amino Acids and Peptides and Nucleosides Injection

【适应证】用于脑功能紊乱,脑卒中、脑供血不足所致的脑功能减退,周围神经疾病。

【用法用量】

肌内注射:一次 2~4ml,一日 1~2 次。

静脉滴注:一次 4~10ml,加入氯化钠注射液或 5%~10% 葡萄糖注射液 500ml 中,缓慢滴注 2ml/min,一日 1 次,2 周为一疗程。

【规格】(多肽 3.5g/ 次黄嘌呤 0.5g)∶2ml;(多肽 8.75mg/ 次黄嘌呤 1.25mg)∶5ml;(多肽 17.5mg/ 次黄嘌呤 2.5mg)∶10ml

【pH】6.5~8.5

注射用肌氨肽苷
Muscular Amino Acids and Peptides and Nucleosides for Injection

【适应证】用于脑卒中、脑供血不足所致的脑功能减退和周围神经疾病的辅助治疗。

【用法用量】

静脉滴注：一次 7.0~17.5mg，加无菌注射用水或输液溶解，溶解后加入氯化钠注射液或 5%~10% 葡萄糖注射液 500ml 中缓慢滴注，滴注速度为 2ml/min，一日 1 次，2 周为一疗程。

肌内注射：加无菌注射用水溶解，一次 3.5~7.0mg，一日 1~2 次。

【规格】多肽 8.75mg/ 次黄嘌呤 1.25mg；多肽 17.5mg/ 次黄嘌呤 2.5mg

【pH】6.5~8.5

尼莫地平注射液
Nimodipine Injection

【适应证】预防和治疗动脉瘤性蛛网膜下腔出血后脑血管痉挛引起的缺血性神经损伤。

【用法用量】

静脉滴注。

体重低于 70kg 或血压不稳的患者，治疗开始的 2 小时可按 0.5mg/h 给药；如果耐受性良好，2 小时后剂量可增至 1mg/h。

体重超过 70kg 的患者，剂量宜从 1mg/h 开始，2 小时后如无不适可增至 2mg/h。

脑池滴注:将新配制的稀释液(1ml 尼莫地平注射液加 19ml 复方氯化钠注射液)加温至与血液温度相同后于术中脑池滴注。

【注意事项】

1. 稀释液配制后必须立即使用。

2. 仅允许使用聚乙烯(PE)输液管。输注用聚乙烯管、联合输液管和中心插管应用三通阀链接。

3. 本品的活性成分有轻微的光敏感性,应避免在太阳光直射下使用。但如果在散射性日光或人工光源下,10 小时内不必采取特殊的保护措施。

4. 严禁将本品加入其他输液瓶或输液袋中,严禁与其他药物混合。

5. 因为本品含有 23.7%(V/V)的乙醇,与乙醇有配伍禁忌的药物亦同本品相互作用。

【规格】4mg:20ml;10mg:50ml;20mg:100ml

【pH】5.5~7.5

注射用尼莫地平
Nimodipine for Injection

【适应证】预防和治疗蛛网膜下腔出血所引起的脑血管痉挛。

【用法用量】

静脉滴注:本品 4mg 用适量 5% 葡萄糖或葡萄糖氯化钠注射液溶解,注入 5% 葡萄糖或葡萄糖氯化钠注射液 250 或 500ml 中,混合均匀后避免阳光直射并立即静脉滴注。

体重低于 70kg 或血压不稳定的患者,治疗开始的 2 小时可按 0.5mg/h 给药;如果耐受性良好,2 小时后剂量可增至 1mg/h。

体重超过 70kg,剂量宜从 1mg/h 开始,2 小时后如无不适可增至 2mg/h。

【注意事项】

1. 本品的活性成分有轻微的光敏感性,应避免在阳光直射下使用。但如果在散射性日光或人工光源下,使用本品 10 小时内不必采用特殊的保护措施。

2. 本品的活性成分可被聚氯乙烯(PVC)吸收,所以仅允许使用聚乙烯(PE)输液管。

3. 严禁加入其他输液瓶中或与其他药物混合。

【规格】2mg;4mg

曲克芦丁注射液
Troxerutin Injection

【适应证】用于缺血性脑血管病、血栓性静脉炎、中心性视网膜炎、血管通透性增高所致的水肿等。

【用法用量】

静脉滴注:一次 240~480mg,一日 1 次。用 5%~10% 葡萄糖注射液或低分子右旋糖酐注射液稀释后滴注,20 天为一疗程。

肌内注射:一次 60~150mg,一日 2 次,20 日为一疗程,可用 1~3 个疗程,每个疗程间隔 3~7 天。

【规格】100mg∶2ml

曲克芦丁氯化钠注射液
Troxerutin and Sodium Chloride Injection

【适应证】用于缺血性脑血管病、中心性视网膜炎、动脉硬化、血栓性静脉炎、静脉曲张、血管通透性增高所致的水肿等。

【用法用量】

静脉滴注:一次 0.8g,一日 1 次,20 天为一疗程。

【规格】0.8g : 250ml

曲克芦丁脑蛋白水解物注射液
Troxerutin and Cerebroprotein Hydrolysate Injection

【适应证】用于治疗脑血栓、脑出血、脑痉挛等急、慢性脑血管疾病,以及颅脑外伤及脑血管疾病所引起的脑功能障碍等后遗症,闭塞性周围血管疾病、血栓性静脉炎、毛细血管出血以及血管通透性升高引起的水肿。

【用法用量】

肌内注射:一次 2~4ml,一日 2 次。

静脉滴注:一次 10ml,一日 1 次,稀释于氯化钠注射液或 5% 葡萄糖注射液 250~500ml 中使用。20 日为一疗程,可用 1~3 个疗程,每个疗程间隔 3~7 天。

【注意事项】

本品不能与平衡氨基酸注射液在同一瓶中输注,当同时应用氨基酸输液时,应注意可能出现氨基酸不平衡。

【规格】2ml

盐酸乌拉地尔注射液
Urapidil Hydrochloride Injection

【适应证】用于治疗高血压危象、重度和极重度高血压以及难治性高血压。用于控制围术期高血压。

【用法用量】

治疗高血压危象、重度和极重度高血压,以及难治性高血压:静脉注射,10~50mg 缓慢注射,监测血压变化。若效果不够满意,可重复用药。持续静脉滴注或使用输液泵,通常将 250mg 加入静脉输液(如氯化钠注射液、5% 或 10% 葡萄糖注射液)中。如果使用输液泵,可将 100mg 注射液注入输液泵中,再稀释到 50ml。静脉输液的最大药物浓度为 4mg/ml 乌拉地尔。初始输入速度可达 2mg/min,维持给药的速度为 9mg/h。

围术期高血压:静脉注射 25mg,2 分钟后血压无变化,重复给药 1 次;血压下降,静脉滴注维持,起始 1~2 分钟内剂量可达 6mg,然后减量;重复给药 2 分钟后血压仍无变化,缓慢静脉注射 50mg。

【注意事项】

1. 本品不能与碱性液体混合,因其酸性性质可能引起溶液浑浊或絮状物形成。

2. 配制好的溶液化学和物理稳定性为 15~25℃时 50 小时。

3. 配制好的溶液应立即使用。

【规格】25mg:5ml;50mg:10ml

【pH】5.8~6.5

依达拉奉注射液
Edaravone Injection

【适应证】用于改善急性脑梗死所致的神经症状、日常生活活动能力和功能障碍。

【用法用量】

静脉滴注:加入适量的氯化钠注射液中稀释后,30 分钟内滴完。一次 30mg,每日 2 次。尽可能在发病后的 24 小时内开始给药。

【注意事项】

1. 本品必须用氯化钠注射液稀释。

2. 不可和高能量输液、氨基酸制剂混合或由同一通道静脉滴注。

3. 勿与抗癫痫药和坎利酸钾混合,可产生浑浊。

【规格】15mg：10ml；10mg：5ml；30mg：20ml

【pH】3.0~4.5

乙酰谷酰胺注射液
Aceglutamide Injection

【适应证】用于脑外伤性昏迷、神经外科手术引起的昏迷、肝性昏迷及偏瘫、高位截瘫、小儿麻痹后遗症、神经性头痛和腰痛等。

【用法用量】

肌内注射:一日 100~600mg,儿童剂量酌减。

静脉注射:一日 100~600mg,用 5% 或 10% 葡萄糖溶液 250ml 稀释后缓慢滴注。

【规格】0.1g：2ml

【pH】4.5~7.0

注射用乙酰谷酰胺
Aceglutamide for Injection

【适应证】用于脑外伤性昏迷、神经外科手术等引起的昏迷、肝性昏迷及偏瘫、高位截瘫、小儿麻痹后遗症、神经性头痛和腰痛等。

【用法用量】

肌内注射:一日 100~600mg,儿童剂量酌减。用注射用水稀释后使用。

静脉滴注:一日 100~600mg,用 5% 或 10% 葡萄糖注射液 250ml 溶解后缓慢滴注。

【规格】0.1g;0.2g

乙酰谷酰胺氯化钠注射液
Aceglutamide and Sodium Chloride Injection

【适应证】用于脑外伤性昏迷、神经外科手术引起的昏迷、肝性昏迷及偏瘫、高位截瘫、小儿麻痹后遗症、神经性头痛和腰痛等。

【用法用量】

静脉滴注:每次 100~600mg,缓慢滴注;儿童剂量酌减。

【规格】0.25g∶250ml

乙酰谷酰胺葡萄糖注射液
Aceglutamide and Glucose Injection

【适应证】用于脑外伤性昏迷、神经外科手术引起的昏迷、肝性昏迷及偏瘫、高位截瘫、小儿麻痹后遗症、神经性头痛和腰痛等。

【用法用量】

静脉滴注:每次 100~600mg,缓慢滴注;小儿剂量酌减。

【规格】0.1g∶100ml

银杏二萜内酯葡胺注射液
Yinxingertieneizhipu'an Injection

【适应证】用于中风病中经络恢复期痰瘀阻络证,症见半身不遂、口舌歪斜、言语謇涩、肢体麻木等。

【用法用量】

静脉滴注:一次 25mg,一日 1 次,加入氯化钠注射液 250ml 中稀释。

【规格】25mg∶5ml

银杏内酯注射液
Ginkgolide Injection

【适应证】活血化瘀,通经活络。用于中风病中经络恢复期瘀血阻络证,症见口舌歪斜、言语謇涩、肢体麻木、半身不遂等。

【用法用量】

静脉滴注:一次 50mg,临用前将药物缓慢加于 5% 葡萄糖注射液 250ml 或氯化钠注射液 250ml 中稀释,缓慢静脉,一日 1 次,疗程为 14 天。

【注意事项】

1. 用药期间需严格控制滴速,滴注速度不高于 40~60 滴 / 分。

2. 药品稀释应该严格按照要求配制,不得随意改变稀释浓度和稀释溶液用量,配药后应坚持即配即用,不宜长期放置。

3. 应单独使用,严禁混合配伍,禁止与其他注射剂混合滴注。

4. 不超剂量、过快滴注和长期连续用药。

【规格】10mg∶2ml

银杏叶提取物注射液
Extract of Ginkgo Biloba Leaves Injection

【适应证】用于脑部、周围血流循环障碍,如急、慢性脑功能不全及其后遗症,耳部血流及神经障碍,眼部血流及神经障碍,周围循环障碍。

【用法用量】

肌内、静脉注射:一次 17.5mg,每天或每隔 1 天深部肌内注射或缓慢静脉推注,患者需平卧。

静脉滴注:一次 35~70mg,一日 1~2 次;必要时一次 87.5mg,一日 2 次。可用氯化钠注射液、葡萄糖注射液或低分子右旋糖酐或羟乙基淀粉溶解,混合比例为 1:10。若输液为 500ml,则静脉滴注速度应控制在 2~3 小时。

【注意事项】

1. 本品不能与其他药物混合使用。

2. 本品不能与氨茶碱、阿昔洛韦、注射用奥美拉唑钠配伍使用。

3. 应避免与小牛血提取物制剂混合使用。

【规格】17.5mg:5ml

第八节　脑代谢及促智药

氨酪酸注射液
Aminobutyric Acid Injection

【适应证】用于脑卒中后遗症、脑动脉硬化症、头部外伤后遗症以及一氧化碳中毒所致的昏迷的辅助治疗,亦可用于各型肝性昏迷。

【用法用量】

静脉滴注:一次 0.5~1.0g,加于 250~500ml 氯化钠注射液中缓慢静脉滴注。

用于肝性昏迷:一次 1~4g,以 5%~10% 葡萄糖注射液 250~500ml 稀释后于 2~3 小时内滴完。

【注意事项】

必须充分稀释后缓慢静脉滴注,以免引起血压急剧下降而导致休克。

【规格】1.0g：5ml

注射用氨酪酸
Aminobutyric Acid for Injection

【适应证】用于脑卒中后遗症、脑动脉硬化症、头部外伤后遗症以及一氧化碳中毒所致的昏迷的辅助治疗,亦可用于各型肝性昏迷。

【用法用量】

静脉滴注:用于脑卒中后遗症等,一次 0.5~1.0g,溶于 250~500ml 氯化钠注射液中缓慢静脉滴注;用于肝性昏迷,一次 1~4g,以 5%~10% 葡萄糖注射液 250~500ml 溶解并稀释后于 2~3 小时内滴完。

【注意事项】

1. 必须充分稀释后缓慢静脉滴注。

2. 当药品性状发生改变时禁止使用。

3. 本品应置于遮光处密闭保存。

【规格】0.5g

奥拉西坦注射液
Oxiracetam Injection

【适应证】用于脑损伤及引起的神经功能缺失、记忆与智能障碍等症的治疗。

【用法用量】

静脉滴注:每次 4~6g,每日 1 次,用前加入 5% 葡萄糖注射液或氯化钠注射液 100~250ml 中,摇匀后静脉滴注。

【规格】1.0g：5ml

注射用奥拉西坦
Oxiracetam for Injection

【适应证】用于脑损伤及其引起的神经功能缺失、记忆与智能障碍等症的治疗。

【用法用量】

静脉滴注：每次 4~6g，每日 1 次，用前溶入 5% 葡萄糖注射液或氯化钠注射液 100~250ml 中，摇匀后静脉滴注。

【规格】1.0g

胞磷胆碱钠注射液
Citicoline Sodium Injection

【适应证】用于急性颅脑外伤和脑手术后意识障碍。

【用法用量】

静脉滴注：一日 0.25~0.5g，用 5% 或 10% 葡萄糖注射液稀释后缓缓滴注，5~10 日为一疗程。

静脉注射：每次 0.1~0.2g。

肌内注射：一日 0.1~0.3g，分 1~2 次注射。

【注意事项】

肌内注射一般不采用，若用时应经常更换注射部位。

【规格】0.25g：2ml

【pH】6.0~8.0

注射用胞磷胆碱钠
Citicoline Sodium for Injection

【适应证】主要用于急性颅脑外伤和脑手术后的意识障碍。

【用法用量】

静脉滴注：一日 0.25~0.5g，用 5% 或 10% 葡萄糖注射液稀释后缓慢滴注，5~10 日为一疗程。

肌内注射：一日 0.1~0.3g，分 1~2 次注射。

【注意事项】

本品尽量不采用肌内注射给药。

【规格】0.25g

【pH】6.0~7.5（50mg/ml 水溶液）

注射用胞磷胆碱钠肌苷
Citicoline Sodium and Inosine for Injection

【适应证】多种原因引起的视神经萎缩。

【用法用量】

眼球后注射：一次 300mg，用 2ml 灭菌注射用水溶解药物 300mg，隔日 1 次，40 天为一疗程。

【规格】300mg

吡拉西坦氯化钠注射液
Piracetam and Sodium Chloride Injection

【适应证】用于急、慢性脑血管病，脑外伤，各种中毒性脑病所致的记忆减退及轻、中度脑功能障碍；也用于治疗因脑外伤所致的颅内压增高症。

【用法用量】

用于改善脑代谢:肌内注射,一次 1g,一日 2~3 次;静脉注射,一次 4g,一日 1 次;静脉滴注:一次 4~8g,一日 1 次(用 5% 或 10% 葡萄糖注射液或用氯化钠注射液稀释至 250ml)。

用于降颅内压:静脉滴注,一次 16~20g,5~10 分钟内滴完,每 6~8 小时滴注 1 次,连续用药 3~5 天。

【注意事项】

本品应用前请检查药液,如有结晶,可置温水中振荡待结晶完全溶解后再使用,并应使用有过滤器的输液器。

【规格】10g∶50ml;20g∶100ml

【pH】4.0~7.0

盐酸赖氨酸注射液
Lysine Hydrochloride Injection

【适应证】本品为用于治疗颅脑外伤、慢性脑组织缺血、缺氧性疾病的脑保护剂。

【用法用量】

静脉滴注:成人每日 1 次,每次 3.0g,用氯化钠注射液或 5% 葡萄糖注射液 250ml 稀释后缓慢静脉滴注,20 次为一疗程。

【规格】3.0g∶10ml

【pH】5.0~6.0(100mg/ml 水溶液)

注射用盐酸赖氨酸
Lysine Hydrochloride for Injection

【适应证】用于治疗颅脑外伤、慢性脑组织缺血、缺氧性疾病的脑保护剂。

【用法用量】

静脉滴注:成人一次 3.0g,一日 1 次,用氯化钠注射液或 5% 葡萄糖注射液 250ml 溶解并稀释后缓慢静脉滴注,20 次为一疗程。

【规格】1.5g;3.0g

【pH】5.0~6.0(100mg/ml 水溶液)

盐酸赖氨酸氯化钠注射液
Lysine Hydrochloride and Sodium Chloride Injection

【适应证】用于治疗脑组织缺血、缺氧性疾病的神经元保护剂。可用于治疗老年性脑萎缩及记忆力衰退,也可用于赖氨酸缺乏症,调节体内氮代谢平衡以促进肝细胞的再生、修复,增加机体免疫力。

【用法用量】

缓慢静脉滴注:一次 3.0g,每日 1 次,20 次为一疗程。

【规格】3.0g:100ml

脑蛋白水解物注射液
Cerebroprotein Hydrolysate Injection

【适应证】原发性痴呆,血管性痴呆(如多发梗死性痴呆等)和轻、中度脑卒中后的认知功能障碍,混合性痴呆,颅脑损伤后脑功能障碍的改善。

【用法用量】

皮下注射不超过 2ml,肌内注射不超过 5ml,静脉推注不超过 10ml。

静脉滴注:严重病例一次 10~30ml,稀释于 250ml

氯化钠注射液中缓慢滴注,60~120 分钟内滴完,每个疗程用 10~20 次。轻微病例或经大剂量用药后为保持疗效者可静脉注射,也可肌内注射,开始每日 1 次,每次 5ml,连用 10~20 次,以后每周 2~3 次,可重复几个疗程。

【注意事项】

本药可与右旋糖酐(如右旋糖酐 40)、维生素及任何需要使用的心血管药合用,但是不要混合注射。

【规格】10ml

【pH】6.9~7.5

注射用脑蛋白水解物
Cerebroprotein Hydrolysate for Injection

【适应证】用于颅脑外伤、脑血管病后遗症伴有记忆减退及注意力集中障碍的症状改善。

【用法用量】

肌内注射:每次不超过 30mg,每日 1 次。

静脉滴注:一次 60~180mg,溶解并稀释于 250ml 氯化钠注射液中缓慢滴注,每日 1 次,60~120 分钟内滴完,可连续使用 10~14 天为一疗程。

【注意事项】

不能与氨基酸注射液一同输注,若同时应用氨基酸注射液可能出现氨基酸不平衡。

【规格】30mg;60mg

脑苷肌肽注射液
Cattle Encephalon Glycoside and Ignotin Injection

【适应证】用于治疗脑卒中、老年性痴呆、新生儿缺氧缺血性脑病、颅脑损伤、脊髓损伤及其他原因引起的中枢神经损伤。用于治疗创伤性周围神经损伤、糖尿病周围神经病变、压迫性神经病变等周围神经损伤。

【用法用量】

肌内注射：成人一次 2~4ml，儿童一次 0.04~0.08ml/kg，一日 2 次。

静脉滴注：成人一次 5~20ml，儿童一次 0.04~0.08ml/kg，加入氯化钠注射液或 5% 葡萄糖注射液 250ml 中缓慢滴注，一日 1 次，2 周为一疗程。

【注意事项】

不宜与氨基酸注射液同用。

【规格】2ml；5ml

复方脑肽节苷脂注射液
Compound Porcine Cerebroside and Ganglioside Injection

【适应证】用于治疗脑卒中、老年性痴呆，颅脑损伤、脊髓损伤及创伤性周围神经损伤，脑部疾病引起的功能障碍。

【用法用量】

肌内注射：一次 2~4ml，一日 2 次。

静脉滴注：一次 10~20ml，加入氯化钠注射液或 5% 葡萄糖注射液 250ml 中缓慢滴注 2ml/min，一日 1 次，2 周为一疗程；儿童酌减。

【注意事项】

不宜与氨基酸输液同用。

【规格】2ml

三磷酸胞苷二钠注射液
Cytidine Disodium Triphosphate Injection

【适应证】用于颅脑外伤后综合征及其后遗症的辅助治疗。

【用法用量】

肌内注射：一次 20mg，一日 1~2 次。

静脉滴注：20~40mg 加入 5% 葡萄糖注射液或氯化钠注射液 250~500ml 中。

【注意事项】

严禁静脉推注。

【规格】20mg：2ml；40mg：2ml

【pH】7.5~9.0

注射用三磷酸胞苷二钠
Cytidine Disodium Triphosphate for Injection

【适应证】用于颅外伤后综合征及其后遗症的辅助治疗。

【用法用量】

肌内注射：一次 20mg，一日 1~2 次。

静脉滴注：20~40mg 加入 5% 葡萄糖注射液或氯化钠注射液 250~500ml 中。

【注意事项】

1. 严禁静脉推注。

2. 静脉滴注时，滴速不可过快。

【规格】20mg；40mg

【pH】7.5~9.0

单唾液酸四己糖神经节苷脂钠注射液
Monosialotetrahexosylganglioside
Sodium Injection

【适应证】用于治疗血管性或外伤性中枢神经系统损伤、帕金森病。

【用法用量】

肌内注射或静脉滴注:每日 20~40mg,分 1~2 次给药。

在病变急性期(尤其急性创伤):每日 100mg 静脉滴注,2~3 周后改为维持量,每日 20~40mg,一般 6 周。

治疗帕金森病:首剂量 500~1000mg 静脉滴注,第 2 日起每日 200mg 皮下、肌内注射或静脉滴注,一般用至 18 周。

【规格】20mg∶2ml

注射用单唾液酸四己糖神经节苷脂钠
Monosialotetrahexosylganglioside Sodium
for Injection

【适应证】用于治疗血管性或外伤性中枢神经系统损伤、帕金森病。

【用法用量】

肌内注射或缓慢静脉滴注:每日 20~40mg,分 1~2 次给药。

在病变急性期(尤其是急性创伤):每日 100mg 静脉滴注,2~3 周后改为维持量,每日 20~40mg,一般 6 周。

对帕金森病:首剂量 500~1000mg 静脉滴注,第 2 日起每日 200mg 皮下、肌内注射或静脉滴注,一般用至

18 周。

【注意事项】

皮下、肌内注射用药时,用注射用水溶解至 10mg/ml;静脉滴注用药时,用氯化钠注射液或 5% 葡萄糖注射液溶解并稀释。

【规格】20mg;40mg;100mg

小牛血清去蛋白注射液
Deproteinized Calf Blood Serum Injection

【适应证】改善脑部血液循环和营养障碍性疾病所引起的神经功能缺损,末梢动脉、静脉循环障碍及其引起的动脉血管病、腿部溃疡;皮肤移植术,皮肤烧伤、烫伤、糜烂,放射所致的皮肤黏膜损伤。

【用法用量】

静脉、动脉、肌内注射;也可加入输液中滴注或加入 200~300ml 5% 葡萄糖或氯化钠注射液中静脉滴注,滴注速度约 2ml/min。

脑部缺血性损害:一次 20~30ml 静脉滴注,一日 1 次,连续 2~3 周。

动脉血管病:一次 20~50ml 静脉滴注,一日 1 次;或一次 20~50ml 动脉或静脉注射,每周数次,4 周为一疗程。

腿部或其他慢性溃疡、烧伤:每次 10ml 静脉注射或 5ml 肌内注射,一日 1 次或每周数次。

放射引起的皮肤、黏膜损伤的预防和治疗:一日 5ml 静脉注射。

放射性膀胱炎:一日 10ml,联合抗菌药治疗,经尿道给药。

【注意事项】

1. 本品不宜与其他药物混合输注。

2. 本品为高渗溶液,肌内注射时要缓慢,注射量不超过 5ml。

【规格】0.2g：5ml;0.4g：10ml

【pH】6.5~7.5

注射用小牛血去蛋白提取物
Deproteinized Calf Blood Extractives for Injection

【适应证】用于改善脑供血不足、颅脑外伤引起的神经功能缺损。

【用法用量】

静脉滴注:溶于 5% 葡萄糖注射液或氯化钠注射液 250ml 中缓慢静脉滴注。

脑中风及脑外伤:一次 0.8~1.2g,一日 1 次,2 周为一疗程。

【注意事项】

1. 本品不宜与其他药物混合使用。

2. 静脉滴注速度应不超过 2ml/min。

【规格】200mg;400mg

盐酸罂粟碱注射液
Papaverine Hydrochloride Injection

【适应证】脑、心及外周血管痉挛所致的缺血,肾、胆或胃肠道等内脏痉挛。

【用法用量】

成人常用量:肌内注射,一次 30mg,一日 90~120mg;静脉注射,一次 30~120mg,每 3 小时 1 次,应缓慢注射,

不少于 1~2 分钟。用于心搏停止时,两次给药要相隔
10 分钟。

儿童用药:肌内或静脉注射,一次 1.5mg/kg,每日
4 次。

【规格】30mg:1ml

【pH】2.5~4.0

注射用尤瑞克林
Urinary Kallidinogenase for Injection

【适应证】轻至中度急性血栓性脑梗死。

【用法用量】

静脉滴注:溶于 100ml 氯化钠注射液中,静脉滴注
时间不少于 50 分钟。每次 0.15PNA 单位,每日 1 次,3
周为一疗程。应在起病 48 小时内开始用药。

【注意事项】

本品溶解后应立即使用。

【规格】0.15PNA 单位

第九节　中药注射剂

柴胡注射液
Radix Bupleuri Injection

【功能主治】清热解表,用于治疗感冒、流行性感
冒及疟疾等的发热。

【用法用量】

肌内注射:一次 2~4ml,一日 1~2 次。

【规格】2ml

盐酸川芎嗪注射液
Ligustrazine Hydrochloride Injection

【适应证】用于闭塞性脑血管疾病如脑供血不全、脑血栓形成、脑栓塞及其他缺血性血管疾病。

【用法用量】

静脉滴注:40~80mg,稀释于5%葡萄糖注射液或氯化钠注射液250~500ml中,一日1次,10日为一疗程,一般使用1~2个疗程。

穴位注射:每次选3~4个穴位,每穴注射10~20mg,隔日1次,15次为一疗程,一般使用1~2个疗程。

【注意事项】

1. 不适于肌内大量注射。

2. 静脉滴注速度不宜过快。

【规格】40mg:2ml

【pH】2.0~3.0

注射用盐酸川芎嗪
Ligustrazine Hydrochloride for Injection

【适应证】用于缺血性脑血管病如脑供血不足、脑血栓形成、脑栓塞及其他缺血性血管疾病如冠心病、脉管炎等。

【用法用量】

静脉滴注:用5%葡萄糖注射液或氯化钠注射液250~500ml稀释后缓慢静脉滴注。每次80~120mg,一日1~2次,10~15天为一疗程。

【注意事项】

1. 本品静脉滴注速度不宜过快。

2. 不得与碱性药物配伍静脉注射使用。

【规格】40mg；80mg

刺五加注射液
Acanthopanax Injection

【适应证】用于肝肾不足所致的短暂性脑缺血发作、脑动脉硬化、脑血栓形成、脑栓塞等。亦用于冠心病、心绞痛合并神经衰弱和更年期综合征等。

【用法用量】

静脉滴注：开始滴注时应为20滴/分，15~20分钟后，患者无不适，可改为40~50滴/分。一次300~500mg，一日1~2次。

【注意事项】

1. 本品应单独使用，禁忌与其他药物混合配伍使用。谨慎联合用药，如确需与其他药物联合使用时应更换输液器或使用适当的溶媒冲洗输液器至无上组药物残留，并应参考其他药物的半衰期谨慎考虑联合用药的间隔时间以及药物相互作用等问题。

2. 静脉滴注时滴速过快可产生血管的疼痛感，静脉滴注本品应遵循先慢后快的原则。

3. 使用本品时应控制药液温度，建议尽可能接近体温。

【规格】0.3g：100ml

注射用灯盏花素
Breviscapine for Injection

【适应证】活血化瘀，通络止痛。用于脑卒中及其后遗症、冠心病、心绞痛。

【用法用量】

肌内注射:一次 5~10mg,一日 2 次,临用前用注射用水 2ml 溶解。

静脉注射:一次 20~50mg,一日 1 次,用氯化钠注射液 250ml 或 5%、10% 葡萄糖注射液 500ml 溶解后使用。

【注意事项】

1. 严禁静脉注射。

2. 不可过快滴注,不可超剂量滴注和长期连续用药。

3. 本品与 pH 低于 4.2 的溶液使用时可使药物析出,故不得使用 pH 低于 4.2 的溶液稀释。

4. 静脉滴注时滴速一般控制在 15~30 滴 / 分,首次使用时应小剂量慢速滴注。

【规格】25mg(以野黄芩苷计)

【pH】6.0~8.0(5mg 野黄芩苷 /ml 水溶液)

灯盏花素葡萄糖注射液
Breviscapine and Glucose Injection

【适应证】用于治疗缺血性脑血管疾病,如脑梗死、脑出血后遗症所致的偏瘫,冠心病、心绞痛、心肌梗死、高黏血症等,其他缺血性及伴有微循环障碍性疾病。

【用法用量】

静脉滴注:缓慢滴注,滴注速度不超过40滴/分,一般控制在 15~30 滴 / 分。一次 250~500ml,一日 1 次。

【注意事项】

1. 本品应单独使用,严禁混合配伍、严禁联合用药;如确需要联合使用其他药品使用时,应谨慎考虑与本品的间隔时间、输液容器的清洗以及药物相互作用等问题。

2. 严格控制滴注速度和用药剂量,首次用药宜选小剂量,慢速滴注。

【规格】20mg：250ml

灯盏细辛注射液
Erigeron Breviscapus Injection

【适应证】用于瘀血阻滞,中风偏瘫,肢体麻木,口眼歪斜,言语謇涩及胸痹心痛;缺血性脑卒中、冠心病心绞痛见上述证候者。

【用法用量】

静脉滴注:一次 20~40ml,一日 1~2 次,用氯化钠注射液 250~500ml 稀释后缓慢滴注。

穴位注射:每穴 0.5~1.0ml,多穴总量为 6~10ml。

肌内注射:一次 4ml,一日 2~3 次。

【注意事项】

本品在酸性条件下,其酚酸类成分可能游离析出,故静脉滴注时不宜和其他酸性较强的药物配伍。

【规格】45mg：10ml

【pH】5.5~7.5

复方麝香注射液
Compound Moschus Injection

【适应证】豁痰开窍,醒脑安神。用于痰热内闭所致的中风昏迷。

【用法用量】

肌内注射:一次 2~4ml,一日 1~2 次。

静脉滴注:一次 10~20ml,用 5%、10% 葡萄糖注射液或氯化钠注射液 250~500ml 稀释后使用,滴速不超过 40 滴 / 分,一般控制在 15~30 滴 / 分。

【注意事项】

1. 禁止使用静脉推注的方法给药。

2. 本品为芳香性药物,开启后立即使用,防止挥发。

3. 本品应单独使用,谨慎联合用药。如确需联合使用其他药品时,应谨慎考虑间隔时间以及药物相互作用等问题。

4. 静脉滴注时必须稀释后使用,且应现配现用。

5. 严格控制滴注速度和用药剂量。首次用药宜选用小剂量,慢速滴注。

【规格】2ml;10ml

【pH】4.0~6.0

谷红注射液
Safflower Extract and Aceglutamide Injection

【适应证】用于治疗脑血管疾病如脑供血不足、脑血栓、脑栓塞及脑出血恢复期,肝病、神经外科手术等引起的意识功能低下、智力减退、记忆力障碍等。还可用于治疗冠心病、脉管炎等。

【用法用量】

静脉滴注:用 5% 或 10% 葡萄糖注射液或氯化钠注射液 250~500ml 稀释后应用。一次 10~20ml,一日 1次,10~15 天为一疗程。

【规格】5ml

【pH】5.0~7.0

脉络宁注射液
Mailuoning Injection

【功能主治】用于血栓闭塞性脉管炎、动脉硬化性闭塞症、脑血栓形成及后遗症、静脉血栓形成等病。

【用法用量】

静脉滴注:加入5%葡萄糖注射液或氯化钠注射液250~500ml中缓慢滴注。一次10~20ml,一日1次,10~14天为一疗程,重症患者可连续使用2~3个疗程。

【注意事项】

1. 缓慢滴注,以20~40滴/分为宜,同时密切观察用药反应,特别是对初次用药的患者及开始用药的30分钟内。

2. 本品为中药注射剂,避免与其他药物在同一容器中混合滴注。

【规格】10ml

【pH】6.0~7.5

清开灵注射液
Qingkailing Injection

【适应证】清热解毒,化痰通络,醒神开窍。用于热病,神昏,中风偏瘫,神志不清;急性肝炎、上呼吸道感染、肺炎、脑血栓形成、脑出血见上述证候者。

【用法用量】

肌内注射:一日2~4ml。

重症患者静脉滴注：一日 20~40ml，以 10% 葡萄糖注射液 200ml 或氯化钠注射液 100ml 稀释后使用。滴速不超过 40 滴 / 分，一般控制在 15~30 滴 / 分。

【注意事项】

1. 禁止使用静脉推注的方法给药。

2. 静脉滴注必须稀释后使用，且应现配现用，并在 4 小时以内用完。

3. 不能与硫酸庆大霉素、青霉素钾、青霉素钠、肾上腺素、间羟胺、乳糖酸红霉素、多巴胺、硫酸镁注射液、洛贝林、硫酸美芬丁胺等药物配伍使用。

4. 与青霉素类、林可霉素类、氨基糖苷类、喹诺酮类、头孢菌素类、维生素类、盐酸氯丙嗪、葡萄糖酸钙、垂体后叶素、氨甲苯酸、氨茶碱、肌苷、1,6- 二磷酸果糖、胸腺肽、盐酸精氨酸、小诺霉素、氨溴索（沐舒坦）、去甲肾上腺素、异丙肾上腺素、盐酸川芎嗪、川芎嗪注射液等存在配伍禁忌。

5. 本品不能与能量合剂、高糖维持液和复方乳酸钠葡萄糖注射液、复方电解质 MG_3 注射液、酸性药物配伍使用，特别避免与抗菌药、青霉素类高敏类药物合用，尤其不能与抗生素类药物混合应用。

6. 适宜单独使用，不能与其他药物在同一容器中混合使用。

7. 谨慎联合用药，如确需联合使用其他药品时，应谨慎考虑与清开灵注射剂的间隔时间以及药物相互作用等问题。

8. 本品还可用 5% 葡萄糖注射液按每 10ml 药液加入 100ml 溶液稀释后使用。

【规格】10ml

【pH】6.8~7.5

参芎葡萄糖注射液

Salivae Miltiorrhizae Liguspyragine Hydrochloride and Glucose Injection

【适应证】用于闭塞性脑血管疾病及其他缺血性血管疾病。

【用法用量】

静脉滴注：每次 100~200ml，每日 1 次。

【注意事项】

1. 静脉滴注速度不宜过快。

2. 本品不宜与碱性注射剂一起配伍，不宜与其他药物混合在同一容器内使用。

【规格】50ml；100ml

疏血通注射液

Shuxuetong Injection

【适应证】活血化瘀，通经活络。用于瘀血阻络所致的中风中经络急性期，症见半身不遂、口舌歪斜、言语謇涩。急性期脑梗死见上述证候者。

【用法用量】

静脉滴注：每日 6ml，加于 5% 葡萄糖注射液或氯化钠注射液 250~500ml 中缓慢滴入。

【注意事项】

1. 本品应单独使用，禁忌与其他药品混合配伍使用。

2. 药品稀释后应即配即用，不宜长时间放置。

【规格】2ml

【pH】5.0~6.0

舒血宁注射液
Shuxuening Injection

【适应证】扩张血管,改善微循环。用于缺血性心脑血管疾病,如冠心病、心绞痛、脑栓塞、脑血管痉挛等。

【用法用量】

肌内注射:一次 2~4ml,一日 1~2 次。

静脉滴注:每日 20ml,用 5% 葡萄糖注射液稀释至 250 或 500ml。滴速不超过 40 滴 / 分,一般控制在 15~30 滴 / 分。首次使用应使用小剂量并缓慢滴注。

【注意事项】

1. 禁止使用静脉推注的方法给药。

2. 静脉滴注时,必须稀释以后使用。

3. 药品与稀释液配药后,应坚持即配即用,不宜长时间放置。

4. 宜单独使用,不能与其他药品在同一容器中混合使用。

5. 已确认本品不能与氨茶碱、阿昔洛韦、注射用奥美拉唑钠配伍使用。

【规格】7.0mg:2ml;17.5mg:5ml

注射用双黄连
Shuanghuanglian for Injection

【适应证】清热解毒,疏风解表。用于外感风热所致的发热、咳嗽、咽痛;上呼吸道感染、轻型肺炎、扁桃体炎见上述证候者。

【用法用量】

静脉滴注:临用前先以适量灭菌注射用水充分溶

解,再用氯化钠注射液或 5% 葡萄糖注射液 500ml 稀释。每次 60mg/kg,一日 1 次。

【注意事项】

1. 不得超过剂量或浓度(建议静脉滴注时药液浓度不应超过 1.2%)应用,尤其是儿童,要严格计算用量。

2. 静脉滴注本品应遵循先慢后快的原则。开始滴注时应为 20 滴/分,15~20 分钟后,患者无不适,可改为 40~60 滴/分,并注意监护患者有无不良反应发生。

3. 本品与氯化钠注射液或 5%~10% 葡萄糖溶液配伍时如出现浑浊或沉淀,请勿使用(本品的最佳配伍 pH 为 6~8)。

4. 本品与氨基糖苷类(庆大霉素、卡那霉素、链霉素)及大环内酯类(红霉素、吉他霉素)、喹诺酮类等配伍时易产生浑浊或沉淀,请勿配伍使用。

【规格】600mg

【pH】5.7~6.7(25mg/ml 水溶液)

痰热清注射液
Tanreqing Injection

【适应证】清热,化痰,解毒。用于风温肺热病痰热阻肺证,症见发热、咳嗽、咳痰不爽、咽喉肿痛、口渴、舌红、苔黄;肺炎早期、急性支气管炎、慢性支气管炎急性发作以及上呼吸道感染属上述证候者。

【用法用量】

静脉滴注:成人一次 20ml,重症患者一次 40ml,加入 5% 葡萄糖注射液或氯化钠注射液 250~500ml 中,不超过 60 滴/分,一日 1 次;儿童 0.3~0.5ml/kg,最高剂量不超过 20ml,加入 5% 葡萄糖注射液或氯化钠注射液 100~200ml 中静脉滴注,控制滴速为 30~60 滴/分,一日 1 次。

【注意事项】

1. 稀释溶媒的温度要适宜,确保在输液时药液为室温,一般在 20~30℃为宜。

2. 药液稀释倍数不低于 1∶10,稀释后药液必须在 4 小时内使用。

3. 不得和其他药物混合滴注。

4. 如需联合用药,在换药时需先用 5% 葡萄糖注射液或氯化钠注射液冲洗输液管或更换新的输液器,并应保持一定的时间间隔,以免药物相互作用产生不良反应。

5. 该药在输液过程中,液体应经过过滤器,若发现有气泡,应减慢滴速。

6. 严格控制输液速度,儿童以 30~40 滴 / 分为宜,成年人以 30~60 滴 / 分为宜,滴速过快或有渗漏可引起头晕、胸闷或局部疼痛。

【规格】10ml

【pH】7.0~8.0

天麻素注射液
Gastrodin Injection

【适应证】用于神经衰弱、神经衰弱综合征及血管神经性头痛等症,亦可用于脑外伤性综合征、眩晕症(如梅尼埃病、药性眩晕、外伤性眩晕、突发性耳聋、前庭神经元炎、椎基底动脉供血不足等)。

【用法用量】

肌内注射:一次 0.2g,一日 1~2 次。

静脉滴注:每次 0.6g,一日 1 次,用 5% 葡萄糖注射液或氯化钠注射液 250~500ml 稀释后使用。

【规格】200mg：2ml；500mg：5ml；600mg：5ml

喜炎平注射液
Xiyanping Injection

【适应证】清热解毒,止咳止痢。用于支气管炎、扁桃体炎、细菌性痢疾等。

【用法用量】

肌内注射:成人一次 50~100mg,一日 2~3 次;小儿酌减。

静脉滴注:成人一日 250~500mg,以 5% 葡萄糖注射液或氯化钠注射液稀释后静脉滴注;儿童一日 5~10mg/kg(0.2~0.4ml/kg),最高剂量不超过 250mg,以 5% 葡萄糖注射液或氯化钠注射液 100~250ml 稀释,滴速为 30~40 滴 / 分,一日 1 次。

【注意事项】

1. 本品严禁与其他药物在同一容器内混合使用。

2. 如需联合使用其他静脉用药,在换药时建议冲洗输液管,以免药物相互作用产生不良反应。

3. 稀释溶媒的温度要适宜,确保输液室药液为室温,一般在 20~30℃为宜。

【规格】50mg：2ml；125mg：5ml

醒脑静注射液
Xingnaojing Injection

【适应证】清热解毒,凉血活血,开窍醒脑。用于气血逆乱,脑脉瘀阻所致的中风昏迷,偏瘫口喎;外伤头痛,神志昏迷;酒毒攻心,头痛呕恶,昏迷抽搐。脑栓塞、脑出血急性期、颅脑外伤、急性乙醇中毒见上述证候者。

【用法用量】

肌内注射:一次 2~4ml,一日 1~2 次。

静脉滴注:一次 10~20ml,用 5%~10% 葡萄糖注射液或氯化钠注射液 250~500ml 稀释后滴注。

【注意事项】

1. 本品为芳香性药物,开启后应立即使用,防止挥发。

2. 本品不宜与其他药物在同一容器中混用。

【规格】5ml;10ml

血栓通注射液
Xueshuantong Injection

【适应证】活血祛瘀;扩张血管,改善血液循环。用于视网膜中央静脉阻塞、脑血管病后遗症、内眼病、眼前房出血等。

【用法用量】

静脉注射:一次 2~5ml,以氯化钠注射液 20~40ml 稀释后使用,一日 1~2 次。

静脉滴注:一次 2~5ml,用 10% 葡萄糖注射液 250~500ml 稀释后使用,一日 1~2 次。

肌内注射:一次 2~5ml,一日 1~2 次。

理疗:一次 2ml,加注射用水 3ml,从负极导入。

【规格】175mg∶5ml

银杏达莫注射液
Ginkgo Leaf Extract and Dipyridamole Injection

【适应证】用于预防和治疗冠心病、血栓栓塞性疾病。

【用法用量】

静脉滴注:加入氯化钠注射液或 5%~10% 葡萄糖注射液 500ml 中。成人一次 10~25ml,一日 2 次。

【规格】5ml;10ml

第十节 其 他

注射用 A 型肉毒毒素
Botulinum Toxin Type A for Injection

【适应证】眼睑痉挛、面肌痉挛及相关病灶肌张力障碍。

【用法用量】

眼睑痉挛采用上睑及下睑肌肉多点注射法,即上、下睑的内外侧或外眦部颞侧皮下眼轮匝肌共 4 或 5 点,每点起始量为 2.5U/0.1ml。注射 1 周后有残存痉挛者可追加注射;病情复发者可做原量或加倍量注射。但一次注射的总剂量应不高于 55U,1 个月内的使用总剂量不高于 200U。

也可对眉部内、外或上唇或下颌部肌肉进行注射,每点起始量为 2.5U/0.1ml。注射 1 周后有残存痉挛者可追加注射;病情复发者可做原量或加倍量注射。但一次注射的总剂量应不高于 55U,1 个月内的使用总剂量不高于 200U。

【注意事项】

1. 配制好的溶液应保存于冰箱中(2~8℃)最多不超过 4 小时。

2. 本品只能单次使用,剩余的溶液应丢弃。

3. 尚无配伍禁忌的研究,本品不应与其他药品混用。

【规格】100U

盐酸倍他司汀氯化钠注射液
Betahistine Hydrochloride and Sodium Chloride Injection

【适应证】用于内耳眩晕症,亦可用于动脉硬化、缺血性脑血管疾病及高血压所致的体位性眩晕、耳鸣。

【用法用量】

静脉滴注:一日20mg。

【注意事项】

与组胺类药物合用,本品的药效降低。

【规格】20mg：500ml

谷氨酸钠注射液
Sodium Glutamate Injection

【适应证】用于血氨过多所致的肝性脑病、肝性昏迷及其他精神症状。

【用法用量】

静脉滴注:一次11.5g,一日不超过23g,用5%葡萄糖注射液稀释后缓慢滴注。

【规格】5.75g：20ml

【pH】7.5~8.5

氢溴酸加兰他敏注射液
Galanthamine Hydrobromide Injection

【适应证】用于重症肌无力、脊髓灰质炎后遗症、由于神经系统疾病或外伤引起的感觉及运动障碍、多发性神经炎及脊神经炎及拮抗氯化筒箭毒碱及类似药物的非去极化肌松作用。

【用法用量】

肌内或皮下注射。

成人：一次 2.5~10mg，一日 1 次，必要时一昼夜可注射 2 次，极量为一日 20mg。

儿童：一次 0.05~0.1mg/kg。

抗箭毒：肌内注射，起始剂量为 5~10mg，5~10 分钟后按需要可逐渐增加至 10~20mg。

【规格】5mg：1ml

【pH】4.5~7.0

硫辛酸注射液
Thioctic Acid Injection

【适应证】糖尿病周围神经病变引起的感觉异常。

【用法用量】

静脉或肌内注射：静脉注射应缓慢，最大速度为 50mg/min。

静脉滴注：250~500mg 加入 100~250ml 氯化钠注射液中，静脉滴注时间约 30 分钟。对严重的糖尿病周围神经病变引起的感觉异常患者，可用静脉滴注给药，每天 300~600mg，2~4 周为一疗程。

【注意事项】

1. 配好的输液用铝箔包裹避光，6 小时内可保持稳定。由于活性成分对光敏感，因此应在使用前才将安瓿从盒内取出。

2. 本品不能与葡萄糖溶液、复方氯化钠注射液及所有可能与硫基或二硫键起反应的溶液配伍使用。

【规格】0.15g：6ml

注射用硫辛酸
Thioctic Acid for Injection

【适应证】糖尿病周围神经病变引起的感觉异常。

【用法用量】

静脉或肌内注射:静脉注射应缓慢,最大速度为50mg/min;用于肌内注射,每个注射部位不得超过50mg。

静脉滴注:250~500mg加入100~250ml氯化钠注射液中,静脉滴注时间约30分钟。严重的糖尿病周围神经病变引起的感觉异常患者,可用静脉滴注给药,每天300~600mg,2~4周为一疗程。

【注意事项】

1. 配好的输液用铝箔包裹避光,6小时内可保持稳定。由于活性成分对光敏感,因此应在使用前才将安瓿从盒内取出。

2. 本品不能与葡萄糖溶液、复方氯化钠注射液及所有可能与硫基或二硫键起反应的溶液配伍使用。

【规格】0.15g

盐酸纳美芬注射液
Nalmefene Hydrochloride Injection

【适应证】用于完全或部分逆转阿片类药物的作用,包括由天然的或合成的阿片类药物引起的呼吸抑制。

【用法用量】

一般静脉注射,也可肌内或皮下注射。

初始剂量为0.25μg/kg,2~5分钟后可增加剂量

0.25μg/kg,当达到了预期的阿片类药物逆转作用后立即停药。累积剂量超过 1.0μg/kg 不会增加疗效。

对已知的心血管高危患者用药时,应将本品与氯化钠注射液或无菌注射用水按 1∶1 的比例稀释,并使用 0.1μg/kg 作为初始剂量和增加剂量。

【规格】0.1mg∶1ml

【pH】3.5~4.5

牛痘疫苗接种家兔炎症皮肤提取物注射液
Neurotropin Injection

【适应证】用于腰痛症、颈肩综合征、症状性神经痛、皮肤疾病伴随的瘙痒、过敏性鼻炎;亚急性视神经脊髓病后遗症的冷感、疼痛、异常知觉症状。

【用法用量】

皮下、肌内或者静脉注射:每次 3.6Neurotropin 单位,每日 1 次;静脉注射:每次 7.2Neurotropin 单位,每日 1 次。

亚急性视神经脊髓病后遗症的冷感、疼痛、异常知觉:静脉注射,每次 7.2Neurotropin 单位,每日 1 次。

【注意事项】

与地西泮或盐酸阿米替林注射剂混合会产生沉淀,故不宜混合配伍。

【规格】3.6Neurotropin 单位∶3ml

牛痘疫苗致炎兔皮提取物注射液
Extracts from Rabbit Skin Inflamed by Vaccinia Virus Injection

【适应证】用于颈肩腕综合征、腰痛症患者的疼痛、冷感、麻木等症状的缓解，症状性神经痛。

【用法用量】

肌内或静脉注射：每次 3.6Analgecine 单位，每日 1~2 次，疗程为 2 周。

【注意事项】

与地西泮或者盐酸阿米替林注射剂混合时因会产生沉淀，故不宜混合配伍。

【规格】3.6Analgecine 单位：3ml

注射用七叶皂苷钠
Sodium Aescinate for Injection

【适应证】用于脑水肿、创伤或手术所致的肿胀，也用于静脉回流障碍性疾病。

【用法用量】

静脉注射或滴注。

成人一日 0.1~0.4mg/kg，本品 5~10mg 溶于 10% 葡萄糖注射液或氯化钠注射液 250ml 中供静脉滴注；也可取本品 5~10mg 溶于 10% 葡萄糖注射液或氯化钠注射液 10~20ml 中供静脉推注。重症患者可多次给药，但一日总量不得超过 20mg。疗程为 7~10 天。

【注意事项】

1. 本品只能用于静脉注射和滴注，禁用于动脉、肌内或皮下注射。

2. 与含碱性基团的药物配伍时可能发生沉淀。

【规格】5mg；10mg；15mg

第 三 章

麻醉及辅助用药

第一节　局部麻醉药

盐酸阿替卡因肾上腺素
注射液
Articaine Hydrochloride and
Epinephrine Injection

【适应证】口腔用局部麻醉剂,特别适用于涉及切骨术及黏膜切开的外科手术过程。

【用法用量】

局部浸润或神经阻滞麻醉:口腔内黏膜下注射给药,注射速度不得超过 1ml/min。

一般性手术:通常给药剂量为 0.85~1.7ml,盐酸阿替卡因的最大用量不超过 7mg/kg。4 岁以上的儿童必须根据儿童的年龄、体重、手术类型使用不同的剂量,盐酸阿替卡因的最大用量不超过 5mg/kg。

【注意事项】

请勿将注射液与其他产品合用。

【规格】(盐酸阿替卡因 68mg/ 肾上腺素 17μg):
1.7ml

盐酸布比卡因注射液
Bupivacaine Hydrochloride Injection

【适应证】用于局部浸润麻醉、外周神经阻滞和椎管内阻滞。

【用法用量】

臂丛神经阻滞:0.25% 溶液 20~30ml,或 0.375% 溶液 20ml。

骶管阻滞:0.25% 溶液 15~30ml,或 0.5% 溶液 15~20ml。

硬脊膜外间隙阻滞时:0.25%~0.375% 溶液可以镇痛,0.5% 溶液可用于一般的腹部手术等。

局部浸润:总用量以 175~200mg 为限,24 小时内分次给药,一日极量为 400mg。

交感神经节阻滞:总用量为 50~125mg。

蛛网膜下腔阻滞:常用量为 5~15mg,并加 10% 葡萄糖注射液成高密度液或用脑脊液稀释成近似等密度液。

【注意事项】

与碱性药物配伍会产生沉淀失去作用。

【规格】25mg：5ml;37.5mg：5ml

【pH】4.0~6.5

盐酸左布比卡因注射液
Levobupivacaine Hydrochloride Injection

【适应证】用于外科硬膜外阻滞麻醉。

【用法用量】

神经阻滞或浸润麻醉:一次最大剂量为 150mg。

外科硬膜外阻滞:0.5%~0.75% 溶液可中度至全部运动阻滞。

【注意事项】

本品不宜静脉内注射用药,所以在注射给药中,回抽血液确认不是血管内注射是必需的。

【规格】37.5mg∶5ml;50mg∶10ml

盐酸丁卡因注射液
Tetracaine Hydrochloride Injection

【适应证】用于硬膜外阻滞、蛛网膜下腔阻滞、神经传导阻滞、黏膜表面麻醉。

【用法用量】

硬膜外阻滞:0.15%~0.3% 溶液,与盐酸利多卡因合用,最高浓度为 0.3%,一次常用量为 40~50mg,极量为 80mg。

蛛网膜下腔阻滞:1% 盐酸丁卡因注射液 1ml 与10% 葡萄糖注射液 1ml、3% 盐酸麻黄碱注射液 1ml 混合使用,一次常用量为 10mg,15mg 为限量,20mg 为极量。

神经传导阻滞:常用浓度为 0.1%~0.2%,一次常用量为 40~50mg,极量为 100mg。

黏膜表面麻醉:1% 溶液,眼科用 1% 等渗溶液,耳鼻咽喉科用 1%~2% 溶液,一次限量为 40mg。

【注意事项】

1. 禁用于浸润局麻、静脉注射和滴注。

2. 药液不得注入血管内,注射时需反复抽吸,不可有回血。

3. 注射器械不可用碱性物质如肥皂、煤酚皂溶液等洗涤消毒。

4. 如合用某些酸性药液,由于 pH 不同,也可影响本品的解离值,以致局麻减效或起效时延迟。

5. 注射部位不能遇碘,以防引起本品沉淀。

【规格】50mg：5ml

注射用盐酸丁卡因
Tetracaine Hydrochloride for Injection

【适应证】用于硬膜外阻滞、蛛网膜下腔阻滞、神经传导阻滞、黏膜表面麻醉。

【用法用量】

本品加氯化钠注射液或灭菌注射用水溶解使用。

硬膜外阻滞:0.15%~0.3% 溶液,与盐酸利多卡因合用,最高浓度为 0.3%,一次常用量为 40~50mg,极量为 80mg。

蛛网膜下腔阻滞:1% 盐酸丁卡因注射液 1ml 与 10% 葡萄糖注射液 1ml、3% 盐酸麻黄碱注射液 1ml 混合使用,一次常用量为 10mg,15mg 为限量,20mg 为极量。

神经传导阻滞:0.1%~0.2% 溶液,一次常用量为 40~50mg,极量为 100mg。

黏膜表面麻醉:1% 溶液,眼科用 1% 等渗溶液,耳鼻咽喉科用 1%~2% 溶液,一次限量为 40mg。

【注意事项】

注射器械不可用碱性物质如肥皂、煤酚皂溶液等洗涤消毒。

【规格】25mg；50mg

【pH】5.0~6.0（10mg/ml 水溶液）

盐酸利多卡因注射液
Lidocaine Hydrochloride Injection

【适应证】用于浸润麻醉、硬膜外麻醉、表面麻醉及神经传导阻滞。也可用于急性心肌梗死后室性期前收缩和室性心动过速,亦可用于洋地黄类中毒、心脏外科手术及心导管引起的室性心律失常。

【用法用量】

1. 麻醉用

表面麻醉:2%~4% 溶液一次不超过 100mg。注射给药时一次量不超过 4.5mg/kg(不用肾上腺素)或每 7mg/kg(用 1:200 000 浓度的肾上腺素)。

骶管阻滞用于分娩镇痛:用 1.0% 溶液,以 200mg 为限。

硬脊膜外阻滞:胸腰段用 1.5%~2.0% 溶液,250~300mg。

浸润麻醉或静脉注射区域阻滞:用 0.25%~0.5% 溶液,50~300mg。

外周神经阻滞:臂丛(单侧)用 1.5% 溶液,250~300mg;牙科用 2% 溶液,20~100mg;肋间神经(每支)用 1% 溶液,通常 30mg,以 300mg 为限;宫颈旁浸润用 0.5%~1.0% 溶液,左、右侧各 100mg;椎旁脊神络阻滞(每支)用 1.0% 溶液,通常 30~50mg,以 300mg 为限;阴部神经用 0.5%~1.0% 溶液,左、右侧各 100mg。

交感神经节阻滞:颈星状神经用 1.0 溶液,50mg;腰麻用 1.0% 溶液,50~100mg。

一次限量:不加肾上腺素为 200mg(4mg/kg),加肾上腺素为 300~350mg(6mg/kg);静脉注射区域阻滞,极量为 4mg/kg;治疗用静脉注射,第一次初量 1~2mg/kg,

极量为 4mg/kg,成人静脉滴注以 1mg/min 为限;反复多次给药,间隔时间不得短于 45~60 分钟。

小儿:一次给药量不得超过 4.0~4.5mg/kg,常用 0.25%~0.5% 溶液,特殊情况下用 1.0% 溶液。

2. 抗心律失常

静脉注射:1~1.5mg/kg 作首次负荷量静脉注射 2~3 分钟,必要时每 5 分钟后重复静脉注射 1~2 次,但 1 小时之内的总量不得超过 4.5mg/kg(300mg),最大维持量为 4mg/min。

静脉滴注:一般以 5% 葡萄糖注射液配成 1~4mg/ml 的药液滴注或输液泵给药。在用负荷量后可继续以 1~4mg/min 的速度静脉滴注维持,或以 0.015~0.03mg/(kg·min)的速度静脉滴注。

【注意事项】

本品与下列药品有配伍禁忌:苯巴比妥、硫喷妥钠、硝普钠、甘露醇、两性霉素 B、氨苄西林、美索比妥、磺胺嘧啶钠。

【规格】0.1g:5ml;0.4g:20ml

【pH】3.5~5.5

复方盐酸利多卡因注射液
Compound Lidocaine Hydrochloride Injection

【适应证】肛肠科及外科手术切口部位的局部浸润麻醉,如手术麻醉、术后镇痛等。

【用法用量】

手术麻醉:5~20ml。

术后镇痛:5~20ml。

【注意事项】

本品与下列药品有配伍禁忌:苯巴比妥、硫喷妥钠、硝普钠、甘露醇、两性霉素 B、氨苄西林、美索比妥、磺胺嘧啶钠。

【规格】（盐酸利多卡因 40mg/ 薄荷脑 6.5mg）：5ml

【pH】4.0~6.0

注射用双氯芬酸钠利多卡因
Diclofenac Sodium and Lidocaine for Injection

【适应证】本品为镇痛药，主要用于下列疾病引起的疼痛：肌肉、关节、关节囊、滑液囊、腱、腱鞘和腰脊椎的炎症，关节变性和关节外风湿病等引起的疼痛，急性痛风发作，非风湿炎症的疼痛。

【用法用量】

使用前加入注射用水溶解，成人通常每日 1 次，每次 1 支，严重疼痛者可每天注射 2 次，间隔数小时，变换注射部位给药。

【注意事项】

本品与下列药品有配伍禁忌：苯巴比妥、硫喷妥钠、硝普钠、甘露醇、两性霉素 B、氨苄西林、美索比妥、磺胺嘧啶钠。

【规格】双氯芬酸钠 75mg/ 盐酸利多卡因 20mg

盐酸氯普鲁卡因注射液
Chloroprocaine Hydrochloride Injection

【适应证】临床用于浸润麻醉、神经阻滞麻醉、骶管和硬膜外麻醉。

【用法用量】

推荐最大安全剂量：加入肾上腺素（1：200 000）

时,一次最大剂量为 14mg/kg,总剂量不超过 1000mg;不加入肾上腺素时,一次最大剂量为 11mg/kg,总剂量不超过 800mg。

当作为常规方法使用时,建议的剂量如下:①浸润和外周神经阻断:用 1% 或 2% 溶液。②骶管和腰部硬膜外麻醉:用 2% 或 3% 溶液。骶管麻醉开始用 2% 或 3% 溶液 15~25ml,经 40~60 分钟间隔后可再给同量;腰部硬膜外麻醉可用 2% 或 3% 溶液,每次 2~2.5ml,通常总量为 15~25ml,需重复使用可间隔 40~50 分钟,再给量要少于起始量的 2~6ml。

【注意事项】

1. 应避免大剂量的局麻药注射液经导管一次快速注入,在可能的情况下,可将一次剂量分几次给药更为安全。

2. 本品置于低温处时,可析出盐酸氯普鲁卡因的结晶,再放回室温或微温经振摇溶解后可继续使用。若发现药液中含有不能溶解的物质时,则不能应用。

3. 本品开封后,应单次使用。

【规格】0.3g∶10ml

【pH】2.7~4.0

盐酸罗哌卡因注射液
Popivacaine Hydrochloride Injection

【适应证】用于外科手术麻醉,如硬膜外麻醉,包括剖宫产手术;区域阻滞和急性疼痛控制,持续硬膜外输注或间歇性单次用药,如术后或分娩镇痛、区域阻滞。

【用法用量】

外科手术腰椎硬膜外给药:浓度为 7.5mg/ml,容量为 15~25ml,总剂量为 113~188mg;浓度为 10.0mg/ml,容量为 15~20ml,总剂量为 150~200mg。

剖宫产手术腰椎硬膜外给药:浓度为 7.5mg/ml,容量 15~20ml,总剂量为 113~150mg。

胸椎硬膜外给药:浓度为 7.5mg/ml,容量为 5~15ml,总剂量为 38~113mg。

外科手术蛛网膜下腔给药:浓度为 5.0mg/ml,容量为 3~5ml,总剂量为 15~25mg。

区域阻滞腰椎硬膜外给药:浓度为 7.5mg/ml,容量为 1~30ml,总剂量为 7.5~225mg。

急性疼痛控制腰椎硬膜外给药:单次给药量,浓度为 2.0mg/ml,容量为 10~20ml,总剂量为 20~40mg;追加剂量,浓度为 2.0mg/ml,容量为 10~15ml,最短间隔为 30 分钟,总剂量为 20~30mg。

阴道分娩镇痛和术后镇痛腰椎硬膜外给药:浓度为 2.0mg/ml,容量为 6~14ml/h,总剂量为 12~28mg/h。

术后镇痛胸椎硬膜外给药:浓度为 2.0mg/ml,容量为 4~8ml/h,总剂量为 8~16mg/h。

区域阻滞:浓度为 2.0mg/ml,容量为 1~100ml,总剂量为 2~200mg。

【注意事项】

1. 本品在 pH6.0 以上难溶,所以在碱性环境中会导致沉淀。

2. 药品不含防腐剂只能一次性使用,任何残留在打开容器中的液体必须抛弃。

【规格】20mg∶10ml;50mg∶10ml;75mg∶10ml;100mg∶10ml

【pH】4.0~6.0

注射用盐酸罗哌卡因
Ropivacaine Hydrochloride for Injection

【适应证】用于外科手术麻醉,如硬膜外麻醉,包括剖宫产手术;区域阻滞急性疼痛控制,持续硬膜外输注或间歇性单次用药,如术后或分娩镇痛、区域阻滞。

【用法用量】

可用生理氯化钠溶解。

外科手术腰椎硬膜外给药:浓度为 7.5mg/ml,容量为 15~25ml,总剂量为 113~188mg;浓度为 10.0mg/ml,容量为 15~20ml,总剂量为 150~200mg。

剖宫产手术腰椎硬膜外给药:浓度为 7.5mg/ml,容量为 15~20ml,总剂量为 113~150mg。

胸椎硬膜外给药:浓度为 7.5mg/ml,容量为 5~15ml,总剂量为 38~113mg。

外科手术蛛网膜下腔给药:浓度为 5.0mg/ml,容量为 3~5ml,总剂量为 15~25mg。

区域阻滞腰椎硬膜外给药:浓度为 7.5mg/ml,容量为 1~30ml,总剂量为 7.5~225mg。

急性疼痛控制腰椎硬膜外给药:单次给药量,浓度为 2.0mg/ml,容量为 10~20ml,总剂量为 20~40mg;追加剂量,浓度为 2.0mg/ml,容量为 10~15ml,最短间隔为 30 分钟,总剂量为 20~30mg。

阴道分娩镇痛和术后镇痛腰椎硬膜外给药:浓度为 2.0mg/ml,容量为 6~14ml/h,总剂量为 12~28mg/h。

术后镇痛胸椎硬膜外给药:浓度为 2.0mg/ml,容量为 4~8ml/h,总剂量为 8~16mg/h。

区域阻滞:浓度为 2.0mg/ml,容量为 1~100ml,总剂量为 2~200mg。

【注意事项】

本品在 pH6.0 以上难溶,所以在碱性环境中会导致沉淀。

【规格】75mg

【pH】4.0~6.0(7.5mg/ml 水溶液)

甲磺酸罗哌卡因注射液
Ropivacaine Mesilate Injection

【适应证】外科手术麻醉,如硬膜外麻醉(包括剖宫产手术硬膜外麻醉);急性疼痛控制,如用于术后或分娩镇痛,可采用持续硬膜外输注,也可间歇性用药;局部浸润麻醉。

【用法用量】

外科手术腰椎硬膜外腔阻滞麻醉:浓度为 5.96mg/ml,容量为 15~30ml,总剂量为 89.4~178.8mg;浓度为 8.94mg/ml,容量为 15~25ml,总剂量为 134.1~223.5mg;浓度为 11.92mg/ml,容量为 15~20ml,总剂量为 178.8~238.4mg。

剖宫产手术腰椎硬膜外腔阻滞麻醉:浓度为 5.96mg/ml,容量为 20~30ml,总剂量为 119.2~178.8mg;浓度为 8.94mg/ml,容量为 15~20ml,总剂量为 134.1~178.8mg。

外科手术胸椎硬膜外腔阻滞麻醉:浓度为 5.96mg/ml,容量为 5~15ml,总剂量为 29.8~89.4mg;浓度为 8.94mg/ml,容量为 5~15ml,总剂量为 44.7~134.1mg。

神经干阻滞麻醉:浓度为 5.96mg/ml,容量为 35~50ml,总剂量为 208.6~298mg;浓度为 8.94mg/ml,容量为 10~40ml,总剂量为 89.4~357.6mg。

微小神经阻滞或局部浸润麻醉:浓度为 5.96mg/

ml,容量为 1~40ml,总剂量为 5.96~238.4mg。

分娩镇痛腰椎硬膜外腔阻滞麻醉:初始剂量,浓度
为 2.39mg/ml,容量为 10~20ml,总剂量为 23.9~47.8mg;
维持剂量,浓度为 2.39mg/ml,容量为 6~14ml/h,总剂量
为 14.34~33.46mg/h;追加剂量,浓度为 2.39mg/ml,容量
为 10~15ml/h,总剂量为 23.9~35.85mg/h。

术后镇痛腰椎硬膜外腔阻滞麻醉:浓度为 2.39mg/
ml,容量为 6~14ml/h,总剂量为 14.34~33.46mg/h。

术后镇痛胸椎硬膜外腔阻滞麻醉:浓度为 2.39mg/
ml,容量为 4~8ml/h,总剂量 9.56~19.12mg/h。

术后镇痛浸润麻醉:浓度为 2.39mg/ml,容量为 1~
100ml,总剂量为 2.39~239mg;浓度为 5.96mg/ml,容量
为 1~40ml,总剂量为 5.96~238.4mg。

【注意事项】

1. 药品未加防腐剂只能一次性使用,任何残留在
打开容器中的液体必须抛弃。

2. 本品在 pH6.0 以上难溶,所以在碱性环境中会
导致沉淀。

【规格】23.8mg:10ml;89.4mg:10ml;119.2mg:
10ml;178.8mg:20ml

注射用甲磺酸罗哌卡因
Ropivacaine Mesilate for Injection

【适应证】外科手术麻醉,如硬膜外麻醉;局部浸
润麻醉;急性疼痛控制;用于手术后或分娩镇痛,可采
用持续硬膜外输注,也可间歇性用药。

【用法用量】

用于外科手术麻醉:腰椎硬膜外腔阻滞麻醉的
持续时间为 2~4 小时,使用浓度为 5.96mg/ml,剂量

为 89.4~178.8mg；持续时间为 3~5 小时，使用浓度为 8.94mg/ml，剂量为 134.1~223.5mg；持续时间为 4~6 小时，使用浓度为 11.92mg/ml，剂量为 178.8~238.4mg。腰椎硬膜外腔阻滞麻醉（剖宫术）的持续时间为 2~4 小时，使用浓度为 5.96mg/ml，剂量为 119.2~178.8mg；持续时间为 3~5 小时，使用浓度为 8.94mg/ml，剂量为 134.1~178.8mg。胸椎硬膜外腔阻滞麻醉（外科手术）的使用浓度为 5.96mg/ml，剂量为 29.8~89.4mg；或使用浓度为 8.94mg/ml，剂量为 44.7~134.1mg。神经干阻滞的持续时间为 5~8 小时，使用浓度为 5.96mg/ml，剂量为 208.6~298mg；持续时间为 6~10 小时，使用浓度为 8.94mg/ml，剂量为 89.4~357.6mg。

用于分娩镇痛：腰椎硬膜外腔阻滞麻醉的使用浓度为 2.39mg/ml，初始剂量为 23.9~47.8mg，维持剂量为 14.34~33.46mg，追加剂量为 23.9~35.85mg。

用于术后镇痛：腰椎硬膜外腔阻滞麻醉持续输注浓度为 2.39mg/ml，剂量为 14.34~33.46mg/h；胸椎硬膜外腔阻滞麻醉持续输注浓度为 2.39mg/ml，剂量为 9.56~19.12mg/h。

【注意事项】

本品未加防腐剂只能一次性使用，任何残留在打开容器中的液体必须抛弃。

【规格】119.2mg

盐酸普鲁卡因注射液
Procaine Hydrochloride Injection

【适应证】局部麻醉药。用于浸润麻醉、阻滞麻醉、腰椎麻醉、硬膜外麻醉及封闭疗法等。

【用法用量】

浸润麻醉:0.25%~0.5% 水溶液,不超过 1.5g/h。

阻滞麻醉:1%~2% 水溶液,不超过 1.0g/h。

硬膜外麻醉:2% 水溶液,不超过 0.75g/h。

【注意事项】

1. 注射器械不可用碱性物质如肥皂、煤酚皂溶液等洗涤消毒,注射部位应避免接触碘,否则会引起普鲁卡因沉淀。

2. 忌与下列药品配伍:碳酸氢钠、巴比妥类、氨茶碱、硫酸镁、肝素钠、硝普钠、甘露醇、甲基硫酸新斯的明、氢化可的松、地塞米松等。

【规格】40mg∶2ml;100mg∶10ml;50mg∶20ml;100mg∶20ml

【pH】3.5~5.0

第二节　全身麻醉及辅助用药

丙泊酚注射液
Propofol Injection

【适应证】用于诱导和维持全身麻醉的短效静脉麻醉药,也用于加强监护患者接受机械通气时的镇静,以及用于麻醉下实行无痛人工流产手术。

【用法用量】

1. 成年人

麻醉给药:<55 岁的成年人,1.5~2.5mg/kg;超过该年龄给药量一般应减少。

麻醉维持:4~12mg/(kg·h)的速率范围。重复单次注射给药,每次给予 25~50mg 的量。

ICU 镇静:0.3~0.4mg/(kg·h)。

人工流产手术：2.0mg/kg 麻醉诱导，或以 0.5mg/kg 的剂量追加。

2. 1 个月以上儿童的全身麻醉

麻醉诱导：8 岁以上的儿童 2.5mg/kg，8 岁以下者 2.5~4mg/kg。

全身麻醉维持：9~15mg/(kg·h)。

成人外科手术及诊断时的清醒镇静：0.5~1mg/kg。维持剂量为 1.5~4.5mg/(kg·h)。如果需要快速加深镇静深度，可推注 10~20mg。

16 岁以上重症监护患者的镇静：0.3~4mg/(kg·h)，速度不超过 4mg/(kg·h)。

【注意事项】

1. 本品不得与其他溶液一同输液或注射。

2. 未经稀释直接用于输注时，建议使用微量泵或输液泵，以便控制输注速率。

3. 本品只能用 5% 葡萄糖注射液稀释，存放于 PVC 输液袋或输液瓶中，稀释度不超过 1∶5（2mg/ml）。

4. 给药前配制，稀释液在 6 小时内稳定，静脉滴注时间不超过 12 小时。

5. 本品使用前应摇匀，输注过程不得使用串联有终端过滤器的输液装置。

6. 一次使用后所余的药液应丢弃。

【规格】100mg∶10ml；200mg∶20ml；500mg∶50ml

丙泊酚中／长链脂肪乳注射液
Propofol Medium and Long Chain Fat Emulsion Injection

【适应证】用于全身麻醉诱导和维持，重症监护病房接受机械通气治疗患者的镇静，诊断或手术操作的镇静(可单独使用或与局部麻醉或区域阻滞麻醉药配合使用)。

【用法用量】

1. 成人

静脉给药：可不稀释或以 5% 葡萄糖溶液或氯化钠溶液稀释后给药，也可以用 0.18% 氯化钠与 4% 葡萄糖溶液进行稀释。本品的给药时间最长为 7 天。

麻醉诱导：每 10 秒 20~40mg。55 岁以下的患者 1.5~2.5mg/kg；55 岁以上的患者，尤其是心功能不全的患者 1mg/kg。

麻醉维持：静脉推注，每次追加 25~50mg；连续输注，4~12mg/(kg·h)。

2. 1 个月以上儿童的全身麻醉

麻醉诱导：诱导剂量通常为 2.5mg/kg。该年龄段以下患者的剂量要求更高(2.5~4mg/kg)。

全身麻醉的维持：9~15mg/(kg·h)连续输注。

重症监护室中机械通气患者的镇静：连续输注 4.0mg/(kg·h)。

成年患者诊断和手术操作的镇静：1~5 分钟内给予 0.5~1.0mg/kg，给药速度为 1.5~4.5mg/(kg·h)。需要迅速加深镇静程度时，可在输注状态下辅以 10~20mg 快速推注给药。

【注意事项】

本品可与 5% 葡萄糖溶液、氯化钠溶液、0.18% 氯化钠溶液和 4% 葡萄糖溶液一起使用，也可以通过与注射部位邻近的 Y 形接头进行输注。此外，本品不能与任何其他药物混合使用。

【规格】100mg：10ml；200mg：20ml；500mg：50ml

盐酸氯胺酮注射液
Ketamine Hydrochloride Injection

【适应证】用于各种表浅、短小手术麻醉,不合作小儿的诊断性检查麻醉及全身复合麻醉。

【用法用量】

全麻诱导:成人静脉注射 1~2mg/kg,不超过 30μg/(kg·min)。

镇痛:成人静脉注射 0.2~0.75mg/kg,2~3 分钟内注完,之后连续静脉滴注 5~20μg/(kg·min)。

基础麻醉:临床个体间差异大,小儿肌内注射 4~5mg/kg,必要时追加 1/3~1/2 的量。

【注意事项】

静脉注射切忌过快,否则易致一过性呼吸暂停。

【规格】0.1g:2ml

【pH】3.5~5.5

盐酸戊乙奎醚注射液
Penehyclidine Hydrochloride Injection

【适应证】用于麻醉前给药以抑制唾液腺和气道腺体分泌,也用于有机磷毒物中毒急救治疗和中毒后期或胆碱酯酶老化后维持阿托品化。

【用法用量】

肌内注射。

麻醉前用药:术前半小时,成人用量为 0.5~1mg。

救治有机磷毒物中毒:①轻度中毒:1~2mg,必要时伍用氯解磷定 500~750mg;②中度中毒:2~4mg,同时伍用氯解磷定 750~1500mg;③重度中毒:4~6mg,同时伍用氯解磷定 1500~2500mg。

首次用药 45 分钟后,如有毒蕈碱样症状时只应用盐酸戊乙奎醚 1~2mg；仅有烟碱样症状或胆碱酯酶活力低于 50% 时只应用氯解磷定 1000mg，无氯解磷定时可用碘解磷定代替。如上述症状均有时重复应用盐酸戊乙奎醚和氯解磷定的首次半量 1~2 次。中毒后期或胆碱酯酶老化后可用盐酸戊乙奎醚 1~2mg 维持阿托品化，每次间隔 8~12 小时。

【规格】1mg：1ml

【pH】4.5~6.5

依托咪酯注射液
Etomidate Injection

【适应证】静脉全麻诱导药或麻醉辅助药。

【用法用量】

全麻诱导：0.3mg/kg（范围为 0.2~0.6mg/kg），于 30~60 秒内注完。术前给以镇静药，或在全麻诱导 1~2 分钟后注射芬太尼 0.1mg，应酌减本品用量。

10 岁以上儿童的用量可参照成人。

【注意事项】

本品仅供静脉注射。

【规格】20mg：10ml

【pH】5.0~6.5

依托咪酯注射用乳剂
Etomidate Emulsion for Injection

【适应证】全身麻醉诱导（短期麻醉须与镇痛药合用）。

【用法用量】

缓慢静脉注射，一次 0.15~0.3mg/kg，于 30~60 秒内

注射完毕。

【注意事项】

本品不宜稀释使用。

【规格】20mg：10ml

依托咪酯脂肪乳注射液
Etomidate Fat Emulsion Injection

【适应证】全身麻醉诱导，短期麻醉须与镇痛药合用。

【用法用量】

缓慢静脉注射，一次 0.15~0.3mg/kg，于 30~60 秒内注射完毕。

【注意事项】

本品不宜稀释使用。

【规格】20mg：10ml

盐酸右美托咪定注射液
Dexmedetomidine Hydrochloride Injection

【适应证】用于行全身麻醉的手术患者气管插管和机械通气时的镇静。

【用法用量】

静脉注射：取 2ml 本品加入 48ml 氯化钠注射液中形成总的 50ml 溶液，均匀混合配成 4μg/ml 的浓度以 1μg/kg 的剂量缓慢静脉注射，注射时间超过 10 分钟。

【注意事项】

1. 本品不应与血液或血浆通过同一静脉导管同时给予。

2. 本品与以下药物同时给予时显示不相容：两性

霉素 B、地西泮。

3. 本品与氯化钠水溶液、5% 葡萄糖水溶液具有相容性。

4. 已经证实一些类型的天然橡胶可能吸收本品,建议使用合成的或有涂层的橡胶垫给药装置。

【规格】100μg：1ml；200μg：2ml

第三节 肌 松 药

氯化琥珀胆碱注射液
Suxamethonium Chloride Injection

【适应证】用于全身麻醉时气管插管和术中维持肌松。

【用法用量】

静脉或深部肌内注射:气管插管时,1~1.5mg/kg,最高 2mg/kg;小儿 1~2mg/kg,用氯化钠注射液稀释到 10mg/ml,一次不可超过 150mg。

维持肌松:一次 150~300mg,溶于 5%~10% 葡萄糖注射液或 1% 盐酸普鲁卡因注射液 500ml 中静脉滴注。

【注意事项】

本品在碱性溶液中分解,故不宜与硫喷妥钠混合注射。

【规格】0.1g：2ml

【pH】3.0~5.0（20mg/ml 水溶液）

注射用苯磺顺阿曲库铵
Cisatracurium Besilate for Injection

【适应证】用于手术和其他操作以及重症监护治

疗。作为全麻的辅助用药或在重症监护病房(ICU)起镇静作用,它可以松弛骨骼肌,使气管插管和机械通气易于进行。

【用法用量】

使用前用灭菌注射用水 5ml 溶解。

静脉注射:①成人插管:0.15mg/kg,维持用药 0.03mg/kg;② 2~12 岁儿童:0.1mg/kg,在 5~10 秒内进行,维持用药 0.02mg/kg。

静脉滴注:成人和 1~12 岁儿童,首先以 3μg/(kg·min)的速度输注,一旦达到稳定状态后,大部分患者只需要以 1~2μg/(kg·min)的速度连续输注。

【注意事项】

1. 不推荐乳酸钠林格注射液及 5% 葡萄糖和复方氯化钠注射液作为本品的稀释液。

2. 只在酸性溶液中稳定,所以不能与碱性溶液共用注射器或同时给药(如硫喷妥钠)。

3. 与酮咯酸氨丁三醇或丙泊酚注射乳剂不相容。

4. 稀释后应在聚氯乙烯或聚丙烯容器中存放在 5~25℃以下。稀释后浓度为 0.1~2mg/ml 的注射液于至少 12 小时内其物理和化学性质稳定。

5. 稀释溶剂可以是下列溶液:氯化钠注射液、5% 葡萄糖注射液、0.18% 氯化钠和4% 葡萄糖静脉注射液、0.45% 氯化钠和 2.5% 葡萄糖静脉注射液。

6. 与下列药物具有相容性:盐酸阿芬太尼、氟哌利多、枸橼酸芬太尼、盐酸咪达唑仑和枸橼酸舒芬太尼,合用时可通过三通管进行静脉滴注。

7. 如其他药物与本品用一针管或套管给药,建议每注射一种药物后以适量的静脉滴注液将药物冲管。

8. 本品为低渗液,不可应用于输血专用输液器输注。

【规格】5mg；10mg

【pH】3.5~5.0（10mg/ml 水溶液）

罗库溴铵注射液
Rocuronium Bromide Injection

【适应证】用于常规诱导麻醉期间气管插管，以及维持术中肌松。

【用法用量】

插管时剂量为 0.6mg/kg；维持剂量为 0.15mg/kg，在长时间吸入麻醉患者可适当减少至 0.075~0.1mg/kg。若连续输注，一般维持肌松时的滴速为 5~10μg/（kg·min），吸入麻醉下 5~6μg/（kg·min）。

【注意事项】

1. 本品与溶剂混合后应立即使用，并在 24 小时内用完。

2. 未用完的液体应予以丢弃。

3. 在 0.5 和 2.0mg/ml 浓度下，本品可与下列液体配伍：氯化钠注射液、5% 葡萄糖、5% 葡萄糖氯化钠注射液、无菌注射用水、乳酸钠林格注射液、右旋糖酐 40 氯化钠注射液、聚明胶肽（海脉素）和血浆蛋白溶液。

4. 配伍禁忌：两性霉素 B、硫唑嘌呤、头孢唑林、氯唑西林、地塞米松、地西泮、依诺昔酮、红霉素、法莫替丁、呋塞米、加拉碘铵、琥珀酸钠氢化可的松、胰岛素、甲乙炔巴比妥、甲泼尼龙、琥珀酸钠泼尼松龙、硫喷妥钠、甲氧苄啶、万古霉素、脂肪乳注射液（$C_{14~24}$）。

【规格】50mg：5ml

【pH】3.8~4.2

米库氯铵注射液
Mivacurium Chloride Injection

【适应证】可作为全身麻醉的辅助用药,使骨骼肌松弛,以利于气管插管和机械通气。

【用法用量】

成人用药:

1. 静脉注射

麻醉剂麻醉:尺神经刺激所致的拇收肌单收缩反应被抑制 95% 所需剂量为 0.07mg/kg,剂量范围为 0.06~0.09mg/kg。

神经肌肉阻滞:剂量范围为 0.07~0.25mg/kg,0.07、0.15、0.2 和 0.25mg/kg 剂量在临床上产生有效神经肌肉阻滞的持续时间分别约为 13、16、20 和 23 分钟。

剂量 <0.15mg/kg 时,注射时间可在 5~15 秒;剂量更高时,注射时间在 30 秒以上。

气管插管:剂量为 0.2mg/kg,注射时间为 30 秒以上;剂量为 0.25mg/kg,分次给药(先用 0.15mg/kg,30 秒后再注射 0.1mg/kg)。

2. 静脉滴注

维持神经肌肉阻滞作用:给药速度为 8~10μg/(kg·min)。调整首次给药速度,每次增加约 1μg/(kg·min)。

儿童用药:

1. 静脉注射

神经肌肉阻滞:2~6 个月,0.07mg/kg;7 个月 ~12 岁,0.1mg/kg。

气管插管:2~6 个月,0.15mg/kg;7 个月 ~12 岁,0.2mg/kg。

2. 静脉滴注

维持神经肌肉阻滞作用:2个月~12岁,0.1mg/kg,给药速度为11~14μg/(kg·min)。

【注意事项】

1. 本品可与下列静脉滴注溶液配伍:氯化钠注射液、5%葡萄糖静脉输液、0.18%氯化钠和4%葡萄糖静脉输液、乳酸钠林格注射液。用上述溶液稀释为0.5mg/ml,稀释后在30℃至少可保持稳定48小时。

2. 应在使用前随时稀释,稀释好的溶液应尽快给药,未用完的剩余溶液要丢弃。

【规格】10mg:5ml;20mg:10ml

注射用维库溴铵

Vecuronium Bromide for Injection

【适应证】主要作为全麻辅助用药,用于全麻时的气管插管及手术中的肌肉松弛。

【用法用量】

静脉注射或静脉滴注:可用下列注射液溶解成1mg/ml浓度:灭菌注射用水、5%葡萄糖注射液、氯化钠注射液、乳酸钠林格注射液、葡萄糖氯化钠注射液。稀释剂:可用下列注射液混合稀释成40mg/L浓度,包括氯化钠注射液、5%葡萄糖注射液、复方氯化钠注射液。

成人常用量:气管插管,0.08~0.12mg/kg;肌肉松弛维持,在神经安定镇痛麻醉时为0.05mg/kg,吸入麻醉为0.03mg/kg。

维持剂量:0.02~0.03mg/kg。

1岁以下的婴儿对本品较敏感,应减小剂量。特别是对4个月以内的婴儿,首次剂量0.01~0.02mg/kg即可。5个月~1岁的婴幼儿所需的剂量与成人相似，维持剂量应酌减。剖宫产和新生儿手术不应超过 0.1mg/kg。

【注意事项】

本品仅供静脉注射或滴注，不可肌内注射。

【规格】4mg

【pH】3.8~4.2（4mg/ml 水溶液）

第四节　其　　他

盐酸麻黄碱注射液
Ephedrine Hydrochloride Injection

【适应证】用于蛛网膜下腔麻醉或硬膜外麻醉引起的低血压症及慢性低血压症。

【用法用量】

皮下或肌内注射：一次 15~30mg，一日 3 次。

极量：一次 60mg，一日 150mg。

【规格】30mg：1ml

【pH】4.5~6.5

第 四 章

循环系统药物

第一节 β受体阻滞剂

盐酸艾司洛尔注射液
Esmolol Hydrochloride Injection

【适应证】用于心房颤动、心房扑动时控制心室率,围术期高血压,窦性心动过速。

【用法用量】

控制心房颤动、心房扑动时的心室率:成人先静脉注射负荷量 0.5mg/(kg·min),约 1 分钟,随后静脉滴注维持量,自 0.05mg/(kg·min)开始,4 分钟后若疗效不佳可重复给予负荷量并将维持量以 0.05mg/(kg·min)的幅度递增;维持量最大可加至 0.3mg/(kg·min)。

围术期高血压或心动过速:1mg/kg,30 秒内静脉注射,继续予 0.15mg/(kg·min)静脉滴注,最大维持量为0.3mg/(kg·min)。

【注意事项】

高浓度给药(>10mg/ml)会造成严重的静脉反应,包括血栓性静脉炎;20mg/ml 的浓度在血管外可造成严重的局部反应,甚至坏死,故应尽量经大静脉给药。

【规格】0.2g∶2ml;0.1g∶10ml

【pH】4.5~5.5

注射用盐酸艾司洛尔
Esmolol Hydrochloride for Injection

【适应证】用于心房颤动、心房扑动时控制心室率,围术期高血压,窦性心动过速。

【用法用量】

控制心房颤动、心房扑动时的心室率:成人先静脉注射负荷量 0.5mg/(kg·min),约 1 分钟,随后静脉滴注维持量,自 0.05mg/(kg·min)开始,4 分钟后若疗效不佳可重复给予负荷量并将维持量以 0.05mg/(kg·min)的幅度递增;维持量最大可加至 0.3mg/(kg·min)。

围术期高血压或心动过速:1mg/kg,30 秒内静脉注射,继续予 0.15mg/(kg·min)静脉滴注,最大维持量为 0.3mg/(kg·min)。

【注意事项】

高浓度给药(>10mg/ml)会造成严重的静脉反应,包括血栓性静脉炎;20mg/ml 的浓度在血管外可造成严重的局部反应,甚至坏死,故应尽量经大静脉给药。

【规格】100mg

【pH】4.5~6.0(20mg/ml 水溶液)

盐酸拉贝洛尔注射液
Labetalol Hydrochloride Injection

【适应证】适用于治疗各种类型的高血压,尤其是高血压危象。也适用于伴有冠心病的高血压及伴有心绞痛或心力衰竭史的高血压、外科手术前控制血压、妊娠高血压、嗜铬细胞瘤的降压治疗。

【用法用量】

静脉推注：一次 25~50mg，加 10% 葡萄糖注射液 20ml，于 5~10 分钟内缓慢推注；如降压效果不理想，可于 15 分钟后重复 1 次，直至产生理想的降压效果。总剂量不应超过 200mg。

静脉滴注：本品 100mg，加 5% 葡萄糖注射液或氯化钠注射液稀释至 250ml，滴速为 1~4mg/min，直至取得较好的效果，然后停止滴注。有效剂量为 50~200mg，但对嗜铬细胞瘤患者可能需 300mg 以上。

【注意事项】

滴注时切勿过速。

【规格】50mg：10ml

酒石酸美托洛尔注射液
Metoprolol Tartrate Injection

【适应证】快速性心律失常（快速性室上性心动过速及室性期前收缩）、诱导麻醉或麻醉期间出现的窦性心动过速。

【用法用量】

快速性心律失常的紧急治疗：5mg，用葡萄糖注射液稀释后，以 1~2ml/min 的速度缓慢静脉注射，如病情需要 5 分钟后重复注射 1 次，总剂量为 10mg。

预防和治疗确诊或可疑急性心肌梗死患者的心肌缺血、快速性心律失常和胸痛：立即静脉给药 5mg，可间隔 2 分钟后重复给予，直到最大剂量 15mg。

诱导麻醉或麻醉期间心律失常的治疗：采用 1~2mg/min 的速度缓慢静脉注射，成人 2mg，根据耐受程度可以重复注射 2mg，必要时最大总量 10mg。

【注意事项】

静脉给药必须缓慢,以 0.5~1mg/min 的速度注射。

【规格】5mg∶5ml;2mg∶2ml

【pH】5.0~8.0

注射用酒石酸美托洛尔
Metoprolol Tartrate for Injection

【适应证】快速性室上性心律失常,预防和治疗心肌缺血、怀疑的或确诊的急性心肌梗死伴快速性心律失常和胸痛。

【用法用量】

快速性室上性心律失常:开始时以 1~2mg/min 的速度静脉给药,用量可达 5mg。间隔 5 分钟后重复给予,直到取得满意的效果。总剂量达 10~15mg,最大剂量为 20mg。

预防和治疗心肌缺血、怀疑的或确诊的急性心肌梗死伴快速性心律失常和胸痛:立即静脉给药 5mg,间隔 2 分钟后重复给予,直到最大剂量 15mg。

【注意事项】

本品 5mg 用 5ml 氯化钠注射液溶解。

【规格】5mg

【pH】6.0~7.0(100mg/ml 水溶液)

第二节 钙 拮 抗 剂

注射用盐酸地尔硫䓬
Diltiazem Hydrochloride for Injection

【适应证】室上性心动过速、手术时异常高血压的急救处置、高血压急症、不稳定型心绞痛。

【用法用量】

用 5ml 以上的氯化钠注射液或葡萄糖注射液溶解。

室上性心动过速:单次静脉注射,10mg 约 3 分钟缓慢静脉注射。

手术时异常高血压的急救处置:单次静脉注射,一次缓慢静脉注射 10mg;静脉滴注,通常 5~15μg/(kg·min)。

高血压急症、不稳定型心绞痛:静脉滴注 1~5μg/(kg·min),最大用量为 5μg/(kg·min)。

【注意事项】

本品与其他药物混合时,若 pH 超过 8 本品可能析出。

【规格】10mg;50mg

【pH】4.3~5.3(10mg/ml 水溶液)

盐酸尼卡地平注射液
Nicardipine Hydrochloride Injection

【适应证】手术时异常高血压的急救处置、高血压急症。

【用法用量】

静脉滴注:用氯化钠注射液或 5% 葡萄糖注射液稀释,配成浓度为 0.1~0.2mg/ml。

手术时异常高血压的紧急处理:2~10μg/(kg·min),必要时可至 10~30μg/(kg·min)。

高血压急症:0.5~6μg/(kg·min)。

【注意事项】

1. 静脉滴注本药时,由于某些配伍溶液的 pH 比较高等原因,有时会出现本品析出的现象,必须加以注意。

2. 本品可以与下述溶液配伍使用:氯化钠注射液、5% 葡萄糖注射液、5% 果糖注射液、15% 甘露醇注射液、复方氯化钠注射液、葡萄糖林格注射液、10% 低分子右旋糖酐注射液等。

3. 本品可与下述注射液存在配伍禁忌,不要混合使用:呋塞米、氨茶碱、布拉地辛钠、氨力农、利多卡因、碘海醇、碘帕醇、氨甲环酸、卡络磺钠、肝素钠、尿激酶、组织型纤维蛋白溶酶原激活剂、阿替普酶、磷霉素、二盐酸头孢替安、头孢唑啉钠、亚胺培南、氟氧头孢钠、碳酸氢钠。

4. 本品对光不稳定,使用时应避免阳光直射。

【规格】2mg:2ml;10mg:10ml

【pH】3.5~5.0

盐酸尼卡地平葡萄糖注射液
Nicardipine Hydrochloride and Glucose Injection

【适应证】治疗高血压急症、手术时异常高血压的急救处置。

【用法用量】

静脉滴注:手术时异常高血压的急救以 2~10μg/(kg·min)滴注,高血压急症以 0.5~6μg/(kg·min)滴注。如有必要迅速降低血压时,以 10~30μg/(kg·min)静脉给予。老年人宜从低剂量 0.5μg/(kg·min)开始。

【注意事项】

本品可与下述注射液存在配伍禁忌,不要混合使用:呋塞米、氨茶碱、氨力农、利多卡因、碘海醇、碘帕醇、氨甲环酸、卡络磺钠、肝素钠、尿激酶、组织型纤维蛋白溶酶原激活剂、阿替普酶、磷霉素、头孢替安、亚胺培南、氟氧头孢钠、碳酸氢钠。

【规格】10mg：100ml

【pH】3.2~5.0

第三节 抗心功能不全药

注射用氨力农
Amrinone for Injection

【适应证】用于对洋地黄、利尿药、血管扩张剂治疗无效或效果欠佳的各种原因引起的急、慢性顽固性充血性心力衰竭。

【用法用量】

静脉注射、滴注：用 50mg 专用溶剂溶解后，再用适量氯化钠注射液稀释成 1~3mg/ml。

一次 0.5~1.0mg/kg，5~10 分钟内缓慢静脉注射，继续以 0.5~1.0μg/（kg·min）静脉滴注，单次剂量最大不超过 2.5mg/kg，每日最大量 <10mg/kg。

【注意事项】

1. 本品必须先用注射溶剂溶解，再以氯化钠注射液稀释后使用，不能用含右旋糖酐或葡萄糖的溶液稀释。

2. 与呋塞米混合立即产生沉淀。

【规格】50mg

【pH】3.2~4.0（5mg/ml 水溶液）

乳酸米力农注射液
Milrinone Lactate Injection

【适应证】用于对洋地黄、利尿药、血管扩张剂治疗无效或效果欠佳的各种原因引起的急、慢性顽固性充血性心力衰竭。

【用法用量】

静脉注射:负荷量为 25~75μg/kg,5~10 分钟内缓慢静脉注射,以后 0.25~1.0μg/(kg·min)维持。每日最大剂量不超过 1.13mg/kg。

【注意事项】

与呋塞米混合立即产生沉淀。

【规格】5mg∶5ml;10mg∶10ml

冻干重组人脑利钠肽
Lyophilized Recombinant Human Brain Natriuretic Peptide

【适应证】用于患有休息或轻微活动时呼吸困难的急性失代偿心力衰竭患者的静脉治疗[按 NYHA(纽约心脏病协会)对心力衰竭的分级 >Ⅱ级]。

【用法用量】

首先以 1.5μg/kg 静脉冲击后,以 0.0075μg/(kg·min)的速度连续静脉滴注。

负荷剂量为 1.5~2μg/kg;维持剂量速率为 0.0075~0.01μg/(kg·min)。

本品先用稀释液如 5% 葡萄糖注射液、氯化钠注射液、含 5% 葡萄糖和 0.45% 氯化钠注射液、含 5% 葡萄糖和 0.2% 氯化钠注射液稀释,再注入容量为 250ml 的静脉输液袋中。

【注意事项】

1. 由于药物中不含防腐剂,溶解后的药液必须在 24 小时内使用。

2. 室温(20~25℃)或在冷藏(2~8℃)条件下的最

长放置时间均不得超过 24 小时。

3. 本品与肝素、胰岛素、布美他尼、依那普利拉、依他尼酸、肼屈嗪和呋塞米等不相容,不允许在同一条静脉导管中同时输注。

4. 含有偏亚硫酸氢钠的注射药物不能与本品在相同的输液管中同时使用。与这些药物使用的间期,必须对导管进行冲洗。

5. 本品能与肝素结合,有时就可能降低本品进入患者体内的量。因此,禁止采用肝素处理过的导管输注,但可分别采用单独的导管同时输注。

6. 不得与其他厂家的同类产品混用,尽量使用同批号的产品。

【规格】0.5mg

去乙酰毛花苷注射液
Deslanoside Injection

【适应证】主要用于心力衰竭。由于其作用较快,适用于急性心功能不全或慢性心功能不全急性加重的患者。亦可用于控制伴快速心室率的心房颤动、心房扑动患者的心室率。终止室上性心动过速起效慢,已少用。

【用法用量】

静脉注射。

成人:用 5% 葡萄糖注射液稀释后缓慢注射,首剂 0.4~0.6mg,以后每 2~4 小时可再给 0.2~0.4mg,总量为 1~1.6mg。

小儿:按下列剂量分 2~3 次间隔 3~4 小时给予。早产儿和足月新生儿或肾功能减退、心肌炎患儿,肌内或静脉注射 0.022mg/kg;2 周 ~3 岁,0.025mg/kg。

【注意事项】

禁止与含钙注射剂合用；不宜与酸、碱类药物配伍。

【规格】0.4mg：2ml

【pH】5.0~7.0

第四节　抗心律失常药

盐酸胺碘酮注射液
Amiodarone Hydrochloride Injection

【适应证】治疗严重的心律失常，尤其适用于下列情况：房性心律失常伴快速室性心律失常，w-p-w 综合征的心动过速，严重的室性心律失常，体外电除颤无效的室颤相关心脏停搏的心肺复苏。

【用法用量】

第 1 个 24 小时：负荷滴注，头 10 分钟内给药 150mg 溶于 100ml 葡萄糖溶液中，滴注 10 分钟。随后将 900mg 溶于 500ml 葡萄糖溶液中，6 小时给药 360mg（1mg/min），剩余 18 小时给药 540mg，将滴注速度减至 0.5mg/min。

第 1 个 24 小时后，维持滴注速度为 0.5mg/min。

【注意事项】

1. 通常不推荐静脉注射，尽可能采用静脉滴注。

2. 初始滴注速度不超过 30mg/min。

3. 500ml 中少于 0.3g 的浓度不宜使用，且仅用等渗葡萄糖溶液配制。

4. 不要向输液中加入任何其他制剂，同一注射器中不可混入其他制剂和药品。

5. 应尽量通过中心静脉途径给药。

6. 如需静脉滴注超过 1 小时的，浓度不应超过

2mg/ml,除非使用中央静脉导管。

7. 建议使用不含 DEHP 的 PVC 或玻璃器具,应用前临时配制和稀释。

【规格】0.15g∶3ml

【pH】2.5~4.0

门冬氨酸钾注射液
Potassium Aspartate Injection

【适应证】用于各种原因引起的低钾血症、低钾血症引起的周期性四肢瘫痪、洋地黄中毒引起的心律失常。

【用法用量】

静脉滴注:一日 1.71~5.14g,溶于注射用水、5% 葡萄糖溶液或氯化钠注射液中,稀释成浓度为 0.68%(含钾 40mEq/L)以下,滴速不超过 8ml/min,每日给药量不得超过 17.1g(含钾 100mEq)。补钾剂量、浓度和速度根据临床病情、血钾浓度及心电图缺钾图形改善而定。

【注意事项】

本品不得直接静脉注射,未经稀释不得进行静脉滴注。

【规格】1.712g∶10ml;3.424g∶20ml

门冬氨酸钾镁注射液
Potassium Aspartate and Magnesium
Aspartate Injection

【适应证】用于各种原因引起的低钾血症、低钾血症引起的周期性四肢瘫痪、洋地黄中毒引起的心律失常。

【用法用量】

静脉滴注：一次 10~20ml，加入 5% 葡萄糖注射液 250ml 或 500ml 中缓慢滴注。如有需要可在 4~6 小时后重复此剂量。

【注意事项】

本品不得直接静脉注射，未经稀释不得进行静脉滴注。

【规格】(无水门冬氨酸钾 452mg/ 无水门冬氨酸镁 400mg)：10ml

注射用门冬氨酸钾镁
Potassium Aspartate and Magnesium Aspartate for Injection

【适应证】用于低钾血症，洋地黄中毒引起的心律失常以及心肌炎后遗症、充血性心力衰竭、心肌梗死的辅助治疗。

【用法用量】

静脉滴注：一次 1 支，加入 5% 葡萄糖注射液 500ml 中缓慢静脉滴注。如有需要可在 4~6 小时后重复此剂量。

【注意事项】

本品不能肌内和静脉推注，需经稀释后缓慢静脉滴注。

【规格】门冬氨酸钾 1.0g/ 门冬氨酸镁 1.0g

盐酸普罗帕酮注射液
Propafenone Hydrochloride Injection

【适应证】用于阵发性室性心动过速、阵发性室上性心动过速及预激综合征伴室上性心动过速、心房扑动或心房颤动的预防。也可用于各种期前收缩的治疗。

【用法用量】

静脉注射：1~1.5mg/kg 或以 70mg 加 5% 葡萄糖注射液稀释，于 10 分钟内缓慢注射，必要时每 10~20 分钟重复 1 次，总量不超过 210mg。静脉注射起效后改为静脉滴注，滴速为 0.5~1.0mg/min。

【注意事项】

遇结晶析出时可于温水中溶解后使用。

【规格】17.5mg∶5ml；35mg∶5ml；35mg∶10ml；70mg∶20ml

【pH】3.5~5.0

盐酸维拉帕米注射液
Verapamil Hydrochloride Injection

【适应证】用于快速性阵发性室上性心动过速的转复、心房扑动或心房颤动心室率的暂时控制，心房扑动或心房颤动合并房室旁路通道时除外。

【用法用量】

静脉注射：必须在持续心电监测和血压监测下缓慢静脉注射至少 2 分钟。因无法确定重复静脉给药的最佳给药间隔，必须个体化治疗。起始剂量为 5~10mg（或 0.075~0.15mg/kg），稀释后缓慢静脉推注至少 2 分钟。如果初反应不令人满意，再给一次 5~10mg 或 0.15mg/kg。

静脉滴注：5~10mg/h，加入氯化钠注射液或 5% 葡萄糖注射液中静脉滴注，一日总量不超过 50~100mg。

【注意事项】

本品注射液与复方氯化钠注射液、5% 葡萄糖注射液或氯化钠注射液均无配伍禁忌。

【规格】5mg∶2ml

【pH】4.0~6.0

注射用硝普钠
Sodium Nitroprusside for Injection

【适应证】用于高血压急症,如高血压危象、高血压脑病、恶性高血压、嗜铬细胞瘤手术前后阵发性高血压等的紧急降压,也可用于外科麻醉期间进行控制性降压。用于急性心力衰竭,包括急性肺水肿。亦用于急性心肌梗死或瓣膜(二尖瓣或主动脉瓣)关闭不全时的急性心力衰竭。

【用法用量】

静脉滴注:50mg 溶解于 5% 葡萄糖注射液 5ml 中,再稀释于 5% 葡萄糖注射液 250~1000ml 中,避光条件下静脉滴注。

成人:开始 0.5μg/(kg·min),根据治疗反应以 0.5μg/kg 递增,逐渐调整剂量。常用剂量为 3μg/(kg·min),极量为 10μg/(kg·min),总量为 3.5mg/kg。

小儿:1.4μg/(kg·min),按效应逐渐调整用量。

【注意事项】

1. 药液有局部刺激性,谨防外渗,推荐自中心静脉给药。

2. 配制溶液只可静脉慢速滴注,切不可直接推注。最好使用微量输液泵,精确控制给药速度。

3. 本品对光敏感,溶液的稳定性较差,滴注溶液应新鲜配制并迅速将输液瓶用黑纸或铝箔包裹避光。

4. 新配溶液为淡棕色,如变为暗棕色、橙色或蓝色,应弃去。

5. 溶液的保存与应用不应超过 24 小时,溶液内不宜加入其他药品。

【规格】50mg

【pH】5.0~7.0(10mg/ml 水溶液)

第五节 抗心绞痛药

环磷腺苷注射液
Adenosine Cyclphosphate Injection

【适应证】用于心绞痛、心肌梗死、心肌炎及心源性休克。对改善风湿性心脏病的心悸、气急、胸闷等症状有一定的作用。对急性白血病结合化疗可提高疗效,亦可用于急性白血病的诱导缓解。此外,对老年慢性支气管炎、各种肝炎和银屑病也有一定疗效。

【用法用量】

静脉滴注:40mg 稀释于 5% 葡萄糖注射液 250~500ml 中,一日 1 次。冠心病以 15 日为一疗程,可连续应用 2~3 个疗程;白血病以 1 个月为一疗程;银屑病以 2~3 周为一疗程,可延长使用到 4~7 周,每日用量可增加至 60~80mg。

【注意事项】

静脉滴注时速度不应过快。

【规格】20mg : 2ml

注射用环磷腺苷
Adenosine Cycloposphate for Injection

【适应证】可用于心绞痛、心肌梗死、心肌炎及心源性休克。对改善风湿性心脏病的心悸、气急、胸闷等症状有一定的作用。对急性白血病结合化疗可提高疗效,亦可用于急性白血病的诱导缓解。此外,对老年慢性支气管炎、各种肝炎和银屑病也有一定疗效。

【用法用量】

肌内注射:一次 20mg,溶于氯化钠注射液 2ml 中,一日 2 次。

静脉注射:一次 20mg,溶于氯化钠注射液 2ml 中,一日 2 次。

静脉滴注:本品 40mg 溶于 5% 葡萄糖注射液 250~500ml 中,一日 1 次。

冠心病以 15 日为一疗程,可连续应用 2~3 个疗程;白血病以 1 个月为一疗程;银屑病以 2~3 周为一疗程,可延长使用到 4~7 周,每日用量可增加至 60~80mg。

【注意事项】

大剂量静脉注射 0.5mg/(kg·min)可引起不适。

【规格】10mg;40mg

【pH】5.0~7.0(10mg/ml 水溶液)

环磷腺苷葡胺注射液
Meglumine Adenosine Cyclophosphate Injection

【适应证】用于心力衰竭、心肌炎、病窦综合征、冠心病及心肌病,也可用于心律失常的辅助治疗。

【用法用量】

静脉滴注:加入 5% 葡萄糖注射液 200~500ml 稀释后静脉滴注,一日 1 次,一次 60~180mg。

静脉推注:加入 25% 或 10% 葡萄糖注射液 20~40ml 稀释后缓慢静脉推注,一日 1 次,一次 90mg。

【注意事项】

1. 本品禁与氨茶碱同时静脉给药。

2. 滴注不应太快,用量在 150mg 以上应在 90 分钟以上滴完。

【规格】30mg∶2ml;60mg∶2ml;150mg∶10ml

注射用环磷腺苷葡胺
Meglumine Adenosine Cyclophosphate for Injection

【适应证】用于心力衰竭、心肌炎、病窦综合征、冠心病及心肌病,也可用于心律失常的辅助治疗。

【用法用量】

静脉滴注:加入 5% 葡萄糖注射液 200~500ml 溶解,一日 1 次,一次 60~180mg。

静脉推注:加入 25% 或 10% 葡萄糖注射液 20~40ml 溶解后缓慢静脉推注,一日 1 次,一次 90mg。

【注意事项】

滴注不应太快,用量在 150mg 以上应在 90 分钟以上滴完。

【规格】30mg;60mg;90mg

注射用尼可地尔
Nicorandil for Injection

【适应证】心绞痛、稳定型心绞痛、不稳定型心绞痛、变异型心绞痛、自发性心绞痛。

【用法用量】

静脉滴注:以 2mg/h 为起始剂量,可根据症状适量增减剂量,最大剂量不超过 6mg/h。

【注意事项】

本品溶于氯化钠注射液或 5% 葡萄糖注射液中,24小时内使用。

【规格】12mg

硝酸甘油注射液
Nitroglycerin Injection

【适应证】用于冠心病心绞痛的治疗及预防,也可用于降低血压或治疗充血性心力衰竭。

【用法用量】

静脉滴注:用 5% 葡萄糖注射液或氯化钠注射液稀释后,开始剂量为 5μg/min,最好用输液泵恒速输入。用于降低血压或治疗心力衰竭,可每 3~5 分钟增加 5μg/min,如在 20μg/min 时无效可以 10μg/min 递增,以后可 20μg/min。

【注意事项】

1. 静脉滴注本品时,由于许多塑料输液器可吸附硝酸甘油,因此应采用非吸附本品的输液装置,如玻璃输液瓶等。

2. 静脉使用本品时须采用避光措施。

【规格】5mg:1ml

【pH】3.0~6.5

硝酸异山梨酯注射液
Isosorbide Dinitrate Injection

【适应证】用于心绞痛和充血性心力衰竭的治疗。

【用法用量】

静脉滴注:10ml 注入氯化钠注射液或 5% 葡萄糖

液 200ml 中,得到 50μg/ml 的浓度;亦可用 50ml 注入 500ml 输液中,得到 100μg/ml 的浓度。

开始剂量为 30μg/(ml·min),观察 0.5~1 小时,如无不良反应可加倍,一日 1 次,10 天为一疗程。

【规格】5mg:5ml;10mg:10ml

【pH】5.0~7.0

单硝酸异山梨酯注射液
Isosorbide Mononitrate Injection

【适应证】用于治疗心绞痛,与洋地黄及(或)利尿药合用治疗慢性心力衰竭。

【用法用量】

静脉滴注:加氯化钠注射液或 5% 葡萄糖注射液稀释。有效剂量为 2~7mg/h,开始给药速度为 60μg/min,一般速度为 60~120μg/min,每日 1 次,10 天为一疗程。

【规格】10mg:1ml;5mg:2ml;20mg:5ml

【pH】6.0~8.0

注射用单硝酸异山梨酯
Isosorbide Mononitrate for Injection

【适应证】用于治疗心绞痛,与洋地黄及(或)利尿药合用治疗慢性心力衰竭。

【用法用量】

静脉滴注:加氯化钠注射液或 5% 葡萄糖注射液溶解并稀释。有效剂量为 2~7mg/h,开始给药速度为 60μg/min,一般速度 60~120μg/min,每日 1 次,10 天为一疗程。

【规格】20mg；25mg；50mg

【pH】5.0~7.0（5mg/ml）

单硝酸异山梨酯氯化钠注射液
Isosorbide Mononitrate and Sodium Chloride Injection

【适应证】用于治疗心绞痛，与洋地黄及（或）利尿药合用治疗慢性心力衰竭。

【用法用量】

静脉滴注：2~7mg/h。开始给药速度为60μg/min，一般速度为60~120μg/min，每日1次，10天为一疗程。

【注意事项】

本品为含氯化钠的溶液，对需要限制钠盐的患者慎用。

【规格】20mg：100ml

【pH】4.0~7.0

单硝酸异山梨酯葡萄糖注射液
Isosorbide Mononitrate and Glucose Injection

【适应证】用于心绞痛和充血性心力衰竭的治疗。

【用法用量】

静脉滴注：2~7mg/h。静脉滴注的开始剂量为60μg/min，一般剂量为60~120μg/min，每日1次，10天为一疗程。

【规格】20mg：250ml

【pH】4.0~6.0

第六节 抗高血压药

硫酸镁注射液
Magnesium Sulfate Injection

【适应证】用于妊娠高血压、先兆子痫和子痫,也用于治疗早产。

【用法用量】

治疗中、重度妊娠高血压、先兆子痫和子痫:首次剂量为 2.5~4g,用 25% 葡萄糖注射液 20ml 稀释后,5 分钟内缓慢静脉注射,以后 1~2g/h 静脉滴注维持,24 小时内的总量为 30g。

治疗早产与妊娠高血压:首次负荷量为 4g,用 25% 葡萄糖注射液 20ml 稀释后,5 分钟内缓慢静脉注射,以后用 25% 硫酸镁注射液 60ml,加于 5% 葡萄糖注射液 1000ml 中静脉滴注,速度为 2g/h。

治疗小儿惊厥:肌内注射或静脉用药,每次 0.1~0.15g/kg,以 5%~10% 葡萄糖注射液稀释成 1% 溶液,静脉滴注;或稀释成 5% 溶液,缓慢静脉注射。

25% 溶液可做深层肌内注射。一般儿科仅用肌内注射或静脉用药。

【注意事项】

1. 与本品呈配伍禁忌的药物有硫酸多黏菌素 B、硫酸链霉素、葡萄糖酸钙、盐酸多巴酚丁胺、盐酸普鲁卡因、四环素、青霉素和萘夫西林。

2. 本品与含下列成分的溶液合用时可能形成沉淀:乙醇(高浓度)、碳酸盐和碳酸氢盐、碱金属氢氧化物、砷酸盐、钡盐、克林霉素磷酸酯、酒石酸盐、重金属、氢化可的松琥珀酸钠、磷酸钠、硫酸多黏菌素 B 盐、盐酸普鲁卡因、水杨酸盐、锂盐。

【规格】2.5g：10ml

【pH】5.0~7.0

盐酸乌拉地尔注射液
Urapidil Hydrochloride Injection

【适应证】用于治疗高血压危象、重度和极重度高血压以及难治性高血压,用于控制围术期高血压。

【用法用量】

高血压危象、重度和极重度高血压以及难治性高血压:①静脉注射:缓慢静脉注射 10~50mg,若效果不够满意,可重复用药。②持续静脉滴注或使用输液泵:250mg 加入静脉输液如氯化钠注射液、5% 或 10% 葡萄糖中。如果使用输液泵,可将 100mg 注入输液泵中,再稀释到 50ml。静脉输液的最大药物浓度为 4mg/ml。初始输入速度可达 2mg/min,维持给药的速度为 9mg/h。

围术期高血压:静脉注射 25mg,2 分钟后血压无变化,重复给药 1 次;血压下降,静脉滴注维持,起始 1~2 分钟内剂量可达 6mg,然后减量;重复给药 2 分钟后血压仍无变化,缓慢静脉内注射 50mg。

【注意事项】

1. 本品不能与碱性液体混合,因其酸性性质可能引起溶液浑浊或絮状物形成。

2. 配制好的溶液化学和物理稳定性为 15~25℃时 50 小时。

3. 配制好的溶液应立即使用。

【规格】25mg：5ml

【pH】5.8~6.5

依那普利拉注射液
Enalaprilat Injection

【适应证】用于不宜口服降压药的高血压急症的快速降压。

【用法用量】

本品仅供静脉内注射。单次注射 1.25mg 与氯化钠注射液或 5% 葡萄糖溶液 20ml 混合后使用,推注时间不应少于 5 分钟。若血压下降程度不够满意,可每 6 小时重复用药,每天最大剂量不宜超过 10mg。

【注意事项】

本品含苯甲醇,禁止用于儿童肌内注射。

【规格】1.25mg∶1ml

第七节 抗休克血管活性物质

盐酸多巴胺注射液
Dopamine Hydrochloride Injection

【适应证】用于心肌梗死、创伤、内毒素败血症、心脏手术、肾衰竭、充血性心力衰竭等引起的休克综合征;补充血容量后休克仍不能纠正者,尤其有少尿及周围血管阻力正常或较低的休克。由于本品可增加心排血量,也用于洋地黄和利尿药无效的心功能不全。

【用法用量】

静脉注射:开始时 $1\sim5\mu g/(kg\cdot min)$,10 分钟内以 $1\sim4\mu g/(kg\cdot min)$ 的速度递增,以达到最大疗效。慢性顽固性心力衰竭,$0.5\sim2\mu g/(kg\cdot min)$ 逐渐递增,多数患者按 $1\sim3\mu g/(kg\cdot min)$ 给予即可生效。闭塞性血管病变患者,$1\mu g/(kg\cdot min)$,逐增至 $5\sim10\mu g/(kg\cdot min)$,直到

20μg/(kg·min),以达到最满意的效应。如危重病例,先按 5μg/(kg·min)滴注,然后以 5~10μg/(kg·min)递增至 20~50μg/(kg·min),以达到满意的效应。

静脉滴注:20mg 加入 5% 葡萄糖注射液 200~300ml 中,开始 75~100μg/min,以后根据血压情况,可加快速度和加大浓度,但最大剂量不超过 500μg/min。

【注意事项】

滴注前必须稀释。

【规格】20mg:2ml

【pH】3.0~4.5

盐酸多巴酚丁胺注射液
Dobutamine Hydrochloride Injection

【适应证】用于器质性心脏病时心肌收缩力下降引起的心力衰竭,包括心脏直视手术后所致的低排血量综合征,作为短期支持治疗。

【用法用量】

静脉滴注:加于 50% 葡萄糖液或氯化钠注射液中稀释后,以滴速 2.5~10μg/(kg·min)给予,偶可超过 15μg/(kg·min)。

【注意事项】

本品不得与碳酸氢钠等碱性药物混合使用。

【规格】20mg:2ml

【pH】2.5~5.0

甲磺酸酚妥拉明注射液
Phentolamine Mesilate Injection

【适应证】用于诊断嗜铬细胞瘤及治疗其所致的高

血压发作,包括手术切除时出现的高血压,也可根据血压对本品的反应用于协助诊断嗜铬细胞瘤,治疗左心室衰竭、去甲肾上腺素静脉给药外溢,用于防止皮肤坏死。

【用法用量】

1. 成人

（1）用于酚妥拉明试验:静脉注射 5mg,也可先注入 1mg,若反应阴性,再给 5mg。

（2）防止皮肤坏死:在每 1000ml 含去甲肾上腺素的溶液中加入本品 10mg 做静脉滴注,作为预防之用。已经发生去甲肾上腺素外溢,用本品 5~10mg 加 10ml 氯化钠注射液做局部浸润。

（3）嗜铬细胞瘤手术:静脉注射 2~5mg 或滴注 0.5~1mg/min,以防出现高血压危象。

（4）心力衰竭时减轻心脏负荷:静脉滴注 0.17~0.4mg/min。

2. 小儿

（1）酚妥拉明试验:静脉注射,一次 1mg 或 0.15mg/kg 或 3mg/m²。

（2）用于嗜铬细胞瘤手术:术中血压升高时可静脉注射 1mg 或 0.1mg/kg 或 3mg/m²,必要时可重复或持续静脉滴注。

【注意事项】

忌与铁剂配伍。

【规格】10mg∶1ml

【pH】2.5~5.0

注射用甲磺酸酚妥拉明
Phentolamine Mesylate for Injection

【适应证】用于嗜铬细胞瘤的治疗和术前准备,嗜铬细胞瘤的诊断(酚妥拉明试验),预防和治疗因静脉注射去甲肾上腺素外溢而引起的皮肤坏死,心力衰竭时减轻心脏负荷。

【用法用量】

1. 成人

(1)酚妥拉明试验:静脉注射5mg,也可先注入2.5mg,若反应阴性,再给5mg。

(2)防止皮肤坏死:在每1000ml含去甲肾上腺素的溶液中加入本品10mg静脉滴注,作为预防之用。已发生去甲肾上腺素外溢,用本品5~10mg加10ml氯化钠注射液做局部浸润,此法在外溢后的12小时内有效。

(3)嗜铬细胞瘤手术:术前1~2小时静脉注射5mg,术时静脉注射5mg或滴注0.5~1mg/min。

(4)心力衰竭时减轻心脏负荷:静脉滴注0.17~0.4mg/min。

2. 儿童

(1)酚妥拉明试验:静脉注射一次1mg或0.1mg/kg或3mg/m^2,或肌内注射3mg。

(2)嗜铬细胞瘤手术:术前1~2小时肌内或静脉注射1mg或0.1mg/kg或3mg/m^2,必要时可重复;术时静脉注射1mg或0.1mg/kg或3mg/m^2。

【注意事项】

忌与铁剂配伍。

【规格】10mg

【pH】4.5~6.5(10mg/ml水溶液)

重酒石酸间羟胺注射液
Metaraminol Bitartrate Injection

【适应证】防治椎管内阻滞麻醉时发生的急性低

血压,用于出血、药物过敏、手术并发症及脑外伤或脑肿瘤合并休克而发生的低血压以辅助性对症治疗,也可用于心源性休克或败血症所致的低血压。

【用法用量】

1. 成人

(1)肌内或皮下注射:一次 2~10mg。

(2)静脉注射:初量 0.5~5mg,继而静脉滴注,用于重症休克。

(3)静脉滴注:15~100mg 加入 5% 葡萄糖注射液或氯化钠注射液 500ml 中,调节滴速以维持合适的血压。

成人极量一次 100mg,0.3~0.4mg/min。

2. 小儿

(1)肌内或皮下注射:0.1mg/kg,用于严重休克。

(2)静脉滴注:0.4mg/kg 或 12mg/m^2,用氯化钠注射液稀释至每 25ml 中含 1mg,滴速以维持合适的血压水平为度。

【注意事项】

1. 配制后应于 24 小时内用完,滴注液中不得加入其他难溶于酸性溶液配伍禁忌的药物。

2. 不宜与碱性药物共同滴注,因可引起本品分解。

【规格】10mg∶1ml

【pH】3.0~4.0

重酒石酸去甲肾上腺素注射液
Noradrenaline Bitartrate Injection

【适应证】急性心肌梗死、体外循环等引起的低血压;对血容量不足所致的休克、低血压或嗜铬细胞瘤切除术后的低血压,本品作为急救时补充血容量的辅助治疗,以使血压回升,暂时维持脑与冠状动脉灌注,直到补充血容量治疗发生作用;也用于椎管内阻滞时的低血压及心脏骤停复苏后的血压维持。

【用法用量】

静脉滴注:用 5% 葡萄糖注射液或葡萄糖氯化钠注射液稀释。

成人:开始以 8~12μg/min 的速度滴注,调整滴速以达到血压升到理想水平;维持量为 2~4μg/min。

小儿:开始以 0.02~0.1μg/(kg·min) 的速度滴注,按需要调节滴速。

【规格】2mg:1ml

【pH】2.5~4.5

盐酸去氧肾上腺素注射液
Phenylephrine Hydrochloride Injection

【适应证】用于治疗休克及麻醉时维持血压,也用于控制阵发性室上性心动过速。

【用法用量】

局部麻醉:局麻药液每 20ml 可加本品 1mg,达到 1:20 000 的浓度;蛛网膜下腔阻滞时,每 2~3ml 加本品 2~3mg 达到 1:1000 的浓度。为预防蛛网膜下腔阻滞期间的低血压,可在阻滞前 3~4 分钟肌内注射本品 2~3mg。

轻或中度低血压:肌内注射,一次 2~5mg,再次给药应间隔 1~2 小时;静脉注射,一次 0.2mg,按需要再次给药间隔应为 10~15 分钟。

阵发性室上性心动过速:初次静脉注射 0.5mg,20~30 秒内注入,以后用量递增,一次增量不超过 0.1~0.2mg,一次极量为 1mg。

严重低血压和休克:5% 葡萄糖注射液或氯化钠注射液每 500ml 中加本品 10mg(1:50 000 的浓度)静脉滴注,开始时 0.1~0.18mg/min,血压稳定后递减至 0.04~0.06mg/min,滴速根据反应调节。

儿童:预防蛛网膜下腔阻滞期间的低血压,肌内注射 40~80μg/kg。

轻至中度低血压:肌内注射 0.1mg/kg 或 3mg/m²,必要时 1~2 小时后重复 1 次。

【规格】10mg:1ml

【pH】3.0~5.0

盐酸肾上腺素注射液
Adrenaline Hydrochloride Injection

【适应证】适用于因支气管痉挛所致的严重呼吸困难,可迅速缓解药物等引起的过敏性休克,亦可用于延长浸润麻醉用药的作用时间,以及用于各种原因引起的心脏骤停进行心肺复苏的主要抢救用药。

【用法用量】

皮下注射:一次 0.25~1mg;极量为一次 1mg。

抢救过敏性休克:皮下或肌内注射 0.5~1mg,也可用 0.1~0.5mg 缓慢静脉注射(以氯化钠注射液稀释到 10ml);如疗效不好,可改用 4~8mg 静脉滴注(溶于 5% 葡萄糖注射液 500~1000ml 中)。

抢救心脏骤停:0.25~0.5mg 以 10ml 氯化钠注射液稀释后静脉(或心内)注射。

治疗支气管哮喘:皮下注射 0.25~0.5mg,必要时每 4 小时可重复注射 1 次。

与局麻药合用:加少量(1:500 000~1:200 000)于局麻药中,在混合药液中本品的浓度为 2~5μg/ml,总量不超过 0.3mg。

制止鼻黏膜和齿龈出血：将浸有 1∶20 000~1∶1000本品溶液的纱布填塞出血处。

治疗荨麻疹、花粉症、血清反应等：皮下注射 1∶1000溶液 0.2~0.5ml，必要时再以上述剂量注射 1 次。

【规格】1mg∶1ml

【pH】2.5~5.0

盐酸异丙肾上腺素注射液
Isoprenaline Hydrochloride Injection

【适应证】治疗心源性或感染性休克、完全性房室传导阻滞、心脏骤停。

【用法用量】

救治心脏骤停：心腔内注射 0.5~1mg。

三度房室传导阻滞：心率不及 40 次 /min 时，可将0.5~1mg 本品加在 5% 葡萄糖注射液 200~300ml 内缓慢静脉滴注。

【规格】1mg∶2ml

【pH】2.5~4.5

第八节　调 血 脂 药

藻酸双酯钠氯化钠注射液
Alginic Sodium Diester and Sodium Chloride Injection

【适应证】用于缺血性脑血管病如脑血栓、脑栓塞、短暂性脑缺血发作及心血管疾病如高血压、高脂蛋白血症、冠心病、心绞痛等疾病的防治，也可用于治疗弥散性血管内凝血、慢性肾小球肾炎及出血热等。

【用法用量】

静脉滴注:临用前溶于氯化钠注射液或 5% 葡萄糖、6% 羟乙基淀粉等 500~1000ml 中缓慢滴注。

一次 1~3mg/kg(50~100mg),最大不超过 150mg,一日 1 次,10~14 日为一疗程。

【注意事项】

1. 本品禁止用于静脉或肌内注射。

2. 本品属酸性黏多糖类化合物,不宜与其他药物合并使用,以免发生配伍禁忌。

【规格】0.1g:250ml

第九节 其 他

注射用辅酶 A
Coenzyme A for Injection

【适应证】用于白细胞减少症、原发性血小板减少性紫癜及功能性低热的辅助治疗。

【用法用量】

静脉滴注:一次 50~200U,一日 50~400U,临用前用 5% 葡萄糖注射液 500ml 溶解。

肌内注射:一次 50~200U,一日 50~400U,临用前用氯化钠注射液 2ml 溶解后注射。

【规格】100U;200U

注射用复合辅酶
Coenzyme Complex for Injection

【适应证】用于急、慢性肝炎,原发性血小板减少性紫癜,化学治疗和放射治疗所引起的白细胞、血小板降低症;对冠状动脉硬化、慢性动脉炎、心肌梗死、肾功能不全引起的少尿、尿毒症等可作为辅助治疗药。

【用法用量】

肌内注射:每次 1~2 支,用氯化钠注射液 1~2ml 溶解后肌内注射。

静脉滴注:一次 1~2 支,加入 5% 葡萄糖注射液内稀释,一日 1~2 次或隔日 1 次。

【注意事项】

严禁静脉推注。

【规格】辅酶 A 100U/ 辅酶 I 0.1mg;辅酶 A 200U/ 辅酶 I 0.2mg

盐酸甲氧明注射液
Methoxamine Hydrochloride Injection

【适应证】升高血压,用于治疗在全身体麻醉时发生的低血压,并可防止心律失常的出现;也可用于椎管内阻滞所诱发的低血压,用于终止阵发性室上性心动过速的发作。

【用法用量】

升压:肌内注射,轻度低血压时 5~10mg,一般可用10~15mg,椎管内阻滞的上界较低时常用 10mg,较高时用 15~20mg;静脉注射时 3~5mg 缓慢注射。

抗心律失常:10mg 静脉缓缓注入。

极量:肌内注射一次量不超过 20mg,一日不超过60mg;静脉注射一次量不超过 10mg。

【规格】10mg:1ml

【pH】3.0~5.5

注射用磷酸肌酸钠
Creatine Phosphate Sodium
for Injection

【适应证】心脏手术时加入心脏停搏液中以保护心肌,也用于缺血状态下的心肌代谢异常。

【用法用量】

静脉滴注:每次 1g,以注射用水、氯化钠注射液 5% 葡萄糖注射液溶解后在 30~45 分钟内静脉滴注,每日 1~2 次。

心脏手术时加入心脏停搏液中保护心肌:心脏停搏液中的浓度为 10mmol/L。

【规格】0.5g;1.0g

三磷酸腺苷二钠注射液
Adenosine Disodium Triphosphate
Injection

【适应证】用于进行性肌萎缩、脑出血后遗症、心功能不全、心肌疾患及肝炎等的辅助治疗。

【用法用量】

肌内或静脉注射:一次 10~20mg,一日 10~40mg。

【注意事项】

静脉注射宜缓慢,以免引起头晕、头胀、胸闷及低血压。

【规格】20mg:2ml

【pH】8.0~9.5

三磷酸腺苷二钠氯化镁注射液
Adenosine Disodium Triphosphate and Magnesium Chloride Injection

【适应证】用于急、慢性活动性肝炎,缺血性脑血管病后遗症,脑损伤,心肌炎等病症的辅助治疗。

【用法用量】

静脉滴注:先将本品 A 液溶于 5% 葡萄糖注射液 250~500ml 中,混匀;再加入等体积的本品 M 液,混匀。初始滴速控制在 20 滴 / 分钟以内,如无异常,5 分钟后控制在 50 滴 / 分钟以内。一次用量为 5mg/kg,一日 1 次。

【规格】A 液 100mg：2ml;M 液 32mg：2ml

注射用三磷酸腺苷二钠氯化镁
Adenosine Disodium Triphosphate and Magnesium Chloride for Injection

【适应证】用于急、慢性活动性肝炎,缺血性脑血管病后遗症,脑损伤,心肌炎等病症的辅助治疗。

【用法用量】

静脉滴注:溶于 5% 葡萄糖注射液 250~500ml 中,混匀。初始滴速控制在 20 滴 / 分钟以内,如无异常,5 分钟后控制在 50 滴 / 分钟以内。一次 5mg/kg,一日 1 次。一次 1~2 瓶。

【规格】三磷酸腺苷二钠 100mg/ 氯化镁 32mg

注射用胰激肽原酶
Pancreatic Kininogenase for Injection

【适应证】用于微循环障碍性疾病,如糖尿病引起的肾病、周围神经病、视网膜病、眼底病及缺血性脑血管病,也可用于原发性高血压的辅助治疗。

【用法用量】

肌内注射:临用前,加灭菌注射用水 1.5ml 溶解。一日 10~40U,一日 1 次或隔日 1 次。

【规格】40U

第十节　中药注射剂

参附注射液
Shenfu Injection

【适应证】用于阳气暴脱的厥脱症(感染性、失血性、失液性休克等),也用于阳虚(气虚)所致的惊悸、怔忡、喘咳、胃疼、泄泻、痹症等。

【用法用量】

肌内注射:一次 2~4ml,一日 1~2 次。

静脉滴注:一次 20~100ml,用 5%~10% 葡萄糖注射液 250~500ml 稀释后使用。

静脉推注:一次 5~20ml,用 5%~10% 葡萄糖注射液 20ml 稀释后使用。

伴有糖尿病等特殊情况时,改用氯化钠注射液稀释后使用。

【注意事项】

1. 配制好后,请在 4 小时内使用。

2. 输注本品前后应用适量稀释液对输液管道进行冲洗,避免输液前后两种药物在管道内混合,引起不良反应。

3. 本品不与其他药物在同一容器内混合使用。

【规格】10ml;50ml

参麦注射液
Shenmai Injection

【适应证】用于治疗气阴两虚型之休克、冠心病、病毒性心肌炎、慢性肺心病、粒细胞减少症。能提高肿瘤患者的免疫功能,与化疗药物合用时有一定的增效作用,并能减少化疗药物所引起的毒副作用。

【用法用量】

肌内注射:一次 2~4ml,一日 1 次。

静脉滴注:一次 20~100ml,用 5% 葡萄糖注射液250~500ml 稀释后应用。滴速不超过 40 滴 / 分,一般控制在 15~30 滴 / 分。

【注意事项】

1. 禁止使用静脉推注的方法给药。

2. 本品含有皂苷,不要与其他药物同时滴注,滴注必须稀释以后使用。严格控制滴注速度和用药剂量,首次用药宜选用小剂量,慢速滴注。

3. 本品不能与藜芦、五灵脂配伍使用。

4. 本品不能与甘油果糖注射液、抗生素类药物配伍使用,尤其不能与青霉素类高敏类药物合并使用。

5. 溶媒宜用 5% 葡萄糖注射液,且应现配现用。

【规格】2ml;5ml;10ml;15ml;20ml;50ml;100ml

大株红景天注射液
Dazhuhongjingtian Injection

【适应证】用于治疗冠心病稳定型劳累性心绞痛，中医辨证为心血瘀阻。症见胸部刺痛，绞痛，固定不移，痛引肩背及臂内侧，胸闷，心悸不宁，舌唇紫暗，脉细涩。

【用法用量】

静脉滴注：一次 10ml，加入 250ml 5% 葡萄糖注射液中，一日 1 次，10 天为一疗程。

【注意事项】

1. 严格控制滴速，一般控制在 50~60 滴 / 分钟。

2. 本品应单独使用，禁忌与其他药品混合配伍使用。

3. 本品稀释前温度应达到室温并现配现用。

【规格】5ml；10ml

丹参注射液
Salvia miltiorrhiza Injection

【适应证】活血化瘀，通脉养心。用于冠心病、胸闷、心绞痛。

【用法用量】

肌内注射：一次 2~4ml，一日 1~2 次。

静脉注射：一次 4ml，用 50% 葡萄糖注射液 20ml 稀释后使用，一日 1~2 次。

静脉滴注：一次 10~20ml，用 5% 葡萄糖注射液 100~500ml 稀释后使用，一日 1 次。

【注意事项】

本品不宜在同一容器中与其他药物混用。

【规格】10ml

注射用丹参

Salvia miltiorrhiza for Injection

【适应证】用于胸痹血瘀证,症见胸部刺痛、绞痛,痛有定处,或有心悸;冠心病、心绞痛见上述证候者。

【用法用量】

静脉滴注:临用前先用适量注射用水、氯化钠注射液或 5% 葡萄糖注射液充分溶解,再用氯化钠注射液或 5% 葡萄糖注射液 500ml 稀释。一次 400mg,一日 1 次。

【注意事项】

1. 本品与其他化学药品配伍使用时,如出现浑浊或产生沉淀,则禁止使用。

2. 本品勿静脉注射。

【规格】400mg

丹参滴注液

Salvia miltiorrhiza Intravenous Solution

【适应证】活血化瘀,通脉养心。用于冠心病、胸闷、心绞痛。

【用法用量】

静脉滴注:一次 250ml,一日 1 次。

【注意事项】

1. 本品应单独使用,不可与其他药物合用。谨慎联合用药,如确需联合使用其他药品时,应谨慎考虑与中药注射剂的时间间隔以及药物相互作用等。

2. 使用本品滴速不宜过快。

【规格】16g：250ml

注射用丹参多酚酸
Salvianolic Acid for Injection

【适应证】用于中风病中经络(轻、中度脑梗死)恢复期瘀血阻络证,症见半身不遂、口歪眼斜、偏身麻木等症状。

【用法用量】

静脉滴注:临用前先以适量氯化钠注射液溶解,再用氯化钠注射液 250ml 稀释。一次 100mg,一日 1 次。用药期间需严格控制滴速,不高于 40 滴 / 分。疗程为14 天。

【注意事项】

1. 药品的稀释应严格按要求配制,不得改善稀释溶液的种类、用量和稀释浓度,配药后立即使用。

2. 本品应单独使用,禁止与其他注射剂混合滴注;谨慎联合用药。

3. 本品不宜与含藜芦的药品同用。

【规格】0.13g(含丹参多酚酸 100mg)

注射用丹参多酚酸盐
Salvianolate for Injection

【适应证】用于冠心病稳定型心绞痛,分级为Ⅰ、Ⅱ级,心绞痛症状表现为轻、中度,中医辨证为心血瘀阻证者,症见胸痛、胸闷、心悸。

【用法用量】

静脉滴注：一次 200mg，用 5% 葡萄糖注射液或氯化钠注射液 250~500ml 溶解后使用，一日 1 次。疗程为 2 周。

【注意事项】

禁忌与其他药品混合配伍使用。

【规格】50mg；100mg

丹参酮ⅡA 磺酸钠注射液
Sulfotanshinone Sodium Injection

【适应证】用于冠心病、心绞痛、心肌梗死的辅助治疗。

【用法用量】

肌内注射：一次 40~80mg，一日 1 次。

静脉注射：一次 40~80mg，以 25% 葡萄糖注射液 20ml 稀释。

静脉滴注：一次 40~80mg，以 5% 葡萄糖注射液或氯化钠注射液 250~500ml 稀释，一日 1 次。

【注意事项】

1. 本品为红色溶液，不宜与其他药物在注射器或输液瓶中混合，应尽可能单独使用。

2. 不可与盐酸氨溴索、西咪替丁、法莫替丁、盐酸甲氯酚酯、硫酸镁、盐酸克林霉素以及甲磺酸帕珠沙星、甲磺酸培氟沙星等喹诺酮类抗生素和硫酸依替米星、硫酸妥布霉素等氨基糖苷类抗生素配伍使用，否则会使溶液产生浑浊或沉淀。

3. 本品为钙离子拮抗剂，其溶液与金属离子接触会发生类似于蛋白质样变性反应，使溶液变黏稠，故本品禁与含镁、铁、钙、铜、锌等重金属的药物配伍使用。

4. 本品具有较强的还原性,也不宜与具有强氧化性的药物配伍使用。

【规格】10mg∶2ml

丹参川芎嗪注射液
Salviae Miltiorrhizae and Ligustrazine Hydrochloride Injection

【适应证】用于闭塞性脑血管疾病,如脑供血不全、脑血栓形成、脑栓塞及其他缺血性心血管疾病,如冠心病的胸闷、心绞痛、心肌梗死、缺血性脑卒中、血栓闭塞性脉管炎等症。

【用法用量】

静脉滴注:用 5%~10% 葡萄糖注射液或氯化钠注射液 250~500ml 稀释,一次 5~10ml,一日 1 次。

【注意事项】

1. 静脉滴注速度不宜过快。

2. 不宜与碱性注射剂一起配伍。

3. 如有结晶析出,温水加热溶解即可。

【规格】5ml

丹红注射液
Danhong Injection

【适应证】用于瘀血闭阻所致的胸痹及中风,症见胸痛、胸闷、心悸、口眼歪斜、言语謇涩、肢体麻木、活动不利等症;冠心病、心绞痛、心肌梗死、瘀血型肺心病、缺血性脑病、脑血栓。

【用法用量】

肌内注射:一次 2~4ml,一日 1~2 次。

静脉注射:一次 4ml,加入 50% 葡萄糖注射液 20ml 稀释后缓慢注射,一日 1~2 次。

静脉滴注:一次 20~40ml,加入 5% 葡萄糖注射液 100~500ml 稀释后缓慢滴注,一日 1~2 次。伴有糖尿病等特殊情况时,改用氯化钠注射液稀释后使用。

【注意事项】

1. 严禁混合配伍,谨慎联合用药。

2. 药品与稀释液配药后应即配即用,不宜长时间放置。

3. 静脉滴注时应严格控制滴注速度。

【规格】10ml

丹香冠心注射液
Danxiangguanxin Injection

【适应证】活血化瘀,理气止痛。适用于冠心病、心绞痛、心肌梗死属瘀血闭阻证。

【用法用量】

肌内注射:一次 2~4ml,一日 1~2 次。

静脉注射:一次 4ml,用 50% 葡萄糖注射液 20ml 稀释,一日 1 次。

静脉滴注:一次 10~16ml,用 5% 葡萄糖注射液 100~500ml 稀释,一日 1 次。

【注意事项】

1. 本品不得与其他药物混合注射使用。

2. 本品无用氯化钠溶液稀释的研究资料。

【规格】2ml

葛根素注射液
Puerarin Injection

【适应证】用于辅助治疗冠心病、心绞痛、心肌梗死、视网膜动、静脉阻塞、突发性耳聋及缺血性脑血管病、小儿病毒性心肌炎、糖尿病等。

【用法用量】

静脉滴注：每次 200~400mg，加入葡萄糖注射液 500ml 中，一日 1 次。

【注意事项】

本品长期低温（10℃）存放可能析出结晶，可置温水中待结晶溶解后使用。

【规格】250mg：5ml

【pH】3.5~5.5

注射用葛根素
Puerarin for Injection

【适应证】用于冠心病、各型心绞痛、心肌梗死，视网膜动、静脉阻塞，突发性耳聋的治疗。

【用法用量】

静脉滴注：使用前用 5% 葡萄糖注射液或氯化钠注射液溶解、稀释。

心脏血管疾病：一次 400~600mg，一日 1 次，10~15 天为一疗程。

视网膜动、静脉阻塞和突发性耳聋：一次 200~400mg，一日 1 次，10~20 天为一疗程，可连续使用 2~3 个疗程。

【注意事项】

本药为含有酚羟基的化合物,遇碱溶液变黄,与金属离子形成络合物等。因此,使用过程中不宜在碱液中长时间放置,应避免与金属离子接触。

【规格】100mg

【pH】7.5~9.0(1mg/ml 水溶液)

葛根素葡萄糖注射液
Puerarin and Glucose Injection

【适应证】用于辅助治疗冠心病、心绞痛、心肌梗死,视网膜动、静脉阻塞,突发性耳聋及缺血性脑血管病,小儿病毒性心肌炎,糖尿病等。

【用法用量】

静脉滴注:一次 0.3~0.6g,一日 1 次,15 天为一疗程。

【规格】0.2g∶100ml;0.5g∶250ml

【pH】3.5~5.5

瓜蒌皮注射液
Trichosanthis Pericarpium Injection

【适应证】用于痰浊阻络之冠心病、稳定型心绞痛。

【用法用量】

肌内注射:一次 4ml,一日 1~2 次。

静脉注射:一次 8ml,用 25% 葡萄糖注射液 20ml稀释,一日 1 次。

静脉滴注:一次 12ml,用 5% 葡萄糖注射液 250~500ml 稀释,一日 1 次。

【规格】4ml

红花注射液
Safflower Carthamus Injection

【适应证】用于治疗闭塞性脑血管疾病、冠心病、脉管炎。

【用法用量】

治疗闭塞性脑血管疾病:静脉滴注,一次 15ml,用 10% 葡萄糖注射液 250~500ml 稀释后应用,一日 1 次。15~20 次为一疗程。

治疗冠心病:静脉滴注,一次 5~20ml,用 5%~10% 葡萄糖注射液 250~500ml 稀释后应用,一日 1 次。10~14 次为一疗程,疗程间隔为 7~10 日。

治疗脉管炎:肌内注射,一次 2.5~5ml,一日 1~2 次。

【规格】5ml;10ml;20ml

注射用红花黄色素
Safflower Yellow for Injection

【适应证】用于心血瘀阻引起的 Ⅰ、Ⅱ 和 Ⅲ 级稳定型劳累性心绞痛,症见胸痛、胸闷、心慌、气短等。

【用法用量】

静脉滴注:100mg 加入氯化钠注射液 250ml 中缓慢静脉滴注,一日 1 次,14 天为一疗程。

【注意事项】

本品不得与其他药物混合滴注。

【规格】150mg;500mg

【pH】4.0~6.0(5mg/ml 水溶液)

红花黄色素氯化钠注射液
Safflower Yellow and Sodium Hydrochloride Injection

【适应证】用于冠心病稳定型劳累性心绞痛。中医辨证为心血瘀阻证,症见胸痛、胸闷、心悸。

【用法用量】

静脉滴注:一日 1 次,每次 80mg,14 天为一疗程。

【注意事项】

本品不得与其他药物混合滴注,滴速不高于 30 滴/分。

【规格】80mg:100ml

黄芪注射液
Astragali Radix Injection

【适应证】用于心气虚损、血脉瘀阻之病毒性心肌炎、心功能不全及脾虚湿困之肝炎。

【用法用量】

肌内注射:一次 2~4ml,一日 1~2 次。

静脉滴注:一次 10~20ml,一日 1 次。

【注意事项】

1. 药品与稀释液配药后即配即用,不宜长时间放置。

2. 禁忌与其他药品混合配伍使用。谨慎联合用药,如确需要联合使用其他药品时,应谨慎考虑与中药注射剂的间隔时间以及药物相互作用等问题。

【规格】4g:2ml;20g:10ml

苦碟子注射液
Kudiezi Injection

【功能主治】活血止痛,清热祛瘀。用于瘀血闭阻的胸痹,症见胸闷、心痛、口苦、舌暗红或存瘀斑等。适用于冠心病、心绞痛见上述病状者。亦可用于脑梗死者。

【用法用量】

静脉滴注:一次 10~40ml,一日 1 次;用氯化钠或5% 葡萄糖注射液稀释至 250~500ml 后应用。14 天为一个疗程。

【注意事项】

1. 每 10ml 药液应用不少于 100ml 的葡萄糖或氯化钠注射液稀释后使用,滴速不宜过快。

2. 本品以用氯化钠注射液稀释为宜。

3. 本品应单独使用,禁忌与其他药品混合配伍使用。谨慎联合用药,如确需联合使用其他药品时,应谨慎考虑与本品的间隔时间以及药物相互作用等。

【规格】20ml

热毒宁注射液
Reduning Injection

【适应证】用于外感风热所致的感冒、咳嗽,症见高热、微恶风寒、头痛身痛、咳嗽、痰黄;上呼吸道感染、急性支气管炎见上述证候者。

【用法用量】

静脉滴注:一次 20ml,以 5% 葡萄糖注射液或氯化钠注射液 250ml 稀释后使用,滴速为 30~60 滴 / 分,一日 1 次。

儿童:3~5 岁,最高剂量不超过 10ml,以 5% 葡萄糖注射液或氯化钠注射液 50~100ml 稀释,滴速为 30~40 滴 / 分,一日 1 次;6~10 岁,一次 10ml,以 5% 葡萄糖注射液或氯化钠注射液 100~200ml 稀释,滴速为 30~60 滴 / 分,一日 1 次;11~13 岁,一次 15ml,以 5% 葡萄糖注射液或氯化钠注射液 200~250ml 稀释,滴速为 30~60 滴 / 分,一日 1 次;14~17 岁,一次 20ml,以 5% 葡萄糖注射液或氯化钠注射液 250ml 稀释,滴速为 30~60 滴 / 分,一日 1 次。

【注意事项】

1. 本品不宜与其他药物在同一容器内混合使用,与青霉素类、氨基糖苷类和大环内酯类等药物配伍使用时可产生浑浊或沉淀。

2. 药品稀释应严格按照说明书中的用法用量配制,配制浓度不低于 1∶4(药液∶溶媒),不得随意改变稀释液的种类、稀释浓度和稀释溶液的用量。

3. 配药应即配即用,不宜长时间放置。

4. 本品使用后需用 5% 葡萄糖注射液或氯化钠注射液冲洗输液管后,方可使用第二种药物。

【规格】10ml

【pH】4.0~6.0

生脉注射液
Shengmai Injection

【功能主治】益气养阴,复脉固脱。用于气阴两亏、脉虚欲脱的心悸、气短、四肢厥冷、汗出、脉欲绝及心肌梗死、心源性休克、感染性休克等具有上述证候者。

【用法用量】

肌内注射：一次 2~4ml，一日 1~2 次。

静脉滴注：一次 20~60ml，用 5% 葡萄糖注射液 250~500ml 稀释后使用。

【注意事项】

1. 本品应单独使用，禁忌与其他药品混合配伍使用。谨慎联合用药，如确需联合使用其他药品时，应谨慎考虑与本品的间隔时间以及药物相互作用等问题。

2. 本品稀释前温度应达到室温并现配现用。

3. 严格控制滴速，一般控制在 40~50 滴 / 分，耐受者方可逐步提高滴速，不宜超过 60 滴 / 分。

【规格】10ml；20ml；50ml

香丹注射液
Xiangdan Injection

【功能主治】扩张血管，增进冠状动脉血流量。用于心绞痛，亦可用于心肌梗死等。

【用法用量】

肌内注射：一次 2ml，一日 1~2 次。

静脉滴注：一次 10~20ml，用 5%~10% 葡萄糖注射液 250~500ml 稀释。

【注意事项】

1. 药品稀释应严格按照说明书的要求配制，不得随意改变稀释液的种类、稀释浓度和稀释溶液的用量。配药后应即配即用，不宜长时间放置。

2. 严禁混合配伍，谨慎联合用药。中药注射液应单独使用，禁忌与其他药品混合配伍使用，谨慎联合用药。如确需要联合使用其他药品时，应谨慎考虑与中药注射剂的间隔时间以及药物相互作用等问题。

3. 与盐酸左氧氟沙星注射液存在配伍禁忌。

4. 与喹诺酮类药物配伍后产生淡黄色沉淀,因此严禁直接配伍,并且禁止采用两者前后顺序静脉滴注的合用方法。

5. 与盐酸川芎嗪配伍混合后立即出现乳棕色凝块,临床的确需同时合用时应分别加入,并在两组液体间加输足量的其他液体。

6. 避免与 pH 较低的注射液混合使用,如环丙沙星注射液、甲氧氯普胺注射液、普萘洛尔注射液、维生素 B_1、维生素 B_6 等,否则易产生沉淀。

7. 不宜与抗癌药如阿糖胞苷、环磷酰胺、氟尿嘧啶等合用,因其能促进恶性肿瘤的转移;不宜与止血药合用,如维生素 K、凝血酶等;不宜与抗酸药同用,如氧化镁合剂、复方氧化镁合剂、复方氢氧化铝片(胃舒平)、胃得乐片等;不宜与麻黄碱、洛贝林等合用;不宜与阿托品合用;不宜与盐酸利多卡因、肌苷注射液配伍合用。

【规格】10ml

注射用血塞通
Xuesaitong for Injection

【适应证】用于中风偏瘫、瘀血阻络及脑血管疾病后遗症、胸痹心痛,视网膜中央静脉阻塞属瘀血阻滞证者。

【用法用量】

临用前加注射用水或相应的氯化钠注射液或葡萄糖注射液使其溶解。

静脉滴注:一日 1 次,一次 200~400mg,以 5% 或 10% 葡萄糖注射液 250~500ml 稀释后缓慢滴注,输液速度不宜过快。

静脉注射:一日 1 次,一次 200mg,以 25% 或 50% 葡萄糖注射液 40~60ml 稀释后缓慢注射;糖尿病患者可用氯化钠注射液代替葡萄糖注射液稀释后使用。15 天为一疗程,停药 1~3 天后可进行第二疗程。

【注意事项】

本品应单独使用,禁忌与其他药品配伍使用。

【规格】200mg

注射用血栓通
Xueshuantong for Injection

【适应证】活血祛瘀,通脉活络。用于瘀血阻络、中风偏瘫、胸痹心痛及视网膜中央静脉阻塞症。

【用法用量】

临用前用注射用水或氯化钠注射液适量使溶解。

静脉注射:一次 150mg,用氯化钠注射液 30~40ml 稀释。一日 1~2 次。

静脉滴注:一次 250~500mg,用 10% 葡萄糖注射液 250~500ml 稀释。一日 1 次。

肌内注射:一次 150mg,用注射用水稀释至 40mg/ml。一日 1~2 次。

理疗:一次 100mg,加入注射用水 3ml,从负极导入。

【注意事项】

本品应单独输注。

【规格】150mg;250mg

注射用益气复脉
Yiqifumai for Injection

【适应证】益气复脉,养阴生津。用于冠心病劳累性心绞痛气阴两虚证,症见胸痹心痛、心悸气短、倦怠懒言、头晕目眩、面色少华、舌淡、少苔或剥苔、脉细弱或结代;冠心病所致的慢性左心功能不全Ⅱ、Ⅲ级气阴两虚证,症见心悸、气短甚则气急喘促、胸闷隐痛,时作时止,倦怠乏力,面色苍白,动则汗出,舌淡少苔或薄苔,脉细弱或结代。

【用法用量】

静脉滴注:每日 1 次,一次 5.2g,用5% 葡萄糖注射液或氯化钠注射液 250~500ml 稀释,40 滴 / 分。疗程为 2 周。

【注意事项】

1. 使用指定的溶剂充分溶解。

2. 本品不得与其他药物混合注射使用,使用输液过程中,液体应过过滤器。

【规格】0.65g

【pH】5.0~7.0(250mg/ml 水溶液)

第 五 章

呼吸系统药物

第一节 平 喘 药

氨茶碱注射液
Aminophylline Injection

【适应证】用于支气管哮喘、喘息性支气管炎、阻塞性肺气肿等缓解喘息症状,也可用于急性心功能不全和心源性哮喘。

【用法用量】

静脉注射:一次 0.125~0.25g,一日 0.5~1g,以 50% 葡萄糖注射液稀释至 20~40ml,注射时间不得短于 10 分钟。

静脉滴注:一次 0.25~0.5g,一日 0.5~1g,以 5%~10% 葡萄糖注射液稀释后缓慢滴注。

静脉给药极量:一次 0.5g,一日 1g。

小儿常用量:静脉注射,一次 2~4mg/kg,以 5%~25% 葡萄糖注射液稀释后缓慢注射。

【注意事项】

静脉用药时,应避免与维生素 C、促皮质激素、去甲肾上腺素、四环素类盐酸盐配伍。

【规格】0.25g:2ml

【pH】≤9.6

喘可治注射液
Chuankezhi Injection

【适应证】主治哮证属肾虚挟痰证,症见喘促日久、反复发作、面色苍白、腰酸肢软、畏寒、汗多;发时喘促气短,动则加重,喉有痰鸣,咳嗽,痰白清稀不畅。以及支气管炎哮喘急性发作期间见上述证候者。

【用法用量】

肌内注射:成人,一次 4ml,一日 2 次。儿童,7 岁以上一次 2ml,一日 2 次;7 岁以下一次 1ml,一日 2 次。

【规格】2ml

【pH】6.5~7.5

多索茶碱注射液
Doxofylline Injection

【适应证】支气管哮喘、喘息性慢性支气管炎及其他支气管痉挛引起的呼吸困难。

【用法用量】

静脉注射:成人每次 200mg,每 12 小时 1 次,以 25% 葡萄糖注射液稀释至 40ml 缓慢静脉注射,时间应在 20 分钟以上,5~10 日为一疗程。

静脉滴注:300mg 加入 5% 葡萄糖注射液或氯化钠注射液 100ml 中缓慢静脉滴注,每日 1 次。

【注意事项】

1. 静脉滴注速度不宜过快,一般应在 45 分钟以上。

2. 本品在低温放置时会有析出现象,使用前应认真检查,如发现药液浑浊切勿使用。

3. 在外界温度较低时,使用本品前应将其放置在室温使用。

【规格】0.1g：10ml

【pH】4.5~6.5

注射用多索茶碱
Doxofylline for Injection

【适应证】支气管哮喘、喘息性慢性支气管炎及其他支气管痉挛引起的呼吸困难。

【用法用量】

静脉注射：成人每次 200mg，每 12 小时 1 次，以 25% 葡萄糖注射液稀释至 40ml 缓慢静脉注射，时间应在 20 分钟以上，5~10 日为一疗程。

静脉滴注：300mg 加入 5% 葡萄糖注射液或氯化钠注射液 100ml 中缓慢静脉滴注，每日 1 次。

【注意事项】

1. 静脉滴注速度不宜过快，一般应在 45 分钟以上。

2. 本品在低温放置时会有析出现象，使用前应认真检查，如发现药液浑浊切勿使用。

3. 在外界温度较低时，使用本品前应将其放置在室温使用。

【规格】0.1g

【pH】5.0~7.0（1mg/ml 水溶液）

多索茶碱葡萄糖注射液
Doxofylline and Glucose Injection

【适应证】可用于支气管哮喘、喘息性慢性支气管炎及其他支气管痉挛引起的呼吸困难。

【用法用量】

静脉滴注:每次 300mg,每日 1 次,缓慢滴注,5~10
日为一疗程。

【注意事项】

1. 本品应一次用完,不得贮藏再用。

2. 静脉滴注速度不宜过快,一般应在 45 分钟以上。

【规格】0.3g∶100ml

【pH】3.5~6.0

二羟丙茶碱注射液
Diprophylline Injection

【适应证】用于支气管哮喘、喘息性支气管炎、阻
塞性肺气肿等以缓解喘息症状,也用于心源性肺水肿
引起的哮喘。

【用法用量】

静脉滴注:一次 0.25~0.75g,以 5% 或 10% 葡萄糖
注射液稀释。

【规格】0.25g∶2ml

【pH】4.0~7.0

硫酸沙丁胺醇注射液
Salbutamol Sulfate Injection

【适应证】用于治疗支气管哮喘或喘息性支气管
炎等伴有支气管痉挛的呼吸道疾病。

【用法用量】

静脉注射:一次 0.4mg,用 5% 葡萄糖注射液或氯化
钠注射液 20ml 稀释后缓慢注射。

静脉滴注:一次 0.4mg,用 5% 葡萄糖注射液 100ml

稀释。

肌内注射：一次 0.4mg，必要时每 4 小时可重复注射。

【规格】0.4mg：2ml

【pH】3.0~4.5

硫酸特布他林注射液
Terbutaline Sulfate Injection

【适应证】用于预防和缓解支气管哮喘、与支气管和肺气肿有关的可逆性支气管痉挛患者。

【用法用量】

静脉滴注：0.25mg 加入氯化钠注射液 100ml 中，以 2.5μg/min 的速度缓慢静脉滴注，成人每日 0.5~0.75mg，分 2~3 次给药。

【注意事项】

本品在临床使用时，雾化吸入和静脉滴注不建议同时使用，以防药性叠加产生不良后果。

【规格】0.25g：1ml

【pH】3.0~5.0

第二节　祛　痰　药

盐酸氨溴索注射液
Ambroxol Hydrochloride Injection

【适应证】用于伴有痰液分泌不正常及排痰功能不良的急、慢性肺部疾病，例如慢性支气管炎急性加重、喘息性支气管炎及支气管哮喘的祛痰治疗，手术后肺部并发症的预防性治疗，早产儿及新生儿呼吸窘迫综合征(IRDS)的治疗。

【用法用量】

静脉滴注。

成人及 12 岁以上的儿童:每日 2~3 次,每次 15mg,慢速静脉滴注,严重病例可以增至每次 30mg。6~12 岁儿童:每日 2~3 次,每次 15mg。2~6 岁儿童:每日 3 次,每次 7.5mg。2 岁以下的儿童:每日 2 次,每次 7.5mg。均为慢速静脉滴注。婴儿呼吸窘迫综合征(IRDS)的治疗:每日 30mg/kg,分 4 次给药。

应使用注射器泵给药,静脉注射时间至少 5 分钟。

【注意事项】

1. 本注射液亦可与葡萄糖、果糖、氯化钠或复方氯化钠注射液混合静脉滴注使用。

2. 禁止与其他药物在同一容器内混合,注意配伍用药,应特别注意避免与头孢菌素类抗生素、中药注射剂等配伍应用。

3. 禁止本品与 pH>6.3 的其他偏碱性溶液混合,因为 pH 升高会导致产生本品的游离碱沉淀。

4. 静脉用药时速度不宜过快。

【规格】15mg : 2ml

【pH】3.5~5.5

注射用盐酸氨溴索
Ambroxol Hydrochloride for Injection

【适应证】用于伴有痰液分泌不正常及排痰功能不良的急、慢性呼吸道疾病,例如慢性支气管炎急性加重、喘息性支气管炎、支气管扩张及支气管哮喘的祛痰治疗,术后肺部并发症的预防性治疗,早产儿及新生儿呼吸窘迫综合征(IRDS)的治疗。

【用法用量】

静脉注射。

成人及 12 岁以上的儿童:每天 2~3 次,每次 15mg,严重病例可以增至每次 30mg。6~12 岁儿童:每天 2~3 次,每次 15mg。2~6 岁儿童:每天 3 次,每次 7.5mg。2 岁以下的儿童:每天 2 次,每次 7.5mg,缓慢静脉注射。婴儿呼吸窘迫综合征(IRDS)的治疗:每日 30mg/kg,分 4 次给药。

应使用注射泵给药,静脉注射时间至少 5 分钟。

【注意事项】

1. 本注射液亦可与葡萄糖、果糖、氯化钠或复方氯化钠注射液混合静脉滴注使用。

2. 禁止与其他药物在同一容器内混合,注意配伍用药,应特别注意避免与头孢菌素类抗生素、中药注射剂等配伍应用。

3. 禁止本品与 pH>6.3 的其他偏碱性溶液混合,因为 pH 升高会导致产生本品的游离碱沉淀。

4. 静脉用药时速度不宜过快。

【规格】30mg

【pH】4.5~6.0(10mg/ml 水溶液)

盐酸氨溴索氯化钠注射液
Ambroxol Hydrochloride and Sodium Chloride Injection

【适应证】用于下述患者严重病例(中度)以上伴有痰液分泌不正常及排痰功能不良的急、慢性呼吸道疾病。

【用法用量】

静脉滴注:成人及 12 岁以上的儿童每日 2 次,每次 30mg。

【规格】30mg：100ml

盐酸氨溴索葡萄糖注射液
Ambroxol Hydrochloride and Glucose Injection

【适应证】用于痰液分泌不正常及排痰功能不良的急、慢性呼吸道疾病,术后肺部并发症的预防性治疗,早产儿及新生儿呼吸窘迫综合征(IRDS)的治疗。

【用法用量】

缓慢静脉滴注。

成人及 12 岁以上的儿童:每日 2~3 次,每次 15mg,严重病例可增至每次 30mg。6~12 岁儿童:每日 2~3 次,每次 15mg。2~6 岁儿童:每日 3 次,每次 7.5mg。2 岁以下的儿童:每日 2 次,每次 7.5mg。婴儿呼吸窘迫综合征(IRDS)的治疗:每日 30mg/kg,分 4 次给药,应使用注射泵给药,静脉滴注时间至少 5 分钟。

【注意事项】

1. 禁止本品与其他药物在同一容器内混合,注意配伍用药,应特别注意避免与头孢菌素类抗生素、中药注射剂等配伍应用。

2. 本品不能与 pH>6.3 的其他溶液混合,因为 pH 增加会导致本品的游离碱沉淀。

【规格】30mg：50ml

注射用盐酸溴己新
Bromhexine Hydrochloride for Injection

【适应证】用于慢性支气管炎及其他呼吸道疾病如哮喘、支气管扩张、硅沉着病等有黏痰不易咳出的患者。

【用法用量】

静脉滴注:用氯化钠注射液或 5% 葡萄糖注射液稀释后静脉滴注,一次 4mg,一日 8~12mg。

【规格】4mg

盐酸溴己新葡萄糖注射液
Bromhexine Hydrochloride and Glucose Injection

【适应证】用于慢性支气管炎及其他呼吸道疾病如哮喘、支气管扩张、硅沉着病等有黏痰而不易咳出的患者。脓性痰患者需加用抗生素控制感染。

【用法用量】

静脉滴注:一次 4mg,一日 2~3 次。

【规格】4mg:100ml

氢溴酸右美沙芬注射液
Dextromethorphan Hydrobromide Injection

【适应证】用于上呼吸道感染(感冒、咽喉炎、鼻窦炎等)、急性或慢性支气管炎、支气管哮喘、支气管扩张症、肺炎、肺结核等引起的咳嗽症状的控制,也可用于胸膜腔穿刺术、支气管造影术及支气管镜检查时引起的咳嗽的治疗,尤其适用于干咳及手术后无法进食的咳嗽患者。

【用法用量】

皮下或肌内注射:通常成人每次 1~2ml,每日 1~2 次。

【规格】5mg:1ml

【pH】5.2~7.0

第三节　其　他

胆木注射液
Danmu Injection

【适应证】用于急性扁桃腺炎、急性咽喉炎、急性结膜炎及上呼吸道感染。

【用法用量】

肌内注射:一次 2ml,一日 2 次。

【规格】6mg∶2ml

注射用糜蛋白酶
Chymotrypsin for Injection

【适应证】用于眼科手术以松弛睫状韧带,减轻创伤性虹膜睫状体炎;也可用于创口或局部炎症,以减少局部分泌和水肿。

【用法用量】

用前将本品以氯化钠注射液适量溶解。

肌内注射:一次 4000U。

眼科注入后房:一次 800U,3 分钟后用氯化钠注射液冲洗前后房中遗留的药物。

【注意事项】

1. 本品不可静脉注射。

2. 本品溶解后不稳定,宜用时新鲜配制。

3. 不能与肾上腺素、过氧化氢配伍。

【规格】4000U

【pH】5.5~6.5(2000U/ml)

注射用牛肺表面活性剂
Calf Pulmonary Surfactant for Injection

【适应证】用于经临床和胸部放射线检查诊断明确的新生儿呼吸窘迫综合征的治疗。

【用法用量】

气管内给药:要在出现 RDS 早期征象后尽早给药,通常在患儿出生后的 12 小时以内,不宜超过 48 小时,给药越早效果越好。70mg/kg,首次给药范围可 40~100mg/kg,每支加 2ml 注射用水,将药品复温到室温,轻轻振荡,使成均匀的混悬液,抽吸于 5ml 注射器内,以细塑料导管经气管插管注入肺内,总剂量分 4 次,按平卧、右侧卧、左侧卧和半卧位的顺序注入。每次注入时间为 10~15 秒,每次给药间隔加压给氧(频率为 40~60 次/min)1~2 分钟(注意勿气量过大以免发生气胸),注药全过程约 15 分钟。通常只应用 1 次即可,如患儿的呼吸情况无明显好转,需继续应用呼吸机,必要时在第 1 次用药后的 12~24 小时(至少 6 小时)可应用第 2 次,重复给药最多应用 3 次。

【注意事项】

1. 注入速度不要太快,以免药液呛出或堵塞气道。
2. 本品开启后应在 24 小时内应用。

【规格】70mg

猪肺磷脂注射液
Poractant Alfa Injection

【适应证】治疗和预防早产婴儿的呼吸窘迫综合征(RDS)。

【用法用量】

气管内给药:使用前将药瓶升温到 37℃,轻轻上下转动,勿振摇,使药液均匀。用无菌针头和注射器吸取药液,直接通过气管内插管将药液滴注到下部气管,或分成 2 份分别滴注到左、右主支气管。

抢救治疗:一次 100~200mg/kg。如果婴儿还需要辅助通气和补充氧气,则可以每隔 12 小时再追加100mg/kg,最大总剂量为 300~400mg/kg。建议一经诊断为 RDS,尽快开始治疗。

预防:出生后(15 分钟内)尽早一次给药 100~200mg/kg。第 1 次给药后的 6~12 小时可以再给 100mg/kg,之后如果发生了 RDS 需要机械通气,隔 12 小时给药,最大总剂量为 300~400mg/kg。

【注意事项】

本品开瓶即用。

【规格】0.12g∶1.5ml;0.24g∶3ml

细辛脑注射液
Asarone Injection

【适应证】用于肺炎、支气管哮喘、慢性阻塞性肺疾病伴咳嗽、咳痰、喘息等。

【用法用量】

静脉滴注:成人一次 16~24mg;6 岁以上的儿童一次 0.5mg/kg,用 5% 或 10% 葡萄糖注射液稀释成0.01%~0.02% 的溶液,一日 2 次。

【注意事项】

禁忌混合配伍,谨慎联合用药。

【规格】24mg∶10ml;16mg∶5ml

注射用细辛脑
Asarone for Injection

【适应证】用于肺炎、支气管哮喘、慢性阻塞性肺疾病伴咳嗽、咳痰、喘息等。

【用法用量】

静脉推注：一次 16~24mg，稀释于 20% 葡萄糖注射液 40ml 中缓慢静脉推注，一日 2~3 次；小儿剂量酌减。

静脉滴注：成人一次 16~24mg；6 岁以上的儿童一次 0.5mg/kg，用 5% 或 10% 葡萄糖注射液稀释成 0.01%~0.02% 的溶液，一日 2 次。

【注意事项】

1. 缓慢静脉给药，密切监测早期过敏反应。

2. 禁忌混合配伍，谨慎联合用药。

【规格】8mg；16mg

血必净注射液
Xuebijing Injection

【适应证】用于温热类疾病，症见发热、喘促、心悸、烦躁等瘀毒互结证；适用于因感染诱发的全身炎症反应综合征；也可配合治疗多器官功能失常综合征的脏器功能受损期。

【用法用量】

静脉滴注。

全身炎症反应综合征：50ml 本品加氯化钠注射液 100ml，在 30~40 分钟内滴注完毕，一日 2 次；病情重者一日 3 次。

多器官功能失常综合征：100ml 本品加氯化钠注射

液 100ml,在 30~40 分钟内滴注完毕,一日 2 次;病情重者一日 3~4 次。

【注意事项】

本品现配现用。

【规格】10ml

第 六 章

消化系统药物

第一节 解 痉 药

硫酸阿托品注射液
Atropine Sulfate Injection

【适应证】用于各种内脏绞痛,如胃肠绞痛及膀胱刺激症状,对胆绞痛、肾绞痛的疗效较差;全身麻醉前给药、严重盗汗和流涎症;迷走神经过度兴奋所致的窦房阻滞、房室阻滞等缓慢性心律失常,也可用于继发于窦房结功能低下而出现的室性异位节律;抗休克;解救有机磷酸酯类中毒。

【用法用量】

成人皮下、肌内或静脉注射:常用量为每次 0.3~0.5mg,一日 0.5~3mg;极量为一次 2mg。儿童皮下注射:0.01~0.02mg/kg,一日 2~3 次。静脉注射:用于治疗阿-斯综合征,一次 0.03~0.05mg/kg,必要时 15 分钟后重复 1 次。

抗心律失常:成人静脉注射 0.5~1mg,按需可每 1~2 小时 1 次,最大量为 2mg。

解毒:用于锑剂引起的阿-斯综合征,静脉注射 1~2mg,15~30 分钟后再注射 1mg;有机磷中毒,肌内或静脉注射 1~2mg(严重有机磷中毒可加大 5~10 倍),每 10~20 分钟重复。

抗休克,改善循环:成人 0.02~0.05mg/kg,用 50% 葡萄糖注射液稀释后静脉注射或用葡萄糖注射液稀释后静脉滴注。

麻醉前用药:成人术前 0.5~1 小时肌内注射 0.5mg;小儿皮下注射,体重 3kg 以下者为 0.1mg,7~9kg 为 0.2mg,12~16kg 为 0.3mg,20~27kg 为 0.4mg,32kg 以上为 0.5mg。

【规格】0.5mg:1ml;1mg:1ml;5mg:1ml;25mg:5ml

【pH】3.5~5.5

氢溴酸东莨菪碱注射液
Scopolamine Hydrobromide Injection

【适应证】用于麻醉前给药、帕金森病、晕动病、躁狂性精神病、胃肠胆肾平滑肌痉挛、胃酸分泌过多、感染性休克、有机磷农药中毒。

【用法用量】

皮下或肌内注射:一次 0.3~0.5mg;极量为一次 0.5mg,一日 1.5mg。

【注意事项】

1. 皮下或肌内注射时要注意避开神经与血管。

2. 如需反复注射,不要在同一部位,应左右交替注射,注射速度不宜过快。

【规格】0.3mg:1ml

【pH】3.0~5.0

盐酸消旋山莨菪碱注射液
Raceanisodamine Hydrochloride Injection

【适应证】主要用于解除平滑肌痉挛、胃肠绞痛、胆道痉挛以及急性微循环障碍、有机磷中毒等。

【用法用量】

肌内注射:每次 5~10mg,小儿 0.1~0.2mg/kg,每日 1~2 次。

抗休克及有机磷中毒:静脉注射,每次 10~40mg,小儿每次 0.3~2mg/kg,必要时每隔 10~30 分钟重复给药,也可增加剂量。

【规格】10mg:1ml

【pH】4.0~6.0

间苯三酚注射液
Phloroglucinol Injection

【适应证】用于消化系统和胆道功能障碍引起的急性痉挛性疼痛,急性痉挛性尿道、膀胱、肾绞痛,妇科痉挛性疼痛。

【用法用量】

肌内或静脉注射:每次 40~80mg,每日 40~120mg。

静脉滴注:每日 200mg,稀释于 5% 或 10% 葡萄糖注射液中静脉滴注。

【注意事项】

1. 不能与安乃近在同一注射针筒内混合使用(可引起血栓性静脉炎)。

2. 本品长期低温(10℃以下)存放可能析出结晶,使用前可微温(40~50℃)溶解,待结晶溶解后冷至 37℃,仍可使用。

【规格】40mg:4ml

注射用间苯三酚
Phloroglucinol for Injection

【适应证】用于消化系统和胆道功能障碍引起的

急性痉挛性疼痛,急性痉挛性尿道、膀胱、肾绞痛,妇科痉挛性疼痛。

【用法用量】

本品临用前用适量注射用水完全溶解。

肌内或静脉注射:每次 40~80mg,每日 40~120mg。

静脉滴注:每日 200mg,稀释于 5% 或 10% 葡萄糖注射液中。

【注意事项】

不能与安乃近在同一注射针筒内混合使用(可引起血栓性静脉炎)。

【规格】40mg

第二节 抗溃疡药

注射用埃索美拉唑钠
Esomeprazole Sodium for Injection

【适应证】作为当口服疗法不适用时,胃食管反流病的替代疗法。

【用法用量】

注射用药:用氯化钠注射液 5ml 溶解,静脉注射时间应至少在 3 分钟以上。

滴注用药:用氯化钠注射液溶解,稀释至 100ml,静脉滴注时间应在 10~30 分钟内。

静脉注射或滴注:一日 20~40mg。Forrest 分级 Ⅱc~Ⅲ 的急性胃或十二指肠溃疡出血患者静脉滴注 40mg,每 12 小时 1 次,用药 5 天。严重肝功能损害患者的每日剂量不应超过 20mg。

【注意事项】

1. 配制后的注射用或滴注用液体均是无色至极微

黄色的澄清溶液,应在 12 小时内使用,保存在 30℃以下。

2. 配制溶液的降解对 pH 的依赖性很强,因此药品必须按照使用指导应用。

3. 本品只能溶于氯化钠注射液中供静脉使用。

4. 配制的溶液不应与其他药物混合或在同一输液装置中合用。

【规格】40mg

注射用奥美拉唑钠
Omeprazole Sodium for Injection

【适应证】用于消化性溃疡出血、吻合口溃疡出血;应激状态时并发的急性胃黏膜损害、非甾体抗炎药引起的急性胃黏膜损伤;预防重症疾病应激状态及胃手术后引起的上消化道出血等;全身麻醉或大手术后以及衰弱昏迷患者预防胃酸反流所致的吸入性肺炎;作为当口服疗法不适用时下列病症的替代疗法:十二指肠溃疡、胃溃疡、反流性食管炎及 Zollinger-Ellison 综合征。

【用法用量】

静脉滴注:溶于氯化钠注射液或 5% 葡萄糖注射液 100ml 中。一次 40mg,应在 20~30 分钟或更长时间内静脉滴注,每日 1~2 次。Zollinger-Ellison 综合征:60mg 作为起始剂量,每日 1 次,当每日剂量超过 60mg 时分 2 次给予。

【注意事项】

1. 本品仅供静脉滴注用,不能用于静脉注射。

2. 本品 40mg 完全溶于氯化钠注射液或 5% 葡萄糖注射液 100ml 中。本品溶于 5% 葡萄糖注射液后应在 6 小时内使用,而溶于氯化钠注射液后可在 12 小时内使用。配制后即可立刻开始静脉滴注。

3. 禁止用其他溶剂或药物溶解和稀释。

4. 配制的溶液不应与其他药物混合或在同一输液装置中合用。

【规格】40mg

【pH】10.1~11.1（4.0mg/ml 水溶液）

注射用兰索拉唑
Lansoprazole for Injection

【适应证】用于口服疗法不适用的伴有出血的十二指肠溃疡。

【用法用量】

静脉滴注：一次 30mg，用氯化钠注射液 100ml 溶解，一日 2 次。静脉滴注时间为 30 分钟，疗程不超过 7 天。

【注意事项】

1. 本品仅用于静脉滴注。

2. 本品静脉滴注使用时应配有孔径为 1.2μm 的过滤器，以便去除输液过程中可能产生的沉淀物。这些沉淀物有可能引起小血管栓塞而产生严重后果。

3. 溶解后应尽快使用，勿保存。

4. 避免与氯化钠注射液以外的液体和其他药物混合静脉滴注。

【规格】30mg

【pH】10.5~12.5（3mg/ml 水溶液）

注射用雷贝拉唑钠
Rabeprazole Sodium for Injection

【适应证】用于口服疗法不适用的胃、十二指肠溃疡出血。

【用法用量】

静脉滴注：每次 20mg，每日 1~2 次，疗程不超过 5 天。临用前以氯化钠注射液 5ml 溶解，溶解后的药液加入氯化钠注射液 100ml 中，稀释后供静脉滴注，静脉滴注时间要求在 15~30 分钟内完成。

【注意事项】

1. 本品溶解和稀释后的 2 小时内使用。

2. 本品避免与氯化钠注射液以外的液体和其他药物混合静脉滴注。

【规格】20mg

注射用泮托拉唑钠
Pantoprazole Sodium for Injection

【适应证】用于十二指肠溃疡、胃溃疡、急性胃黏膜病变、复合性胃溃疡等引起的急性上消化道出血。

【用法用量】

静脉滴注：一次 40~80mg，每日 1~2 次，临用前用氯化钠注射液 10ml 溶解，加入氯化钠注射液 100~250ml 中稀释。

【注意事项】

1. 静脉滴注，要求在 15~60 分钟内滴完。

2. 本品溶解和稀释后必须在 4 小时内用完，禁止用其他溶剂或其他药物溶解和稀释。

【规格】40mg

【pH】9.5~11（4mg/ml 水溶液）

法莫替丁注射液
Famotidine Injection

【适应证】消化性溃疡所致的上消化道出血，除肿瘤及食管、胃底静脉曲张以外的各种疾病所致的胃及十二指肠黏膜糜烂出血者。

【用法用量】

静脉滴注：一次 20mg 用 5% 葡萄糖注射液 250ml 稀释，时间维持 30 分钟以上；或加氯化钠注射液 20ml 静脉缓慢推注（不少于 3 分钟）。一日 2 次，疗程为 5 天。

【规格】20mg：2ml

【pH】5.0~6.0

盐酸雷尼替丁注射液
Ranitidine Hydrochloride Injection

【适应证】用于消化性溃疡出血、弥漫性黏膜病变出血、吻合口溃疡出血、胃手术后预防再出血等；应激状态时并发的急性胃黏膜损害和阿司匹林引起的急性胃黏膜损伤；亦常用于预防重症疾病（如脑出血、严重创伤等）应激状态下应激性溃疡大出血的发生；全身麻醉或大手术后以及衰弱昏迷患者防止胃酸反流合并吸入性肺炎。

【用法用量】

成人：上消化道出血每次 50mg，稀释后缓慢静脉滴注（1~2 小时），或缓慢静脉推注（超过 10 分钟），或肌内注射 50mg，以上方法可每日 2 次或每 6~8 小时 1 次。术前给药：全身麻醉或大手术前 60~90 分钟缓慢静脉注射 50~100mg，或用 5% 葡萄糖注射液 200ml 稀释后缓慢静脉滴注 1~2 小时。

小儿：静脉注射，每次 1~2mg/kg，每 8~12 小时 1 次；静脉滴注，每次 2~4mg/kg，24 小时连续滴注。

【规格】50mg：2ml

【pH】6.5~7.5

注射用盐酸罗沙替丁醋酸酯
Roxatidine Acetate Hydrochloride for Injection

【适应证】用于良性溃疡、十二指肠溃疡、吻合口溃疡、Zollinger-Ellison综合征、反流性食管炎；也可用于麻醉前给药，通常于术前1日睡前及手术诱导麻醉前2小时各服75mg。

【用法用量】

每次75mg，一日2次（间隔12小时），用20ml氯化钠注射液或葡萄糖注射液溶解，缓慢静脉推注，或用输液混合后静脉滴注。

【注意事项】

1. 静脉给药会导致注射部位一过性疼痛，因此应十分注意注射部位、注射方法等，另外应注意注射时不要漏到血管外。

2. 本品用20ml稀释液稀释后应缓慢给予患者，注入时间应在2分钟以上。

【规格】75mg

西咪替丁注射液
Cimetidine Injection

【适应证】用于治疗已明确诊断的十二指肠溃疡、胃溃疡；十二指肠溃疡短期治疗后复发的患者；持久性胃食管反流性疾病，对抗反流措施和单一药物治疗如抗酸剂无效的患者；预防危急患者发生应激性溃疡及出血；促胃液素瘤。

【用法用量】

静脉滴注:200mg 本品用 100ml 葡萄糖注射(5%)或其他配伍静脉溶液稀释,滴注 15~20 分钟,每 4~6 小时重复 1 次,以每日不应超过 2g 为准。静脉连续滴注:滴注速度在 24 小时内不应超过 75mg/h。

静脉注射:200mg 用氯化钠溶液稀释至 20ml,缓慢静脉注射,注射时间不应短于 5 分钟,可间隔 3~6 小时重复使用。

肌内注射:200mg,在 4~6 小时后可重复给药。肾功能不全患者根据肌酐清除率减小剂量。

【注意事项】

1. 稀释后在 25℃,48 小时内物理与化学性质稳定,但仍应注意减少微生物的污染。注射液配制后尽早实施滴注,并于 24 小时内完成,弃去任何剩余的注射液。

2. 快速静脉注射本品偶尔引起心脏骤停和心律失常,应避免采用快速静脉注射。

3. 配伍溶液如下:氯化钠注射液、5% 及 10% 葡萄糖注射液、乳酸钠林格注射液、5% 碳酸氢钠注射液、5% 葡萄糖加 0.2% 氯化钠注射液。

【规格】0.2g:2ml

注射用西咪替丁
Cimetidine for Injection

【适应证】用于治疗已明确诊断的十二指肠溃疡、胃溃疡;十二指肠溃疡短期治疗后复发的患者;持久性胃食管反流性疾病,对抗反流措施和单一药物治疗如抗酸剂无效的患者;预防危急患者发生应激性溃疡及出血;促胃液素瘤。

【用法用量】

静脉滴注:本品 0.4g 用 5% 葡萄糖注射液或葡萄糖氯化钠注射液 250~500ml 溶解。一次 0.4g,一日剂量不宜超过 2g。通常正常滴注速度在 24 小时内不应超过 75mg/h。

【规格】0.4g

第三节 胃 动 力 药

盐酸甲氧氯普胺注射液
Metoclopramide Dihydrochloride Injection

【适应证】用于化疗、放疗、手术、颅脑损伤、脑外伤后遗症、海空作业以及药物引起的呕吐;用于急性胃肠炎、胆道胰腺、尿毒症等各种疾患之恶心、呕吐症状的对症治疗;用于诊断性十二指肠插管前用,有助于顺利插管;胃肠钡剂 X 线检查,可减轻恶心、呕吐反应,促进钡剂通过。

【用法用量】

肌内或静脉注射:一次 10~20mg,一日剂量不超过 0.5mg/kg。

小儿:6 岁以下一次 0.1mg/kg,6~14 岁一次 2.5~5mg。

【注意事项】

1. 静脉注射须慢,1~2 分钟内注完。快速给药可出现躁动不安,随即进入昏睡状态。

2. 本品遇光变成黄色或黄棕色后毒性增高。

【规格】10mg:2ml

【pH】2.5~4.5

第四节 肝胆疾病辅助用药

注射用促肝细胞生长素
Hepatocyte Growth-Promoting Factor for Injection

【适应证】用于各种重型病毒性肝炎（急性、亚急性、慢性重症肝炎的早期或中期）的辅助治疗。

【用法用量】

静脉注射：80~100mg 加入 10% 葡萄糖注射液 250ml 中缓慢静脉滴注，每日 1 次，疗程为 4~6 周，慢性重型肝炎的疗程为 8~12 周。

肌内注射：40mg 用氯化钠注射液溶解稀释，每日 2 次。

【注意事项】

1. 现用现溶，溶后为淡黄色的透明液体。

2. 肌内注射用制剂不能用于静脉滴注。

【规格】60mg

【pH】6.0~7.0（含 2.5mg 多肽 /ml 水溶液）

注射用丁二磺酸腺苷蛋氨酸
Ademetionine 1,4-Butanedisulfonate for Injection

【适应证】用于肝硬化前和肝硬化所致的肝内胆汁淤积、妊娠期肝内胆汁淤积。

【用法用量】

肌内或静脉注射：每天 500~1000mg，共 2 周。

【注意事项】

1. 注射用冻干粉针须在临用前用所附的溶剂（L-赖氨酸、氢氧化钠和注射用水）溶解。

2. 静脉注射必须非常缓慢。

3. 本品不应与碱性溶液或含钙溶液混合。

【规格】0.5g

多烯磷脂酰胆碱注射液
Polyene Phosphatidylcholine Injection

【适应证】各种类型的肝病,如肝炎、慢性肝炎、肝坏死、肝硬化、肝性昏迷;脂肪肝、胆汁阻塞;中毒;预防胆结石复发;手术前后的治疗,尤其是肝胆手术;妊娠中毒,包括呕吐;银屑病;神经性皮炎;放射综合征。

【用法用量】

静脉注射:成人和青少年每日缓慢静脉注射5~10ml,严重病例每日注射10~20ml。

静脉滴注:严重病例每天输注10~20ml;如需要,每天剂量可增加至30~40ml。

【注意事项】

1. 严禁用电解质溶液(氯化钠注射液、复方氯化钠注射液等)稀释。

2. 若要配置静脉输液,只可用不含电解质的葡萄糖溶液稀释(如5%、10%葡萄糖溶液,5%木糖醇溶液)。

3. 不可与其他任何注射液混合注射。

4. 若用其他输液配制,混合液的pH不得低于7.5。

【规格】232.5mg:5ml

注射用复方二氯醋酸二异丙胺
Compound Diisopropylamine Dichloroacetate
for Injection

【适应证】用于脂肪肝、肝内胆汁淤积、一般肝脏功能障碍;急、慢性肝炎,肝大,早期肝硬化。

【用法用量】

肌内注射:以适量注射用水溶解,一次 40mg(以二氯醋酸二异丙胺计),一日 1~2 次。

静脉注射:以适量注射用水溶解,一次 40mg,一日 1~2 次。

静脉滴注:一次 40~80mg,一日 1~2 次,用5% 或10% 葡萄糖溶液或氯化钠溶液溶解并稀释至适量(50~100ml)。

【注意事项】

滴注时需减慢滴速,并使患者卧床。

【规格】二氯醋酸二异丙胺 40mg/ 葡萄糖酸钙 38mg;二氯醋酸二异丙胺 80mg/ 葡萄糖酸钙 76mg

复方甘草酸铵注射液
Compound Ammonium Glycyrrhizinate Injection

【适应证】用于病毒性肝炎及其辅助治疗。

【用法用量】

肌内注射:一次 2~4ml,一日 1~2 次。

【规格】2ml

复方甘草酸单铵注射液
Compound Ammonium Glycyrrhetate Injection

【适应证】用于急、慢性,迁延性肝炎引起的肝功能异常;对中毒性肝炎有一定的辅助治疗作用;亦可用于食物中毒、药物中毒、药物过敏等。

【用法用量】

静脉滴注:一次 20~80ml,加入 5% 葡萄糖或氯化钠注射液 250~500ml 中稀释后缓慢滴注,一日 1 次。

静脉注射:一次 20~80ml,加入等量的 5% 葡萄糖注射液,缓慢静脉推注,一日 1 次。

肌内或皮下注射:一次 2~4ml,小儿一次 2ml,一日 1~2 次。

【规格】甘草酸单铵 4mg:2ml

注射用复方甘草酸单铵 S
Compound Ammonium Glycyrrhetate S for Injection

【适应证】用于急、慢性,迁延性肝炎引起的肝功能异常;对中毒性肝炎、外伤性肝炎以及癌症有一定的辅助治疗作用;亦可用于食物中毒、药物中毒、药物过敏等。

【用法用量】

静脉滴注:一次 40~160mg(以甘草酸单铵计),加入 5% 葡萄糖或氯化钠注射液 250~500ml 中稀释后缓慢滴注,一日 1 次。

静脉注射:一次 40~160mg(以甘草酸单铵计),加入 5% 葡萄糖注射液 20~80ml 中缓慢静脉推注,一日 1 次。临用前加 25% 葡萄糖注射液适量使溶解。

【规格】含甘草酸单铵 S 40mg/ 盐酸半胱氨酸 30mg/ 甘氨酸 400mg

复方甘草酸单铵 S 氯化钠注射液
Compound Ammonium Glycyrrhetate S and Sodium Chloride Injection

【适应证】用于急、慢性,迁延性肝炎引起的肝功能异常;对中毒性肝炎、外伤性肝炎以及癌症有一定的辅助治疗作用;亦可用于食物中毒、药物中毒、药物过敏等。

【用法用量】

静脉滴注:一次 40~160mg(以甘草酸单铵计),一日 1 次,缓慢滴注。

【注意事项】

缓慢静脉滴注。

【规格】200ml:(甘草酸单铵 0.16g/ 甘氨酸 1.6g/ 盐酸半胱氨酸 0.12g/ 氯化钠 1.8g)

复方甘草酸苷注射液
Compound Glycyrrhizin Injection

【适应证】治疗慢性肝病,改善肝功能异常。也可用于治疗湿疹、皮肤炎、荨麻疹。

【用法用量】

静脉注射:一日 1 次,一次 5~20ml。慢性肝病一日 1 次,40~60ml 静脉注射或者用生理氯化钠注射液稀释后静脉滴注。剂量限度为一日 100ml。

【注意事项】

静脉内给药,应注意观察患者的状态,尽量放慢速度给药。

【规格】40mg:20ml

注射用复方甘草酸苷
Compound Glycyrrhizin for Injection

【适应证】治疗慢性肝病,改善肝功能异常。也可用于治疗湿疹、皮肤炎、荨麻疹。

【用法用量】

临用前，用氯化钠注射液或 5% 葡萄糖注射液适量溶解后静脉注射。一日 1 次，每次 10~40mg（以甘草酸苷计）。慢性肝病可一日 1 次，每次 80~120mg，用氯化钠注射液或 5% 葡萄糖注射液适量溶解后静脉注射或者滴注。最大用药剂量为一日 200mg，以 40mg/20ml 为宜。

【注意事项】

静脉内给药，尽量放慢速度给药。

【规格】甘草酸苷 80mg/ 盐酸半胱氨酸 40mg/ 甘氨酸 0.8g

甘草酸二铵注射液
Diammonium Glycyrrhizinate Injection

【适应证】用于伴有丙氨酸氨基转移酶（ALT）升高的急、慢性病毒性肝炎。

【用法用量】

静脉注射：一次 150mg，以 10% 葡萄糖注射液 250ml 稀释后缓慢滴注，一日 1 次。

【注意事项】

本品未经稀释不得进行注射。

【规格】50mg：10ml

甘草酸二铵氯化钠注射液
Diammonium Glycyrrhizinate and Sodium Chloride Injection

【适应证】用于伴有谷丙转氨酶升高的慢性迁延性肝炎及慢性活动性肝炎。

【用法用量】

静脉滴注:一次 250ml,一日 1 次。每日最大剂量为 250ml。

【规格】0.15g∶250ml

【pH】5.0~7.0

异甘草酸镁注射液
Magnesium Isoglycyrrhizinate Injection

【适应证】用于慢性病毒性肝炎,改善肝功能异常。

【用法用量】

慢性病毒性肝炎:一日 1 次,一次 0.1~0.2g,以 10% 葡萄糖注射液或 5% 葡萄糖注射液或氯化钠注射液 250ml 或 100ml 稀释后静脉滴注,4 周为一疗程。

急性药物性肝损伤:一日 1 次,一次 0.2g,以 10% 葡萄糖注射液或 5% 葡萄糖注射液或氯化钠注射液 250ml 或 100ml 稀释后静脉滴注,2 周为一疗程。以如病情需要,每日可用至 0.2g。

【注意事项】

1. 本品溶解后应迅速使用。

2. 本品避免与加贝酯或球蛋白制剂混合使用。

【规格】50mg∶10ml

肝水解肽注射液
Heparolysate Injection

【适应证】用于慢性肝炎、肝硬化等疾病的辅助治疗。

【用法用量】

肌内注射:一次 20~40mg,一日 1 次。

静脉滴注：一次 100mg，一日 1 次，用 5% 或 10% 葡萄糖注射液 500ml 稀释后缓慢滴注。

【注意事项】

本品为生物制剂，长时间高温能使本品变浑浊或沉淀，应立即停止使用。

【规格】20mg：2ml；50mg：5ml

注射用肝水解肽
Heparolysate for Injection

【适应证】用于慢性肝炎、肝硬化等疾病的辅助治疗。

【用法用量】

肌内注射：一次 20~40mg，用注射用水 2ml 溶解后注射，一日 1 次。

静脉滴注：一次 100mg，一日 1 次，用 5% 或 10% 葡萄糖注射液 500ml 溶解后缓慢滴注。

【注意事项】

本品为生物制剂，长时间高温存放能使本品变浑浊或沉淀，应立即停止使用。

【规格】20mg；50mg

注射用还原型谷胱甘肽
Reduced Glutathione for Injection

【适应证】化疗患者，包括用顺铂（顺氯铵铂）、环磷酰胺、多柔比星（阿霉素）、柔红霉素（红比霉素）、博来霉素化疗，尤其是大剂量化疗时；放射治疗患者；各种低氧血症，如急性贫血、成人型呼吸窘迫综合征、败血症等；肝脏疾病，包括病毒性、药物毒性、乙醇毒性及其他化学物质毒性引起的肝脏损害。亦可用于有机磷、胺基或硝基化合物中毒的辅助治疗;解药物毒性。

【用法用量】

静脉注射:溶解于注射用水后,加入 100ml、250~500ml 氯化钠注射液或 5% 葡萄糖注射液中静脉滴注。

肌内注射给药:溶解于注射用水中。

化疗患者:给化疗药物前的 15 分钟内,将 $1.5g/m^2$ 本品溶解于 100ml 氯化钠注射液中,于 15 分钟内静脉滴注,第 2~5 天每天肌内注射本品 600mg。环磷酰胺注射完后立即静脉注射本品,于 15 分钟内输注完毕。用顺铂化疗时建议本品的用量不宜超过 $35mg/m^2$ 顺铂,以免影响化疗效果。

肝脏疾病的辅助治疗:对于病毒性肝炎 1.2g,qd;重症肝炎 1.2~2.4g,qd;药物性肝炎 1.2~1.8g,qd;滴注时间为 1~2 小时。

用于放疗辅助用药:照射后给药,剂量为 $1.5g/m^2$。

低氧血症:可将 $1.5g/m^2$ 本品溶解于 100ml 氯化钠注射液中静脉滴注,病情好转后每天肌内注射 300~600mg 维持。

【注意事项】

1. 肌内注射仅限于需要此途径给药使用,并避免同一部位反复注射。

2. 本品不得与维生素 B_{12}、维生素 K、甲萘醌、泛酸钙、乳清酸、抗组胺制剂、磺胺药及四环素等混合使用。

【规格】0.3g;0.6g;0.9g;1.0g;1.2g;1.5g;1.8g;2.0g

盐酸精氨酸注射液
Arginine Hydrochloride Injection

【适应证】用于肝性脑病,适用于忌钠的患者,也适用于其他原因引起的血氨增高所致的精神症状治疗。

【用法用量】

临用前,用 5% 葡萄糖注射液 1000ml 稀释后应用。

静脉滴注:一次 15~20g,于 4 小时内滴完。

【规格】5g∶20ml

【pH】3.0~5.0

苦黄注射液
Kuhuang Injection

【适应证】用于湿热内蕴,胆汁外溢,黄疸胁痛,乏力,纳差等症;黄疸型病毒性肝炎见上述证候者。

【用法用量】

静脉滴注:加入 5%~10% 葡萄糖注射液 500ml 中,滴速不宜过快,为 30 滴 / 分。一次 30ml,重症及郁胆型肝炎可增加至 60ml,每日 1 次,15 天为一疗程。

【注意事项】

1. 使用剂量应逐日增加,即第 1 天 10ml,第 2 天 20ml,第 3 天 30~60ml。

2. 滴速快时可致头昏、心慌,减慢滴速则症状可消失。

【规格】10ml

注射用苦参碱
Matrine for Injection

【适应证】肝炎、慢性乙型肝炎、慢性肝炎。

【用法用量】

静脉给药:150mg 用适量注射用水充分溶解后加入 10% 葡萄糖注射液 250~500ml 中缓慢静脉滴注,每日 1 次,2 个月为一疗程。

【规格】0.15g

硫普罗宁注射液
Tiopronin Injection

【适应证】用于改善各类急、慢性肝炎患者的肝功能;用于脂肪肝、酒精肝、药物性肝损伤的治疗及重金属中毒的解毒;用于降低放、化疗的不良反应,并可预防放、化疗所致的外周白细胞减少;用于老年性早期白内障和玻璃体混浊。

【用法用量】

静脉滴注:一次 0.2g,稀释于 5%~10% 葡萄糖注射液或氯化钠注射液 250~500ml 中,一日 1 次,连续 4 周。

【注意事项】

本药不应与具有氧化作用的药物合用。

【规格】0.1g∶2ml;0.2g∶5ml

注射用硫普罗宁
Tiopronin for Injection

【适应证】用于改善各类急、慢性肝炎患者的肝功能;用于脂肪肝、酒精肝、药物性肝损伤的治疗及重金属中毒的解毒;用于降低放、化疗的毒副作用,并可预防放、化疗所致的外周白细胞减少;用于老年性早期白内障和玻璃体混浊。

【用法用量】

静脉滴注:临用前溶于 5%~10% 葡萄糖溶液或氯化钠注射液 250~500ml 中。一次 0.2g,一日 1 次,连续4 周。

【注意事项】

本品不应与具有氧化作用的药物合用。

【规格】0.1g；0.2g

【pH】1.5~2.5（50mg/ml 水溶液）

注射用硫普罗宁钠
Sodium Tiopronin for Injection

【适应证】用于改善各类急、慢性肝炎患者的肝功能。

【用法用量】

静脉滴注：一次 0.2g，用 5%~10% 葡萄糖注射液或氯化钠注射液 250~500ml 稀释。一日 1 次，连续 4 周。

【注意事项】

现用现配。

【规格】0.1g

门冬氨酸鸟氨酸注射液
Ornithine Aspartate Injection

【适应证】用于因急、慢性肝病引发的血氨升高及治疗肝性脑病，如伴发或继发于肝脏解毒功能受损的潜在性或发作期肝性脑病，尤其适用于治疗肝性昏迷早期或肝性昏迷期的意识模糊状态。

【用法用量】

在使用前应该用注射用溶液稀释，然后经静脉输入。

静脉滴注：急性肝炎，每天 5~10mg；慢性肝炎或肝硬化，每天 1~20mg；肝性昏迷早期或肝性昏迷期出现意识模糊状态的患者在 24 小时内给予至少 40mg。

【注意事项】

1. 本品可以和常用的各种注射用溶液混合而不发生任何问题。由于静脉耐受方面的原因,每 500ml 溶液中不要溶解超过 30mg 本品。

2. 输入速度最大不要超过 5g/h。

【规格】5g：10ml

注射用门冬氨酸鸟氨酸
Ornithine Aspartate for Injection

【适应证】治疗因急、慢性肝病如肝硬化、脂肪肝、肝炎所致的高血氨症,特别适用于因肝脏疾患引起的中枢神经系统症状的解除及肝性昏迷的抢救。

【用法用量】

静脉滴注:使用时先将本品用适量注射用水充分溶解,再加入氯化钠注射液或 5%、10% 葡萄糖注射液中,最终浓度不超过 2%,缓慢静脉滴注。

急性肝炎:每天 5~10g。

慢性肝炎或肝硬化:每天 10~20g。

肝性昏迷治疗:第 1 天的第 1 个 6 小时内用 20g;第 2 个 6 小时内分 2 次给药,每次 10g。

【规格】2.5g

葡醛酸钠注射液
Sodium Glucuronic Acid Injection

【适应证】用于急、慢性肝炎和肝硬化的辅助治疗。对食物或药物中毒时的保肝及解毒有辅助作用。

【用法用量】

肌内注射:一次 0.133~0.266g,一日 1~2 次。

静脉注射:一次 0.133~0.266g,一日 1~2 次。

【规格】0.133g：2ml

注射用三磷腺苷辅酶胰岛素
Adenosine Disodium Triphosphate, Coenzyme A and Insulin for Injection

【适应证】用于肝炎、肾炎、肝硬化、心力衰竭等疾病的症状改善。

【用法用量】

一日 1 支,2~6 周为一疗程。

静脉注射:用 25% 葡萄糖注射液稀释后缓慢注射。

静脉滴注:用 5% 葡萄糖注射液 500ml 溶解后滴注。

肌内注射:用氯化钠注射液 2ml 溶解后注射。

【注意事项】

静脉注入时要缓慢。

【规格】三磷酸腺苷二钠 20mg/ 辅酶 A 50U/ 胰岛素 4U

舒肝宁注射液
Shuganning Injection

【适应证】清热解毒,利湿退黄,益气扶正,保肝护肝。用于湿热黄疸,症见面目俱黄、胸肋胀满、恶心呕吐、小便黄赤、乏力、纳差、便溏;急、慢性病毒性肝炎见前述症状者。

【用法用量】

静脉滴注:一次 10~20ml,用 10% 葡萄糖注射液 250~500ml 稀释,一日 1 次;症状缓解后可改用肌内注射,一日 2~4ml,一日 1 次。滴速不宜过快,儿童以

10~20 滴 / 分钟、成年以 40~60 滴 / 分钟为宜。

【注意事项】

严禁与其他药物混合配伍使用,否则可能出现不溶性微粒等变化,增加出现不良反应的风险。

【规格】2ml

注射用乌司他丁
Ulinastatin for Injection

【适应证】急性胰腺炎;慢性复发性胰腺炎;急性循环衰竭的抢救辅助用药。

【用法用量】

急性胰腺炎、慢性复发性胰腺炎:初期每次 10 万 U,溶于 5% 葡萄糖注射液或氯化钠注射液 500ml 中静脉滴注,每次静脉滴注 1~2 小时,每日 1~3 次。急性循环衰竭:每次 10 万 U,溶于 5% 葡萄糖注射液或氯化钠注射液 500ml 中静脉滴注,每次静脉滴注 1~2 小时,每日 1~3 次;或每次 10 万 U 溶于 5~10ml 氯化钠注射液中,每日缓慢静脉推注 1~3 次。

【注意事项】

1. 本品溶解后应迅速使用。

2. 本品避免与加贝酯或球蛋白制剂混合使用。

【规格】5 万 U;10 万 U

【pH】6.0~7.5

乙型肝炎人免疫球蛋白
Human Hepatitis B Immunoglobulin for
Intravenous Injection

【适应证】主要用于乙型肝炎预防。适用于乙型肝炎表面抗原(HBsAg)阳性的母亲及所生的婴儿;意外感染的人群;与乙型肝炎患者和乙型肝炎病毒携带者密切接触者。

【用法用量】

肌内注射。

母婴阻断:HBsAg 阳性的孕妇从产前 3 个月起每月注射 1 次,每次剂量为 200~400IU;HBsAg 阳性母亲所生的婴儿出生 24 小时内注射本品 100IU。

乙型肝炎的预防:儿童为 100IU,成人为 200IU,必要时可间隔 3~4 周再注射 1 次。

意外感染者:立即(最迟不超过 7 天)注射 8~10IU/kg,隔月再注射 1 次。

【注意事项】

1. 本品不得用于静脉滴注。

2. 本品开启后应一次输注完毕,不得分次使用或给第二个人使用。

【规格】200IU;400IU

【pH】用氯化钠注射液将本品的蛋白质含量稀释成 10g/L,pH 应为 6.4~7.4

静脉注射乙型肝炎人免疫球蛋白(pH4)
Human Hepatitis B Immunoglobulin(pH4)for Intravenous Injection

【适应证】本品与拉米夫定联合,用于预防乙型肝炎病毒(HBV)相关疾病、肝移植患者术后 HBV 再感染。

【用法用量】

静脉滴注:开始时滴速为 1.0mg/min(约 20 滴 / 分钟),持续 15 分钟后若无不良反应,可逐渐加快速度,滴注速度最快不得超过 3.0mg/min(约 60 滴 / 分钟)。

无肝期 4000IU,术后 HBV 脱氧核糖核酸(HBV-DNA)与 HBV 表面抗原(HBsAg)转阴前每天 2000IU,HBV-DNA 或 HBsAg 转阴后 2000IU/ 次。

【注意事项】

本品专供静脉滴注用。

【规格】2000IU：40ml

【pH】3.8~4.0(含 10mg 蛋白质 /ml 氯化钠注射液)

茵栀黄注射液
Yinzhihuang Injection

【适应证】用于肝胆湿热,面目悉黄,胸胁胀痛,恶心呕吐,小便黄赤;急性、迁延性、慢性肝炎属上述证候者。

【用法用量】

静脉滴注:用 10% 葡萄糖注射液 250~500ml 稀释后滴注,滴速不超过 40 滴 / 分钟,一般控制在 15~30 滴 / 分钟,一次 10~20ml;症状缓解后可改用肌内注射,一日 2~4ml。

【注意事项】

1. 禁止使用静脉推注的方法给药。

2. 本品适宜单独使用,不能与其他药物在同一容器中混合使用。谨慎联合用药,如确需联合使用其他药品时,应谨慎考虑间隔时间以及药物相互作用等问题。

3. 本品与葡萄糖酸钙注射液、红霉素、四环素、二甲弗林(回苏灵)注射液、钙剂、酸性药物存在配伍禁忌,尤其不能与青霉素类高敏类药物合并使用。

4. 静脉滴注时必须稀释以后使用。首次用药宜选用小剂量,慢速滴注。

5. 与 5% 葡萄糖注射液、10% 葡萄糖注射液配伍使用,不宜加入其他药物,且应现配现用,并在 2 小时内用完。

【规格】10ml

第五节 其 他

醋酸奥曲肽注射液
Octreotide Acetate Injection

【适应证】用于肝硬化所致的食管—胃静脉曲张出血的紧急治疗;预防胰腺术后的并发症;缓解与胃肠胰内分泌肿瘤有关的症状和体征;经手术、放射治疗或多巴胺受体激动剂治疗失败的肢端肥大症患者;不能或不愿手术的肢端肥大症患者,以及放射治疗尚未生效的间歇期患者。

【用法用量】

食管 - 胃静脉曲张出血:持续静脉滴注 0.025mg/h,最多治疗 5 天,可用氯化钠注射液稀释或葡萄糖注射液稀释。

预防胰腺术后的并发症:0.1mg 皮下注射,每天 3 次,持续治疗 7 天,首次注射应在手术前至少 1 小时进行。

胃肠胰内分泌肿瘤:0.05mg 皮下注射,每天 1~2 次;可逐渐增加剂量至 0.2mg,每天 3 次。

肢端肥大症:0.05~0.1mg 皮下注射,每 8 小时 1 次。多数患者的最适剂量为一日 0.2~0.3mg,最大剂量不应超过一日 1.5mg。

【规格】0.05mg:1ml;0.1mg:1ml;0.3mg:1ml

【pH】3.7~4.7

注射用醋酸奥曲肽
Octreotide Acetate for Injection

【适应证】用于肝硬化所致的食管 - 胃静脉曲张出血的紧急治疗,与特殊治疗(如内镜硬化剂治疗)合用;预防胰腺术后的并发症;缓解与胃肠胰内分泌肿瘤有关的症状和体征;经手术、放射治疗或多巴胺受体激动剂治疗失败的肢端肥大症患者;也适用于不能或不愿手术的肢端肥大症患者,以及放射治疗尚未生效的间歇期患者。

【用法用量】

临用前将本品用 1ml 注射用水或氯化钠注射液充分溶解。

食管—胃静脉曲张出血:持续静脉滴注 0.025mg/h,最多治疗 5 天,可用氯化钠注射液稀释或葡萄糖注射液稀释。

预防胰腺术后的并发症:0.1mg 皮下注射,每天 3 次,持续治疗 7 天,首次注射应在手术前至少 1 小时进行。

胃肠胰内分泌肿瘤:0.05mg 皮下注射,每天 1~2 次;可逐渐增加剂量至 0.2mg,每天 3 次。

肢端肥大症:0.05~0.1mg 皮下注射,每 8 小时 1 次。多数患者的最适剂量为一日 0.2~0.3mg,最大剂量不应超过一日 1.5mg。

【注意事项】

避免在短期内在同一部位多次注射。

【规格】0.1mg;0.3mg

【pH】4.0~6.0(0.05mg/ml 水溶液)

注射用甲磺酸加贝酯
Gabexate Mesylate for Injection

【适应证】用于急性轻型(水肿型)胰腺炎的治疗,也可用于急性出血坏死型胰腺炎的辅助治疗。

【用法用量】

静脉滴注:每次 100mg,治疗开始头 3 天的每日用量为 300mg,症状减轻后改为一日 100mg,疗程为 6~10 天。先以 5ml 注射用水溶解,注于 5% 葡萄糖液或复方氯化钠注射液 500ml 中,供静脉滴注用。静滴速度不宜过快,应控制在 1mg/(kg·h) 以内,不宜超过 2.5mg/(kg·h)。

【注意事项】

1. 本品仅供静脉滴注使用。

2. 勿将药液注入血管外。

3. 多次使用应更换注射部位。

4. 药液应新鲜配制,随配随用。

【规格】0.1g

【pH】4.0~5.0

溴米那普鲁卡因注射液
Bromisovale and Procaine Injection

【适应证】用于神经性呕吐和妊娠呕吐,也用于晕车、胃痉挛等呕吐。

【用法用量】

皮下或肌内注射:一次 2ml,对顽固性呕吐可酌情适当增加注射次数。

【注意事项】

本品不得与碱性药物混合使用。

【规格】2ml

第 七 章

泌尿系统药

第一节 利 尿 药

布美他尼注射液
Bumetanide Injection

【适应证】用于水肿性疾病,尤其应用其他利尿药效果不佳时,本品仍可能有效;用于高血压,当伴有肾功能不全或出现高血压危象时尤为适用;预防急性肾衰竭;高钾血症及高钙血症;稀释性低钠血症;抗利尿激素分泌过多症;急性药物、毒物中毒。

【用法用量】

成人:治疗水肿疾病或高血压,静脉或肌内注射0.5~1mg,必要时每隔2~3小时重复,最大剂量为每日10mg;治疗急性肺水肿,静脉注射,起始1~2mg,必要时隔20分钟重复,也可2~5mg稀释后缓慢滴注(不短于30~60分钟)。

儿童:静脉或肌内注射,一次0.01~0.02mg/kg,必要时每4~6小时1次;新生儿的用药间隔应延长。

【注意事项】

不宜大剂量静脉快速注射。

【规格】0.5mg:2ml;1mg:2ml

【pH】6.5~8.5

注射用布美他尼
Bumetanide for Injection

【适应证】水肿性疾病;高血压;预防急性肾衰竭;高钾血症及高钙血症;稀释性低钠血症;抗利尿激素分泌过多症;急性药物、毒物中毒等的治疗;对某些呋塞米无效的病例仍可能有效。

【用法用量】

静脉或肌内注射:用适量注射用水溶解,静脉注射浓度为 0.1mg/ml,肌内注射浓度为 0.25~0.5mg/ml。

治疗水肿性疾病或高血压:静脉或肌内注射,起始 0.5~1mg,必要时每隔 2~3 小时重复,最大剂量为每日 10mg。

治疗急性肺水肿:静脉注射,起始 1~2mg,必要时每隔 20 分钟重复,也可 2~5mg 稀释后缓慢滴注(不短于 30~60 分钟)。

小儿:肌内或静脉注射,一次 0.01~0.02mg/kg,必要时每 4~6 小时 1 次。

【规格】0.5mg;1.0mg

呋塞米注射液
Furosemide Injection

【适应证】水肿性疾病,包括充血性心力衰竭、肝硬化、肾脏疾病,尤其是应用其他利尿药效果不佳时,应用本类药物仍可能有效;与其他药物合用治疗急性肺水肿和急性脑水肿等;高血压,在高血压的阶梯疗法中,不作为治疗原发性高血压的首选药物,但当噻嗪类药物疗效不佳,尤其当伴有肾功能不全或出现高血压危象时本类药物尤为适用;预防急性肾衰竭,用于各种原因导致的肾脏血流灌注不足;高钾血症及高钙血症;稀释性低钠血症;抗利尿激素分泌过多症;急性药物、毒物中毒,如巴比妥类药物中毒等。

【用法用量】

水肿性疾病:静脉注射,开始 20~40mg,必要时每 2 小时追加剂量。治疗急性左心衰竭时,起始 40mg 静脉注射,必要时追加 80mg/h,直至出现满意的疗效。治疗急性肾衰竭时,可用 200~400mg 加于氯化钠注射液 100ml 内静脉滴注,滴注速度不超过 4mg/min,每日总剂量不超过 1g。慢性肾功能不全:一般每日 40~120mg。

高血压危象:起始 40~80mg 静脉注射。

高钙血症:静脉注射,一次 20~80mg。

治疗小儿水肿性疾病:起始按 1mg/kg 静脉注射,必要时每隔 2 小时追加 1mg/kg,最大剂量可达每日 6mg/kg;新生儿应延长用药间隔。

【注意事项】

1. 肠道外用药宜静脉给药,不主张肌内注射。常规剂量的静脉注射时间应超过 1~2 分钟,大剂量静脉注射时不超过 4mg/min。

2. 本药为加碱制成的钠盐注射液,碱性较高,故静脉注射时宜用氯化钠注射液稀释,而不宜用葡萄糖注射液稀释。

【规格】20mg:2ml

【pH】8.5~9.5

托拉塞米注射液
Torasemide Injection

【适应证】用于需要迅速利尿或不能口服利尿的

充血性心力衰竭、肝硬化腹水、肾脏疾病所致的水肿患者。

【用法用量】

充血性心力衰竭所致的水肿、肝硬化腹水：一般初始剂量为 5mg 或 10mg，每日 1 次，缓慢静脉注射，也可以用 5% 葡萄糖溶液或氯化钠注射液稀释后静脉滴注；如疗效不满意可增加剂量至 20mg，每日 1 次，每日最大剂量为 40mg，疗程不超过 1 周。

肾脏疾病所致的水肿：初始剂量为 20mg，每日 1 次，以后根据需要可逐渐增加剂量至最大剂量每日 100mg，疗程不超过 1 周。

【注意事项】

1. 本品必须缓慢静脉注射。

2. 本品不应与其他药物混合后静脉注射，但可根据需要用氯化钠注射液或 5% 葡萄糖溶液稀释。

【规格】10mg∶1ml；20mg∶2ml

注射用托拉塞米
Torasemide for Injection

【适应证】用于需要迅速利尿或不能口服利尿的充血性心力衰竭、肝硬化腹水、肾脏疾病所致的水肿患者。

【用法用量】

充血性心力衰竭所致的水肿、肝硬化腹水：初始剂量为 5mg 或 10mg，用注射用水溶解，每日 1 次，缓慢静脉注射，也可以用 5% 葡萄糖溶液或氯化钠注射液稀释后静脉滴注；如疗效不满意可增加剂量至 20mg，每日 1 次，每日最大剂量 40mg，疗程不超过 1 周。

肾脏疾病所致的水肿：初始剂量为 20mg，每日 1 次，以后根据需要可逐渐增加剂量至最大剂量每日

100mg,疗程不超过 1 周。

【注意事项】

1. 本品必须缓慢静脉注射。

2. 本品不应与其他药物混合后静脉注射,但可根据需要用氯化钠注射液或 5% 葡萄糖溶液稀释。

【规格】10mg;20mg

第二节　其　　他

注射用甲磺酸去铁胺
Desferrioxamine Mesylate for Injection

【适应证】治疗慢性铁过载、急性铁中毒、晚期肾衰竭(持续透析)患者的慢性铝负荷过载,诊断铁和铝过载。

【用法用量】

治疗慢性铁负荷过载:平均日剂量为 20~60mg/kg,3 岁以下儿童不能超过 40mg/kg。缓慢皮下输注,输血期间可通过靠近注射部位的 Y 形连接器加入输血管;进行强化螯合作用时可用植入式的静脉滴注系统;只有在不适合皮下输注时才进行肌内注射。

急性铁中毒:持续静脉滴注,最大滴注速度为 15mg/(kg·h)。通常在用药 4~6 小时之后减慢滴速,24 小时内的总量不超过 80mg/kg。

终末期肾衰竭患者铝负荷过多:5mg/kg,每周 1 次。

诊断铁或铝过载:肾功能正常的铁负荷过载患者肌内注射 500mg,收集 6 小时尿液,如果尿铁含量为 1~1.5mg,表示有铁负荷过载,超过 1.5mg 者可认为是病理性的;晚期肾衰竭患者血液透析的最后 60 分钟期间,5mg/kg 缓慢静脉滴注,在下一次血液透析开始时取血样再次测定,如果血清铝超过基础水平 150ng/ml 以上,则可认为试验阳性。

【注意事项】

1. 采用静脉注射本品治疗时应缓慢注射,快速注射可引起低血压和休克。

2. 溶液浓度不能超过 10%,以免引起局部皮肤反应。

3. 只有在不适合皮下输注时才进行肌内注射,必要时可用较高浓度肌内注射。

【规格】0.5g

肾康注射液
Shenkang Injection

【适应证】用于慢性肾衰竭属湿浊血瘀证,症见恶心呕吐、口中黏腻、面色晦暗、身重困倦、腰痛、纳呆、腹胀、肌肤甲错、肢体麻木、舌质紫暗或有瘀点、舌苔厚腻、脉涩或细涩。

【用法用量】

静脉滴注:一次 100ml,一日 1 次,使用时用 10% 葡萄糖注射液 300ml 稀释,20~30 滴 / 分。疗程为 4 周。

【注意事项】

1. 本品禁止与其他药物在同一容器(包括输液管)内混合使用。

2. 高血糖患者按每 20ml 药液加入 5% 葡萄糖注射液或氯化钠注射液 40~60ml 中稀释后使用。

【规格】20ml

第 八 章

血液系统药

第一节 促凝血药

氨基己酸注射液
Aminocaproic Acid Injection

【适应证】用于预防及治疗血纤维蛋白溶解亢进引起的各种出血;弥散性血管内凝血晚期,以预防继发性纤溶亢进症。

【用法用量】

静脉滴注:初量可取 4~6g(20% 溶液)溶于 100ml 氯化钠注射液或 5%~10% 葡萄糖溶液中,于 15~30 分钟内滴完;持续剂量为 1g/h,维持 12~24 小时或更久。本品在体内抑制纤维蛋白溶解的有效浓度至少为 130μg/ml。对外科手术出血或内科大量出血者迅速止血,要求迅速达到上述血液浓度。

局部应用:0.5% 溶液冲洗膀胱用于术后膀胱出血,拔牙后可用 10% 溶液漱口和蘸药的棉球填塞伤口,亦可用 5%~10% 溶液纱布浸泡后敷帖伤口。

【注意事项】

本品不宜与酚磺乙胺混合注射。

【规格】2.0g:10ml

【pH】7.0~8.0

氨甲苯酸注射液
Aminomethylbenzoic Acid Injection

【适应证】用于因原发性纤维蛋白溶解过度所引起的出血,包括急性和慢性、局限性或全身性高纤溶出血,后者常见于癌肿、白血病、妇产科意外、严重肝病出血等。

【用法用量】

静脉注射或滴注:一次 0.1~0.3g,一日不超过 0.6g。

【注意事项】

与青霉素或尿激酶等溶栓剂有配伍禁忌。

【规格】0.1g:10ml

氨甲环酸注射液
Tranexamic Acid Injection

【适应证】用于治疗急性或慢性、局限性或全身性原发性纤维蛋白溶解亢进所致的各种出血。

【用法用量】

静脉注射或滴注:静脉注射液以 25% 葡萄糖液稀释,静脉滴注液以 5%~10% 葡萄糖液稀释,一次 0.25~0.5g,一日 0.75~2g。防止手术前后出血可参考上述剂量,治疗原发性纤维蛋白溶解所致的出血剂量可酌情加大。

【注意事项】

本品与青霉素或输注血液有配伍禁忌。

【规格】0.2g:2ml;0.25g:5ml;0.5g:5ml;1.0g:10ml

【pH】6.5~8.0

注射用氨甲环酸
Tranexamic Acid for Injection

【适应证】用于急性或慢性、局限性或全身性原发性纤维蛋白溶解亢进所致的各种出血。

【用法用量】

静脉滴注:用氯化钠注射液、5% 或 10% 葡萄糖注射液稀释后缓慢静脉滴注。一次 0.25~0.5g,必要时可每日 1~2g,分 1~2 次给药。为治疗原发性纤维蛋白溶解所致的出血,剂量可酌情加大。

【注意事项】

本品与青霉素或输注血液有配伍禁忌。

【规格】0.5g;1.0g

氨甲环酸氯化钠注射液
Tranexamic Acid and Sodium Chloride Injection

【适应证】用于急性或慢性、局限性或全身性原发性纤维蛋白溶解亢进所致的各种出血。

【用法用量】

静脉滴注:一次 0.25~0.5g,必要时可每日 1~2g,分1~2 次给药。

【注意事项】

本品与青霉素或输注血液有配伍禁忌。

【规格】1.0g∶100ml

二乙酰氨乙酸乙二胺注射液
Ethylenediamine Diaceturate Injection

【适应证】用于预防和治疗各种原因所致的出血。

【用法用量】

肌内注射:一次 0.2g,一日 1~2 次。

静脉注射:一次 0.4g,以 5% 葡萄糖注射液 20ml 稀释后使用,一日 1~2 次。

静脉滴注:一次 0.6g,以 5% 葡萄糖注射液 250~500ml 稀释后使用,一日最高限量为 1.2g。

遇急救性情况,第一次可大剂量静脉注射和滴注同时应用。

【规格】0.2g∶2ml;0.3g∶5ml

注射用二乙酰氨乙酸乙二胺

Ethylenediamine Diaceturate for Injection

【适应证】用于预防和治疗各种原因所致的出血。对手术渗血、外科出血、呼吸道出血、五官出血、妇科出血、痔出血、泌尿道出血、肿瘤出血、消化道出血、颅脑出血等均有较好疗效。

【用法用量】

静脉注射、滴注或肌内注射。凡遇急救性情况,第一次可大剂量静脉注射和滴注同时应用。

肌内注射:每次 0.2g,每日 1~2 次,以注射用水溶解后使用。

静脉注射:每次 0.4g,每日 1~2 次,以 5% 葡萄糖注射液 20ml 溶解并稀释后使用。

静脉滴注:常用量为每次 0.6g,每日最高限量为 1.2g,以 5% 葡萄糖注射液 250~500ml 溶解稀释后使用。

【注意事项】

由于本品与其他药物的相互作用尚不明确,故应谨慎配伍用药。

【规格】0.2g;0.4g;0.6g

二乙酰氨乙酸乙二胺氯化钠注射液
Ethylenediamine Diaceturate and Sodium Chloride Injection

【适应证】用于预防和治疗各种原因所致的出血。对手术渗血、外科出血、呼吸道出血、五官出血、妇科出血、痔出血、泌尿道出血、肿瘤出血、消化道出血、颅脑出血等均有较好疗效。

【用法用量】

静脉滴注：常用量为每次 0.6g，每日最高限量为 1.2g。

【注意事项】

本品一次使用，剩余的药液切勿再储存使用。

【规格】0.2g：100ml；0.6g：250ml

酚磺乙胺注射液
Etamsylate Injection

【适应证】用于防治各种手术前后的出血，也可用于血小板功能不良、血管脆性增加而引起的出血。

【用法用量】

肌内或静脉注射：一次 0.25~0.5g，一日 0.5~1.5g。静脉滴注：一次 0.25~0.75g，一日 2~3 次，稀释后滴注。可稀释于 0.9% 氯化钠注射液或 5% 葡萄糖注射液中使用。

预防手术后出血：术前 15~30 分钟静脉滴注或肌内注射 0.25~0.5g，必要时 2 小时后再注射 0.25g。

儿童剂量：每次 10mg/kg。

【注意事项】

本品可与维生素 K 注射液混合使用,但不可与氨基己酸注射液混合使用。

【规格】0.5g：2ml；1.0g：5ml

人凝血酶原复合物
Human Prothrombin Complex

【适应证】用于治疗先天性和获得性凝血因子Ⅱ、Ⅶ、Ⅸ、Ⅹ缺乏症;抗凝剂过量、维生素 K 缺乏症;肝病导致的出血患者需要纠正凝血功能障碍时;各种原因所致的凝血酶原时间延长而拟做外科手术的患者;治疗已产生因子Ⅷ抑制物的甲型血友病患者的出血症状;逆转香豆素类抗凝剂诱导的出血。

【用法用量】

静脉滴注:用前应先将本品及其溶解液预温至 20~25℃,注入预温的溶解液,轻轻转动直至本品完全溶解,用带有滤网装置的输血器进行静脉滴注。滴注速度开始要缓慢,约 15 滴 / 分钟,15 分钟后稍加快滴注速度(40~60 滴 / 分钟),一般在 30~60 分钟左右滴完。

一般输注 10~20IU/kg,以后凝血因子Ⅸ缺乏者每隔 24 小时、凝血因子Ⅱ和凝血因子Ⅹ缺乏者每隔 24~48 小时、凝血因子Ⅶ缺乏者每隔 6~8 小时,一般历时 2~3 天。

【注意事项】

1. 本品专供静脉滴注,不得用于静脉外的注射途径。

2. 制品一旦开瓶应立即使用(一般不得超过 3 小时),未用完的部分不能保留再用。

3. 不可与其他药物合用。

【规格】200IU：20ml

【pH】6.5~7.5

注射用重组人凝血因子Ⅶa

Recombinant Human Coagulation Factor Ⅶa for Injection

【适应证】用于下列患者群体的出血发作及预防在外科手术过程中或有创操作中的出血。凝血因子Ⅶ或Ⅸ的抑制物 >5BU 的先天性血友病患者;预计对注射凝血因子Ⅶ或凝血因子Ⅸ,具有高记忆应答的先天性血友病患者;获得性血友病患者;先天性FⅦ缺乏症患者;具有 GPⅡb-Ⅲa 和(或)HLA 抗体和既往或现在对血小板输注无效或不佳的血小板无力症患者。

【用法用量】

静脉推注给药,用所附注射用水溶解。

伴有抑制物的血友病 A 或 B 或获得性血友病:用量应在出血发作开始后尽早给予。起始剂量为90μg/kg,最初间隔 2~3 小时,可增至每隔 4、6、8 和 12 小时给药。

轻至中度出血:90μg/kg,间隔 3 小时给药 2~3 次;或一次给药 270μg/kg。

严重出血:90μg/kg,间隔 2~3 小时重复持续 1~2 天,之后每隔 4、6、8 和 12 小时给药,持续 2~3 周。

外科手术或有创操作中的出血:90μg/kg,2 小时后重复,24~28 小时内间隔 2~3 小时给药。

获得性血友病:90μg/kg,最初间隔 2~3 小时,达到止血效果后,间隔 4、6、8 和 12 小时给药。

凝血因子Ⅶ缺乏:15~30μg/kg,每隔 4~6 小时给药。

血小板无力症:90μg/kg,用药间隔 2 小时,至少给药 3 次。

【注意事项】

1. 不得以滴注方式给药。

2. 本品配成溶液后应立即使用。

3. 本品不得与输液混合。

【规格】1mg；2mg；5mg

人凝血因子Ⅷ

Human Coagulation Factor Ⅷ

【适应证】对缺乏人凝血因子Ⅷ所致的凝血功能障碍具有纠正作用，主要用于防治甲型血友病和获得性凝血因子Ⅷ缺乏而致的出血症状及这类患者的手术出血治疗。

【用法用量】

静脉滴注：用前应先以 25~37℃灭菌注射用水或 5% 葡萄糖注射液注入瓶内，轻轻摇动，滴注速度一般以 60 滴 / 分钟左右为宜。

所需因子Ⅷ单位（IU）/ 次 =0.5 × 患者体重（kg）× 需提升的因子Ⅷ活性水平（正常水平的 %）。

轻至中度出血：单一剂量 10~15IU/kg，将因子Ⅷ水平提高到正常人水平的 20%~30%。

较严重的出血或小手术：需将因子Ⅷ水平提高到正常人水平的 30%~50%，通常首次剂量为 15~25IU/kg，如需要，每隔 8~12 小时给予维持剂量 10~15IU/kg。

大出血：危及生命的出血，首次剂量为 40IU/kg，然后每隔 8~12 小时给予维持剂量 20~25IU/kg。疗程需由医师决定。

手术：手术开始时血液中的因子Ⅷ浓度需达到正常水平的 60%~120%，通常在术前按 30~40IU/kg 给药。术后 4 天内的因子Ⅷ最低应保持在正常人水平的 60%，接下去的 4 天减至 40%。

获得性因子Ⅷ抑制物增多症：一般超过治疗血友病患者所需剂量的 1 倍以上。

【注意事项】

1. 专供静脉滴注，本品不得用于静脉外的注射途径。

2. 制品刚从冰箱取出或在冬季温度较低时，应特别注意使制品温度升高到 25~37℃，然后进行溶解，否则易析出沉淀。本品溶解后一般为澄清略带乳光的溶液，允许微量细小的蛋白颗粒存在，为此用于输注的输血器必须带有滤网装置。但如发现有大块不溶物时，则不可使用。

3. 本品一旦被溶解后应立即使用，并在 1 小时内输完，未用完的部分必须弃去。

【规格】50IU；100IU；200IU

【pH】6.5~7.5

注射用重组人凝血因子Ⅷ
Recombinant Coagulation Factor Ⅷ for Injection

【适应证】用于血浆凝血因子Ⅷ(FⅧ)缺乏的甲型血友病的治疗。在纠正或预防出血、急诊或择期手术中，本品起到暂时代替缺失的凝血因子的作用。

【用法用量】

静脉注射：稀释液和药物（浓缩剂）加温到不超过 37℃，将所附稀释液加入所附浓缩剂的瓶壁上，轻摇直到浓缩剂完全溶解，避免产生过多的气泡。注射速度应根据每个患者的反应，5~10 分钟或更短时间内注射完。

所需剂量(IU)＝患者体重(kg)×预计因子Ⅷ升高值/(2%/IU/kg)。

轻度出血:一次10~20IU/kg,将因子Ⅷ水平提高到正常人水平的20%~40%。

中度出血:一次15~30IU/kg,将因子Ⅷ水平提高到正常人水平的30%~60%。

危及生命的出血:首次剂量为40~50IU/kg,然后每隔8~12小时给予20~25IU/kg将因子Ⅷ水平提高到正常人水平的80%~100%。

手术:术前按50IU/kg给药,12小时后可重复,将因子Ⅷ最保持在正常人水平的100%。

【注意事项】

本品需冷藏(2~8℃),室温下(不超过25℃)可保存3个月,禁止冷冻。

【规格】250IU;500IU;1000IU

【pH】6.5~7.5

人纤维蛋白原
Human Fibrinogen

【适应证】先天性纤维蛋白原减少或缺乏症、获得性纤维蛋白原减少症;严重的肝脏损伤;肝硬化;弥散性血管内凝血;产后大出血和因大手术、外伤或是内出血等引起的纤维蛋白原缺乏而造成的凝血障碍。

【用法用量】

静脉滴注:使用前先将本品及所附灭菌注射用水预温至30~37℃,注入预温的灭菌注射用水,置30~37℃水浴中轻轻摇动使制品全部溶解(切忌剧烈振摇以免蛋白变性)。一般首次给药1~2g。

【注意事项】

1. 本品专供静脉滴注。滴注速度一般以 60 滴 / 分钟左右为宜。

2. 本品溶解后为澄清略带乳光的溶液，允许有少量细小的蛋白颗粒存在，为此用于输注的输血器应带有滤网装置。但如发现有大量或大块不溶物时，不可使用。

3. 在寒冷季节溶解本品或制品刚从冷处取出温度较低的情况下，应特别注意先使制品和溶解液的温度升高到 30~37℃，然后进行溶解。温度过低往往会造成溶解困难并导致蛋白变性。

4. 本品一旦溶解应尽快使用，不得分次或给第二人输用。

【规格】0.5g

【pH】6.5~7.5（蛋白质含量 10mg/ml 氯化钠注射液溶液）

醋酸去氨加压素注射液
Desmopressin Acetate Injection

【适应证】在介入性治疗或诊断性手术前，使延长的出血时间缩短或恢复正常；适用于先天性或药物诱发的血小板功能障碍、尿毒症、肝硬化及不明原因而引起的出血时间延长的患者。使延长的出血时间缩短或恢复正常；轻度甲型血友病及血管性血友病患者，可用于控制及预防小型手术时的出血；可用于治疗中枢性尿崩症；可用作测试肾尿液浓缩功能。

【用法用量】

控制出血或手术前预防出血：0.3μg/kg 用氯化钠注射液稀释至 50~100ml，在 15~30 分钟内静脉滴注；若效果显著,可间隔 6~12 小时重复给药 1~2 次;若再次重复给药可能会降低疗效。

中枢性尿崩症:静脉注射,成人每天 1~2 次,每次 1~4μg;1 岁以上的儿童每天 1~2 次,每次 0.1~1μg;1 岁以下的儿童首剂量为 0.05μg,然后根据患者的尿量和电解质状态进行滴注。

肾尿液浓缩功能试验:肌内或皮下注射,成人 4μg;1 岁以上的儿童每天 1~2μg;1 岁以下的婴儿剂量为 0.4μg。

【注意事项】

本品注射液通常采用静脉给药,但如有需要,也可进行肌内或皮下给药。

【规格】4μg：1ml;15μg：1ml

【pH】3.5~5.0

注射用特利加压素
Glypressin for Injection

【适应证】治疗食管静脉曲张出血。

【用法用量】

每 1mg 注射粉针剂用 5ml 氯化钠注射液溶解,缓慢进行静脉注射。

开始剂量为 2mg,缓慢进行静脉注射 1 分钟以上。

维持剂量为每 4~6 小时静脉给药 1~2mg,直至出血得到控制,治疗时间为 24~48 小时。

每日最大剂量为 120~150μg/kg。

【注意事项】

已配制的溶液必须尽快使用,并在 12 小时内用完。

【规格】1mg

维生素 K₁ 注射液
Vitamin K₁ Injection

【适应证】用于维生素 K 缺乏引起的出血。

【用法用量】

低凝血酶原血症:肌内或深部皮下注射,每次 10mg,每日 1~2 次,24 小时总量不超过 40mg。

预防新生儿出血:可于分娩前 12~24 小时给母亲肌内注射或缓慢静脉注射 2~5mg;也可在新生儿出生后肌内或皮下注射 0.5~1mg,8 小时后可重复。

新生儿出血症:肌内或皮下注射,每次 1mg,8 小时后可重复给药。

【注意事项】

1. 本品用于静脉注射宜缓慢,给药速度不应超过 1mg/min。

2. 本品与苯妥英钠混合 2 小时后可出现颗粒状沉淀,与维生素 C、维生素 B₁₂、右旋糖酐混合易出现浑浊。

3. 本品应避免冻结,如有油滴析出或分层则不宜使用,但可在遮光条件下加热至 70~80℃,振摇使其自然冷却,如可见异物正常仍可继续使用。

【规格】10mg:1ml

【pH】5.0~6.5

亚硫酸氢钠甲萘醌注射液
Menadione Sodium Bisulfite Injection

【适应证】用于维生素 K 缺乏所引起的出血性疾病,如新生儿出血、肠道吸收不良所致的维生素 K 缺乏及低凝血酶原血症等。

【用法用量】

止血:肌内注射,一次 2~4mg,一日 4~8mg。

防止新生儿出血:可在产前 1 周给孕妇肌内注射,一日 2~4mg。

【规格】4mg:1ml

【pH】2.0~4.0

蛇毒血凝酶注射液
Hemocoagulase Injection

【适应证】用于需减少流血或止血的各种医疗情况;也可用于预防出血。

【用法用量】

静脉、肌内或皮下注射,也可局部用药。

一般出血:成人 1~2U,儿童 0.3~0.5U。

紧急出血:立即静脉注射 0.25~0.5U,同时肌内注射 1U。

各类外科手术:手术前一天晚上肌内注射 1U,术前 1 小时肌内注射 1U,术前 15 分钟静脉注射 1U,术后 3 天每天肌内注射 1U。

咯血:每 12 小时皮下注射 1U,必要时,开始时再加静脉注射 1U,加入 10ml 氯化钠注射液中混合注射。

异常出血:剂量加倍,间隔 6 小时肌内注射 1U,至出血完全停止。

【规格】1U:1ml

注射用白眉蛇毒血凝酶
Hemocoagulase for Injection

【适应证】用于需减少流血或止血的各种医疗情

况,如外科、内科、妇产科、眼科、耳鼻咽喉科、口腔科等临床科室的出血及出血性疾病;也可用于预防出血,如手术前用药,可避免或减少手术部位及手术后出血。

【用法用量】

静脉、肌内或皮下注射,也可局部用药。

一般出血:成人 1~2KU,儿童 0.3~0.5KU。

紧急出血:立即静脉注射 0.25~0.5KU,同时肌内注射 1KU。

各类外科手术:手术前一天晚上肌内注射 1KU,术前 1 小时肌内注射 1KU,术前 15 分钟静脉注射 1KU,术后 3 天每天肌内注射 1KU。

咯血:每 12 小时皮下注射 1KU,必要时,开始时再加静脉注射 1KU,加入 10ml 氯化钠注射液中混合注射。

异常出血:间隔 6 小时肌内注射 1KU,至出血完全停止。

【注意事项】

1. 本品溶解后应当日用完。

2. 本品不宜与其他药物混合静脉注射。

【规格】1KU

注射用尖吻蝮蛇血凝酶

Haemocoagulase Agkistrodon for Injection

【适应证】用于外科手术浅表创面渗血的止血,是否使用需要根据外科医师对伤口出血情况的判断。

【用法用量】

静脉注射:每次 2U,用 1ml 注射用水溶解。术前15~20 分钟给药。

【注意事项】

1. 本品溶解后应当日用完。

2. 本品不宜与其他药物混合静脉注射。

【规格】1U

注射用矛头腹蛇血凝酶
Hemocoagulase Bothrops Atrox for Injection

【适应证】用于需减少流血或止血的各种医疗情况,也可用于预防出血。

【用法用量】

静脉、肌内或皮下注射,也可局部用药。

一般出血:成人 1~2U,儿童 0.3~0.5U。

紧急出血:立即静脉注射 0.25~0.5U,同时肌内注射 1U。

各类外科手术:手术前一天晚上肌内注射 1U,术前 1 小时肌内注射 1U,术前 15 分钟静脉注射 1U,术后 3 天每天肌内注射 1U。

咯血:每 12 小时皮下注射 1U,必要时,开始时再加静脉注射 1U,加入 10ml 氯化钠注射液中混合注射。

异常出血:剂量加倍,间隔 6 小时肌内注射 1U,至出血完全停止。

【规格】0.5U

硫酸鱼精蛋白注射液
Protamine Sulfate Injection

【适应证】用于因注射肝素过量所引起的出血。

【用法用量】

静脉注射:抗肝素过量,用量与最后一次的肝素使用量相当(1mg 硫酸鱼精蛋白可中和 100U 肝素)。每次不超过 50mg,一般以 5mg/min 的速度静脉注射,在

10 分钟内的注入量以不超过 50mg 为度，2 小时内不宜超过 100mg。儿童用量为 25mg。

儿童静脉滴注：抗自发性出血，每日 5~8mg/kg，分 2 次，间隔 6 小时，每次以 300~500ml 氯化钠注射液稀释后使用，3 日后改用半量，一次用量不超过 25mg。

【注意事项】

禁与碱性物质接触，注射器具不能带有碱性。

【规格】50mg：5ml

【pH】2.5~3.5

第二节 抗凝血药

肝素钠注射液
Heparin Sodium Injection

【适应证】用于防治血栓形成或栓塞性疾病（如心肌梗死、血栓性静脉炎、肺栓塞等）；各种原因引起的弥散性血管内凝血（DIC）；也用于血液透析、体外循环、导管术、微血管手术等操作中及某些血液标本或器械的抗凝处理。

【用法用量】

深部皮下注射：首次 5000~10 000IU，以后每 8 小时给予 8000~10 000IU 或每 12 小时给予 15 000~20 000IU；每 24 小时内的总量为 30 000~40 000IU，一般均能达到满意的效果。

静脉注射：首次 5000~10 000IU，之后每 4 小时给予 100IU/kg，用氯化钠注射液稀释后应用。

静脉滴注：每日 20 000~40 000IU，加至氯化钠注射液 1000ml 中持续滴注。滴注前可先静脉注射 5000IU 作为初始剂量。

预防性治疗:高危血栓形成患者,大多是用于腹部手术之后,以防止深部静脉血栓。在外科手术前 2 小时先给 5000IU 肝素皮下注射,但麻醉方式应避免硬膜外麻醉,然后每隔 8~12 小时给药 5000IU,共约 7 日。

儿童:静脉注射,50IU/kg,以后每 4 小时给予 50~100IU;静脉滴注,50IU/kg,以后 24 小时按体重给予 20 000IU/m², 加入氯化钠注射液中缓慢滴注。

【注意事项】

1. 肝素与透明质酸酶混合注射,既能减轻肌内注射痛,又可促进肝素吸收。但肝素可抑制透明质酸酶的活性,故两者应临时配伍使用,药物混合后不宜久置。

2. 下列药物与本品有配伍禁忌:卡那霉素、阿米卡星、柔红霉素、乳糖酸红霉素、硫酸庆大霉素、氢化可的松琥珀酸钠、多黏菌素 B、多柔比星(阿霉素)、妥布霉素、万古霉素、头孢孟多、头孢哌酮(头孢氧哌唑)、头孢噻吩钠、氯喹、氯丙嗪、异丙嗪、麻醉性镇痛药。

【规格】 12 500IU:2ml

【pH】 5.5~8.0

低分子肝素钠注射液
Low Molecular Weight Heparin Sodium Injection

【适应证】预防血栓栓塞性疾病,特别是预防普外手术或骨科手术中的高危患者;治疗血栓栓塞性疾病;在血液透析中预防血凝块形成。

【用法用量】

普外科手术:术前 2 小时皮下注射 0.3ml(3200IUaXa),此后每 24 小时 1 次,一般在术后 7 天。

骨科手术:术前 12 小时和术后 12 小时各皮下注

射 0.4ml(4250IUaXa),一般至少持续 10 天。

治疗血栓栓塞性疾病:0.4~0.6ml(4250~6400IUaXa),每日 2 次皮下给药,通常疗程为 10 天。

血透中预防血凝块形成:于透析开始从透析管道动脉端一次性注入。对没有出血危险的患者,根据体重使用下列起始剂量:50~69 岁给予 0.4ml(4250IUaXa),超过 70 岁给予 0.6ml(6400IUaXa);在有出血危险的患者血透时,用量为上述推荐剂量的一半。若血透时间超过 4 小时,可再给予一个小剂量。

【注意事项】

本品严禁肌内注射。

【规格】3200IUaXa:0.3ml;4250IUaXa:0.4ml;6400IUaXa:0.6ml

低分子量肝素钠注射液
Low Molecular Weight Heparin Sodium Injection

【适应证】治疗急性深部静脉血栓;血液透析时预防血凝块形成;治疗不稳定型心绞痛和非 Q 波心肌梗死;预防与手术有关的血栓形成。

【用法用量】

治疗急性深部静脉血栓:200IU/kg,皮下注射每日 1 次,每日总量不可超过 18 000IU;100IU/kg,皮下注射每日 2 次,该剂量适用于出血危险较高的患者。治疗至少需要 5 天。

血液透析期间预防血凝块形成:血液透析不超过 4 小时,每次透析开始时,应从血管通道动脉端注入 5000IU;血液透析超过 4 小时,每小时须追加上述剂量的 1/4。

治疗不稳定型心绞痛和非 Q 波心肌梗死:皮下注

射 120IU/kg,每日 2 次,最大剂量为 10 000IU/12 小时,
至少治疗 6 天。

预防与手术有关的血栓形成:伴有血栓栓塞并发
症危险的大手术,术前 1~2 小时皮下注射 2500IU,术后
每日皮下注射 2500IU,一般需 5~7 天或更长时间。

具有其他危险因素的大手术和矫形手术:术前晚
间皮下注射 5000IU,术后每晚皮下注射 5000IU。治疗
须持续到患者可活动为止,一般需 5~7 天或更长时间。
也可术前 1~2 小时皮下注射 2500IU,术后 8~12 小时皮
下注射 2500IU,然后每日早晨皮下注射 5000IU。

【注意事项】

禁止肌内注射。

【规格】5000IU:0.4ml

注射用低分子量肝素钠
Low Molecular Weight Heparin Sodium for Injection

【适应证】用于血液透析体外循环中预防血栓形
成,也用于预防深部静脉血栓形成。

【用法用量】

临用前,按 5000IU 加注射用水 1ml 溶解。

血液透析时预防血栓形成:每次透析开始时,应从
动脉血管通路给予。

预防深度静脉血栓形成:手术前 1~2 小时深部皮
下注射 2500IU,手术后每天皮下注射 2500IU,连续用
药 5 天。

【注意事项】

不能用于肌内注射,肌注可致局部血肿。

【规格】5000IU

达肝素钠注射液
Dalteparin Sodium Injection

【适应证】治疗急性深静脉血栓;急性肾衰竭或慢性肾功能不全者进行血液透析和血液过滤期间预防在体外循环系统中发生凝血;治疗不稳定型冠状动脉疾病;预防与手术有关的血栓形成。

【用法用量】

急性深静脉血栓的治疗:皮下注射,一次 200IU/kg,每日 1 次,每日总量不可超过 18 000IU;或 100IU/kg,每日 2 次。持续静脉滴注,用生理氯化钠或 5% 葡萄糖注射液溶解,初始剂量为 100IU/kg,每 12 小时可重复给药。

血液透析和血液过滤期间预防凝血:慢性肾衰竭,血液透析和血液过滤不超过 4 小时,静脉快速注射 5000IU;血液透析和血液过滤超过 4 小时,静脉快速注射 30~40IU/kg,继以 10~15IU/(kg·h)静脉滴注。急性肾衰竭,患者有高度出血风险,静脉快速注射 5~10IU/kg,继以 4~5IU/(kg·h)静脉滴注。

不稳定型冠状动脉疾病:皮下注射 120IU/kg,每日 2 次;最大剂量为 10 000IU/12h,至少治疗 6 天。

预防与手术有关的血栓形成:中度血栓风险的患者,术前 1~2 小时皮下注射 2500IU,术后每日 2500IU,一般需 5~7 天或更长时间。高度血栓风险的患者,术前晚间皮下注射 5000IU,术后每晚皮下注射 5000IU,一般需 5~7 天或更长时间;另外也可术前 1~2 小时皮下注射 2500IU,术后 8~12 小时皮下注射 2500IU,然后每日早晨皮下注射 5000IU。

【注意事项】

与氯化钠注射液（9mg/ml）或葡萄糖注射液（50mg/ml）相容；溶液必须在 12 小时内使用。

【规格】2500IU：0.2ml；5000IU：0.2ml；7500IU：0.3ml

磺达肝癸钠注射液
Fondaparinux Sodium Injection

【适应证】用于进行下肢重大骨科手术的患者，预防静脉血栓栓塞事件的发生。用于无指征进行紧急的不稳定型心绞痛或非 ST 段抬高心肌梗死患者的治疗。用于使用溶栓或初始不接受其他形式的再灌注治疗的 ST 段抬高心肌梗死患者的治疗。

【用法用量】

皮下注射：一次 2.5mg，每日 1 次，手术后皮下注射给药。

不稳定型心绞痛或非 ST 段抬高心肌梗死：2.5mg，每日 1 次皮下注射。

ST 段抬高心肌梗死：2.5mg，每日 1 次，首剂静脉给药，之后原剂量皮下注射。

【注意事项】

不可肌内注射给药。

【规格】2.5mg：0.5ml

依诺肝素钠注射液
Enoxaparin Sodium Injection

【适应证】预防静脉血栓栓塞性疾病，尤其与某些手术有关的栓塞；用于血液透析体外循环中防止血栓形成；治疗深静脉血栓形成；治疗急性不稳定型心绞痛及非 Q 波心梗梗死,与阿司匹林同用。

【用法用量】

皮下注射,用于血液透析体外循环时为血管内途径给药。

预防静脉血栓栓塞性疾病:当患者有中度血栓形成危险时,本品 2000 或 4000A X aIU,每日 1 次皮下注射。在普外手术中,应于术前 2 小时给予第一次皮下注射。当患者有高度血栓形成倾向时,术前 12 小时开始给药,每日 1 次皮下注射 4000A X aIU。治疗一般应持续 7~10 天。在内科治疗患者中,预防静脉血栓栓塞性疾病每日 1 次皮下给药 4000 A X aIU。治疗时间最短应为 6 天,最长为 14 天。

治疗伴有或不伴有肺栓寒的深静脉血栓:每日 1 次注射 150A X aIU/kg 或每日 2 次 100A X aIU/kg。当患者合并栓塞性疾病时,推荐每日 2 次给药 100A X aIU/kg。治疗一般为 10 天。

治疗不稳定型心绞痛及非 Q 波心梗:皮下注射,每次 100A X aIU/kg,每 12 小时给药 1 次。

用于血液透析体外循环中防止血栓形成:100IU/kg。

【注意事项】

1. 禁止肌内注射。

2. 在注射之前不需排出注射器内的气泡,预装药液注射器可供直接使用,应于患者平躺后进行注射。

3. 注射时针头应垂直刺入皮肤而不应呈角度,在整个注射过程中,用拇指和示指将皮肤捏起,并将针头全部扎入皮肤皱褶内注射。

4. 应于左、右腹壁的前外侧或后外侧皮下组织内交替给药。

【规格】2000A X aIU:0.2ml;4000A X aIU:0.4ml;6000A X aIU:0.6ml;8000A X aIU:0.8ml;10 000A X aIU:

1.0ml

肝素钙注射液

Heparin Calcium Injection

【适应证】抗凝血药,可阻抑血液的凝固过程,用于防止血栓的形成。

【用法用量】

皮下注射。

深部皮下注射:首次 5000~10 000IU,以后每 8 小时给予 5000~10 000IU 或每 12 小时给予 10 000~20 000IU,或根据凝血试验监测结果调整。

静脉注射:首次 5000~10 000IU,以后每 4 小时给予 50~100IU/kg,或根据凝血试验监测结果确定。用前先以氯化钠注射液 50~100ml 稀释。

静脉滴注:每日 20 000~40 000IU,加至氯化钠注射液 1000ml 中 24 小时持续滴注,之前常先以 5000IU 静脉注射作为初始剂量。

预防性应用:术前 2 小时深部皮下注射 5000IU,之后每 8~12 小时重复上述剂量,持续 7 天。

儿童:静脉注射,首次剂量为 50IU/kg,之后每 4 小时给予 50~100IU/kg。静脉滴注,首次 50IU/kg,之后 50~100IU/kg,每 4 小时 1 次;或 10 000~20 000IU/m², 24 小时持续滴注。对于心血管外科手术,同成人常用量;对于弥散性血管内凝血,每 4 小时给予 25~50IU/kg 持续静脉滴注。

【注意事项】

不可肌内注射给药。

【规格】5000IU∶1ml;7500IU∶1ml;10 000IU∶1ml;10 000IU∶2ml

【pH】5.5~8.0

低分子量肝素钙注射液（4100IU）
Low Molecular Weight Heparin Calcium Injection

【适应证】用于预防和治疗深部静脉血栓形成，血液透析时预防血凝块形成。

【用法用量】

皮下注射给药，在血透中通过血管内注射给药。

透析时预防血凝块的形成：体重 <50kg、50~69kg 和≥70kg，分别给予 0.3、0.4 和 0.6ml，从血管通道动脉端注入。

预防深部静脉血栓形成：手术前 2~4 小时皮下注射，每日 0.3ml，至少 7 天。

治疗深部静脉血栓形成：一般每日 184~200IU/kg，分 2 次，持续 10 天。

【注意事项】

禁止肌内注射给药。

【规格】4100IU：0.4ml

低分子量肝素钙注射液（6000IU）
Low Molecular Weight Heparin Calcium Injection

【适应证】治疗深部静脉血栓形成；用于血液透析体外循环中预防血凝块形成；预防与手术有关的血栓形成。

【用法用量】

深部静脉血栓形成：每次 85IU/kg，每日 2 次皮下注射，间隔 12 小时。可依据患者的体重范围，按 0.1ml/10kg 的剂量每 12 小时注射 1 次。

透析时预防体外循环中血凝块形成:每次血透开始时应从动脉端给予单一剂量 4000A X aIU。

预防与手术有关的血栓形成:普外科手术,术前 2~4 小时皮下注射 4000A X aIU,手术后每天皮下注射 4000A X aIU,连续用药 5 天;骨科手术,术前 12 小时皮下注射 4000A X aIU,手术后每天皮下注射 4000A X aIU,连续用药 5 天。

【注意事项】

1. 禁止肌内注射给药。

2. 皮下注射时通常的注射部位是腹壁前外侧,左右交替。针头应垂直而不是斜着进入捏起的皮肤皱褶,应用拇指和示指捏住皮肤皱褶直到注射完成。

3. 不能与其他制剂混合。

【规格】6000IU∶0.6ml

【pH】5.5~8.0

注射用低分子量肝素钙
Low Molecular Weight Heparin Calcium for Injection

【适应证】用于血液透析时预防血凝块形成,也可用于预防和治疗深部静脉血栓形成。

【用法用量】

血透时预防血凝块形成:用时加注射用水 1ml 溶解。每次透析开始时,应从血管通道动脉端注入 5000IU 本品,或 100IU/kg。

用于预防和治疗深部静脉血栓形成:用时加注射用水 1ml 溶解。手术前 1~2 小时皮下注射 2500IU,手术后每天皮下注射 2500IU,术后连续用药 5 天。

【注意事项】

不能用于肌内注射。

【规格】2500IU；5000IU

【pH】5.5~8.0（1000IU/ml 水溶液）

那屈肝素钙注射液

Nadroparin Calcium Injection

【适应证】在外科手术中,用于静脉血栓形成中度或高度危险的情况,预防静脉血栓栓塞性疾病;治疗已形成的深静脉血栓;联合阿司匹林用于不稳定型心绞痛和非 Q 波心肌梗死急性期的治疗;在血液透析中预防体外循环中的血凝块形成。

【用法用量】

在预防和治疗中,通过皮下注射给药;在血透中,通过血管内注射给药。

预防性治疗:中度血栓栓塞形成危险的手术,每日注射 2850IU(0.3ml),术前 2 小时进行注射;高度血栓栓塞形成危险的手术,如髋关节和膝关节手术,每日 38IU/kg,术前 12 小时给药,术后 12 小时给药 1 次。

治疗性用药:已形成的深静脉栓塞,每次注射剂量为 85IU/kg,使用时间不应超过 10 天;不稳定型心绞痛和非 Q 波心肌梗死,每日 2 次,皮下注射 86IU/kg。

血液透析:通过血管注射,在透析开始时通过动脉端单次注射 65IU/kg。

【注意事项】

1. 不能肌内注射。

2. 本品溶液不能与其他制剂混合或被再次分发。

【规格】4100IU：0.4ml

注射用阿替普酶
Alteplase for Injection

【适应证】用于急性心肌梗死、肺栓塞、急性缺血性脑卒中。

【用法用量】

应在症状发生后尽快给药,用注射用水溶解为 1 或 2mg/ml 的浓度。配制的溶液可用氯化钠注射液进一步稀释至 0.2mg/ml 的最小浓度。

心肌梗死:对于在症状发生 6 小时以内的患者,采取 90 分钟加速给药法。即 15mg 静脉推注,随后 50mg 静脉滴注 30 分钟,剩余的 35mg 持续滴注 60 分钟,直到最大剂量 100mg。体重在 65kg 以下的患者,给药总剂量应调整。对于症状发生 6~12 小时以内的患者,采取 3 小时给药法。即 10mg 静脉推注,随后 50mg 静脉滴注 30 分钟,然后 10mg/h 滴注 3 小时,直到最大剂量 100mg。体重在 65kg 以下的患者,给药总剂量不应超过 1.5mg/kg。本品的最大剂量为 100mg。

肺栓塞:本品 100mg 应持续 2 小时静脉滴注。体重不足 65kg 的患者,给药总剂量不应超过 1.5mg/kg。

急性缺血性脑卒中:0.9mg/kg(最大剂量为 90mg),总剂量的 10% 先从静脉推入,剩余剂量在随后的 60 分钟内持续静脉滴注。治疗应在症状发作后的 3 小时内开始。

【注意事项】

1. 用注射用水溶解配制的溶液可用氯化钠注射液稀释,但不能使用注射用水或用碳水化合物注射液如葡萄糖对配制的溶液做进一步稀释,因为可导致溶液浑浊。

2. 本品不能与其他药物混合,既不能用于同一输液瓶也不能应用同一输液管道。

【规格】50mg

注射用瑞替普酶
Reteplase(rPA) for Injection

【适应证】用于成人由冠状动脉梗死引起的急性心肌梗死的溶栓疗法。

【用法用量】

静脉注射:2000万U分2次静脉注射,每次取本品1000万U溶于10ml注射用水中,缓慢推注2分钟以上,两次间隔为30分钟。本药应在症状发生后的12小时内尽可能早期使用,发病后的6小时内比发病后的7~12小时使用治疗效果更好。

【注意事项】

1. 只能静脉使用。

2. 当配制溶液时,肝素和本品有配伍禁忌,不能在同一静脉通路内给药。如需共用一条静脉通路先后注射时,使用两种药之间应该用氯化钠注射液或5%葡萄糖溶液冲洗管道。

3. 注射时应该使用单独的静脉通路,不能与其他药物混合后给药,也不能与其他药物使用共同的静脉通路。

【规格】500万U

重组人组织型纤溶酶原激酶衍生物
Recombinant Human Tissue-Type Plasminogen
Activator for Injection

【适应证】用于成人由冠状动脉梗死引起的急性

心肌梗死的溶栓疗法,能够改善心肌梗死后的心室功能。

【用法用量】

静脉注射:36mg 分 2 次静脉注射,每次缓慢推注 2 分钟以上,两次间隔为 30 分钟。本药应在症状发生后的 12 小时内尽可能早期使用。

【注意事项】

1. 本品只能静脉使用。

2. 当配制溶液时,肝素和本品有配伍禁忌,不能在同一静脉通路内给药。如需共用一条静脉通路先后注射时,使用两种药之间应该用氯化钠注射液或 5% 葡萄糖溶液冲洗管道。

3. 注射时应该使用单独的静脉通路,不能与其他药物混合后给药,也不能与其他药物使用共同的静脉通路。

【规格】18mg∶10ml

巴曲酶注射液
Batroxobin Injection

【适应证】用于急性脑梗死;改善各种闭塞性血管病引起的缺血性症状;改善末梢及微循环障碍。

【用法用量】

首次剂量为 10BU,维持量为 5BU,隔日 1 次,药液使用前用 100ml 以上的氯化钠注射液稀释,静脉滴注 1 小时以上。

下列情况首次使用量应为 20BU,以后维持量可减为 5BU:给药前血纤维蛋白原浓度达 400mg/dl 以上时、突发性耳聋的重症患者。

急性脑梗死患者,首次剂量为 10BU,另两次各为

5BU,隔日 1 次,共 3 次。使用前用 250ml 氯化钠注射液稀释,静脉滴注 1 小时以上。此后应给予其他治疗脑梗死的药物继续治疗。通常疗程为 1 周,必要时可增至 3 周;慢性治疗可增至 6 周,但在延长期间内每次用量减至 5BU 隔日滴注。

【注意事项】

1. 如患者有动脉或深部静脉损伤,该药可引起水肿;用药后应避免进行星状神经节封闭、动脉或深部静脉穿刺等。

2. 对于浅表静脉穿刺部位有止血延缓现象发生时,应采用压迫止血法。

3. 避免冷冻。

【规格】5BU:0.5ml

【pH】4.8~6.0

注射用尿激酶
Urokinase for Injection

【适应证】用于血栓栓塞性疾病的溶栓治疗。也用于人工心脏瓣膜手术后预防血栓形成,保持血管插管和胸腔及心包腔引流管的通畅等。

【用法用量】

本品临用前应以氯化钠注射液或 5% 葡萄糖溶液配制。

肺栓塞:初次剂量为 4400U/kg,以氯化钠注射液或 5% 葡萄糖溶液配制,以 90ml/h 的速度在 10 分钟内滴完;其后以 4400U/h 的给药速度连续静脉滴注 2 或 12 小时。也可按 15 000U/kg 用氯化钠注射液配制后肺动脉内注入,间隔 24 小时重复 1 次,最多使用 3 次。

心肌梗死:以氯化钠注射液配制后,按 6000U/min 的速度冠状动脉内连续滴注 2 小时;也可将本品 200 万~300 万 U 配制后静脉滴注,45~90 分钟内滴完。

外周动脉血栓:以氯化钠注射液配制(浓度为 2500U/ml),按 4000U/min 的速度经导管注入血凝块。

防治心脏瓣膜替换术后的血栓形成:4400U/kg,用氯化钠注射液配制后 10~15 分钟内滴完,然后以 4400U/(kg·h)静脉滴注维持。

脓胸或心包积脓:胸腔或心包腔内注入灭菌注射用水配制(5000U/ml)的本品 10 000~250 000U。既可保持引流管通畅,又可防止胸膜或心包粘连或形成心包缩窄。

眼科:5000U 用 2ml 氯化钠注射液配制冲洗前房。

【注意事项】

本品不得用酸性溶液稀释,以免药效下降。

【规格】1 万 U;2 万 U;5 万 U;10 万 U;20 万 U;25 万 U;50 万 U;100 万 U;150 万 U

【pH】6.0~7.5(水溶液)

注射用纤溶酶
Fibrinogenase for Injection

【适应证】用于脑梗死、高凝血状态及血栓性脉管炎等外周血管疾病。

【用法用量】

静脉滴注。

预防用:一次 100U,以适量注射用水溶解后,加入氯化钠注射液或 5% 葡萄糖注射液 250ml 中,以 45~50 滴/分钟的速度滴注,一日 1 次。14 天为一疗程。

治疗用:首次 100U,以后可每日或隔日使用 1

次,每次用 200~300U,加入氯化钠注射液或 5% 葡萄糖注射液 500ml 中稀释进行静脉滴注。7~10 天为一疗程。

【注意事项】

本品是一种蛋白酶制剂,有一定的抗原性,临床使用前应用氯化钠注射液稀释成 1U/ml 进行皮试,15 分钟后观察结果,红晕直径不超过 1cm 或伪足不超过 3 个为阴性。皮试阳性反应者应禁用。

【规格】100U

阿加曲班注射液
Argatroban Injection

【适应证】用于发病 48 小时内的缺血性脑梗死急性期患者的神经症状、日常活动的改善。

【用法用量】

静脉滴注:开始 2 日内,一日 60mg 以适当量的输液稀释,24 小时持续静脉滴注;其后的 5 日,一日 20mg,每日早、晚各 1 次,每次 10mg,一次静脉滴注 3 小时。

【规格】10mg∶20ml

注射用比伐芦定
Bivalirudin for Injection

【适应证】作为抗凝剂用于成人择期经皮冠状动脉介入治疗(PCI)。

【用法用量】

静脉注射和滴注:0.25g 加入 5ml 5% 葡萄糖注射液或氯化钠注射液中,摇动使药品完全溶解,然后用 5%

葡萄糖注射液或氯化钠注射液稀释至浓度为 5mg/ml 使用。

进行 PCI 前静脉注射 0.75mg/kg,然后立即静脉滴注 1.75mg/(kg·h)至手术完毕(不超过 4 小时)。静脉注射 5 分钟后,需监测活化凝血时间,如果需要,再静脉注射 0.3mg/kg 剂量。4 小时后如有必要再以低剂量 0.2mg/(kg·h)滴注不超过 20 小时。

患有 HIT/HITTS 的患者,先静脉注射 0.75mg/kg,然后在行 PCI 期间静脉滴注 1.75mg/(kg·h)。

【注意事项】

1. 新配制的药液应是透明稍呈乳白色、无色或微黄色的溶液,不要使用放置过的溶液。

2. 本品不能用于肌内注射。

【规格】0.25g

注射用卡络磺钠
Carbazochrome Sodium Sulfonate for Injection

【适应证】用于泌尿系统、上消化道、呼吸道和妇产科出血性疾病,亦可用于手术出血的预防及治疗等。

【用法用量】

肌内注射:每次 20mg,一日 2 次。

静脉滴注:每次 60~80mg。

【注意事项】

临用前加灭菌注射用水或氯化钠注射液适量使溶解。

【规格】40mg;80mg

【pH】4.5~6.5(10mg/ml 水溶液)

第三节　抗 贫 血 药

重组人促红素注射液（CHO 细胞）
Recombinant Human Erythropoietin Injection（CHO Cell）

【适应证】肾功能不全所致的贫血，包括透析及非透析患者；外科围术期的红细胞动员；治疗非骨髓恶性肿瘤应用化疗引起的贫血。

【用法用量】

静脉或皮下注射。

肾性贫血：皮下或静脉注射，每周分 2~3 次给药，也可每周单次给药。治疗期：每周分次给药，血液透析患者每周 100~150IU/kg，非透析患者每周 75~100IU/kg，4 周后按 15~30IU/kg 增加剂量，但最高增加剂量不可超过每周 30IU/kg；每周单次给药，成年血透或腹透患者每周 10 000IU。维持期：剂量调整至治疗期剂量的 2/3。

外科围术期的红细胞动员：150IU/kg，每周 3 次，皮下注射，于术前 10 天至术后 4 天应用。

肿瘤化疗引起的贫血：每周分次给药，起始剂量为每次 150IU/kg，皮下注射，每周 3 次；如果经过 8 周治疗，不能有效地减少输血需求或增加血细胞比容，可增加剂量至每次 200IU/kg，皮下注射，每周 3 次。每周单次给药，36 000IU 皮下注射，每周 1 次，疗程为 8 周。

【注意事项】

1. 本产品开启后应一次使用完，不得多次使用。

2. 严禁冷冻。

【规格】2000IU；3000IU；4000IU；5000IU；6000IU；

10 000IU；36 000IU

注射用重组人促红素（CHO 细胞）
Recombinant Human Erythropoietin for Injection
（CHO Cell）

【适应证】肾功能不全所致的贫血，包括慢性肾衰竭进行血液透析、腹膜透析治疗和非透析患者。

【用法用量】

皮下或静脉注射：加注射用水 1ml 溶解，每周分 2~3 次给药。

治疗期：开始血液透析的患者每周 100~150IU/kg，腹膜透析和非透析患者每周 75~100IU/kg，4 周后按 15~30IU/kg 增加剂量，但最高增加剂量不可超过每周 30IU/kg。

维持期：剂量调整至治疗剂量的 2/3。

【注意事项】

1. 开启后应一次使用完，不得多次使用。

2. 严禁冷冻。

【规格】1000IU；2000IU；3000IU；4000IU

重组人粒细胞刺激因子注射液
Recombinant Human Granulocyte Colony-
Stimulating Factor Injection

【适应证】用于预防和治疗中性粒细胞减少症。

【用法用量】

皮下或静脉注射。

化疗所致的中性粒细胞减少症：成人 2~5μg/kg，每日 1 次；儿童 2~5μg/kg，每日 1 次。

急性白血病化疗所致的中性粒细胞减少症：成人2~5μg/kg，每日 1 次；儿童患者 2μg/kg，每日 1 次。

骨髓增生异常综合征伴中性粒细胞减少症：成人2~5μg/kg，每日 1 次。

再生障碍性贫血所致的中性粒细胞减少：成人2~5μg/kg，每日 1 次。

周期性中性粒细胞减少症、自身免疫性中性粒细胞减少症和慢性中性粒细胞减少症：成人及儿童均1μg/kg，每日 1 次。

促进骨髓移植患者中性粒细胞增加：成人在骨髓移植的第 2~5 日开始用药，2~5μg/kg，每日 1 次；儿童2μg/kg，每日 1 次。

【注意事项】

1. 静脉内给药时速度应尽量缓慢。

2. 勿与其他药物混用。

【规格】75μg：0.3ml；150μg：0.6ml；300μg：1.2ml

【pH】3.5~4.5

注射用重组人粒细胞刺激因子（CHO 细胞）
Recombinant Human Granulocyte Colony-Stimulating Factor for Injection（CHO Cell）

【适应证】骨髓移植时促进中性粒细胞数的增加。预防抗肿瘤化疗药物引起的中性粒细胞减少症及缩短中性粒细胞减少症的持续期间：实体瘤、急性淋巴细胞白血病。骨髓增生异常综合征的中性粒细胞减少症。再生障碍性贫血的中性粒细胞减少症。先天性及原发性中性粒细胞减少症。免疫抑制治疗继发的中性粒细胞减少症。

【用法用量】

皮下注射、静脉注射或滴注：本品溶解于所附带的溶解液（1ml注射用水）中使用。静脉滴注时，与5%葡萄糖注射液或氯化钠注射液等混合使用。

骨髓移植时促进中性粒细胞数的增加：成人及小儿静脉滴注，5μg/kg，每日1次。

预防抗肿瘤化疗药物引起的中性粒细胞减少症及缩短中性粒细胞减少症的持续期间：实体瘤，皮下注射2μg/kg，每日1次。急性淋巴细胞白血病：静脉注射或滴注，5μg/kg，每日1次。如没有出血倾向等问题，可皮下注射，2μg/kg，每日1次。

骨髓增生异常综合征的中性粒细胞减少症：成人静脉注射，5μg/kg，每日1次。

再生障碍性贫血的中性粒细胞减少症：成人及小儿静脉注射，5μg/kg，每日1次。

先天性及原发性中性粒细胞减少症：成人及小儿静脉或皮下注射，2μg/kg，每日1次。

免疫抑制治疗（肾移植）继发的中性粒细胞减少症：成人及小儿皮下注射，2μg/kg，每日1次。

【注意事项】

1. 静脉给药时应尽量减慢给药速度。

2. 本制剂不得和其他药剂混合注射。

3. 使用后瓶中残留的药液应予废弃。

【规格】50μg；100μg；150μg

注射用重组人粒细胞巨噬细胞刺激因子
Recombinant Human Granulocyte/Macrophage Colony-Stimulating Factor for Injection

【适应证】预防和治疗肿瘤放疗或化疗后引起

的白细胞减少症;治疗骨髓造血功能障碍及骨髓增生异常综合征;预防白细胞减少时可能潜在的感染并发症;使中性粒细胞因感染引起的数量减少的回升速度加快。

【用法用量】

肿瘤放、化疗后:放、化疗停止 24~48 小时后方可使用本品,用 1ml 灭菌注射用水溶解本品,切勿振荡,在腹部、大腿外侧或上臂三角肌处进行皮下注射,一次 3~10μg/kg,一日 1 次,持续 5~7 天。

骨髓移植:一次 5~10μg/kg,静脉滴注 4~6 小时,每日 1 次,持续应用至连续 3 天中性粒细胞绝对数≥ 1000/μl。

骨髓增生异常综合征 / 再生障碍性贫血:一次 3μg/kg,一日 1 次,皮下注射。

【注意事项】

溶解时切勿剧烈震荡;溶解后的药液一次用完。

【规格】75μg;150μg;300μg

【pH】6.5~7.5

肾上腺色腙注射液
Carbazochrome Injection

【适应证】用于因毛细血管损伤及通透性增加所致的出血,如鼻出血、视网膜出血、咯血、胃肠出血、血尿、痔疮及子宫出血等。也用于血小板减少性紫癜,但止血效果不够满意。

【用法用量】

肌内注射:一次 5~10mg,一日 2~3 次;严重出血一次 10~20mg,每 2~4 小时 1 次。

【注意事项】

1. 本品含苯甲醇,禁止用于儿童肌内注射。

2. 本品变为棕红色时不能使用。

【规格】10mg∶2ml

重组人血小板生成素注射液
Recombinant Human Thrombopoietin Injection

【适应证】用于治疗实体瘤化疗后所致的血小板减少症;用于特发性血小板减少性紫癜的辅助治疗。

【用法用量】

恶性实体肿瘤化疗:每日 300U/kg,每日 1 次,连续应用 14 天。

糖皮质激素治疗无效的特发性血小板减少性紫癜:皮下注射,每日 300U/kg,每日 1 次,连续应用 14 天。

【规格】7500U∶1ml;15 000U∶1ml

蔗糖铁注射液
Iron Sucrose Injection

【适应证】用于口服铁剂效果不好而需要静脉铁剂治疗的患者。

【用法用量】

静脉滴注或缓慢静脉注射,或直接注射到透析器的静脉端。

静脉滴注:为本品的首选给药。1ml 本品最多只能稀释到氯化钠注射液 20ml 中,稀释液配好后应立即使用。药液的滴注速度应为 100mg 至少滴注 15 分钟,200mg 至少滴注 30 分钟,300mg 至少滴注 1.5 小时,400mg 至少滴注 2.5 小时,500mg 至少滴注 3.5

小时。

静脉注射：1ml/min，每次的最大注射剂量为 10ml。

透析器静脉端注射：本品可直接注射到透析器的静脉端。每次 5~10ml（100~200mg 铁），每周 2~3 次。给药频率应不超过每周 3 次。儿童每次 0.15ml/kg。

最大耐受单剂量：注射时，用至少 10 分钟注射给予本品 10ml。静脉滴注时，单剂量可增加到 0.35ml/kg，最多不可超过 25ml 本品，应稀释到氯化钠注射液 500ml 中，至少滴注 3.5 小时，每周 1 次。

【注意事项】

1. 本品只能与氯化钠注射液混合使用。

2. 本品不能与其他治疗药品混合使用。

3. 本品的容器被打开后应立即使用。如果在日光下于 4~25℃的温度下贮存，氯化钠注射液稀释后的本品应在 12 小时内使用。

4. 注射速度太快会引发低血压。

【规格】100mg：5ml

第四节　升白细胞药

肌苷注射液
Inosine Injection

【适应证】用于白细胞或血小板减少症，各种急、慢性肝脏疾病，肺源性心脏病等心脏疾患；中心性视网膜炎、视神经萎缩等疾患。

【用法用量】

肌内注射：一次 100~200mg，一日 1~2 次。

静脉注射或滴注：每次 200~600mg，一日 1~2 次。

【注意事项】

不能与乳清酸、氯霉素、双嘧达莫、硫喷妥钠等注射液配伍。

【规格】100mg：2ml

【pH】8.5~9.5

肌苷氯化钠注射液

Inosine and Sodium Chloride Injection

【适应证】用于各种原因所致的白细胞减少和血小板减少、心力衰竭、心绞痛、肝炎等的辅助治疗。也可用于视神经萎缩、中心视网膜炎的辅助治疗。

【用法用量】

静脉滴注：一次 0.6g，每日 1~2 次。

【注意事项】

1. 本品禁与下列注射液配伍：乳清酸、氯霉素、双嘧达莫、盐酸洛贝林、硫酸阿托品、氢溴酸东莨菪碱、盐酸氯丙嗪、盐酸异丙嗪、马来酸麦角新碱、盐酸普鲁卡因、硫喷妥钠、苯妥英钠、氯氮䓬、盐酸去甲肾上腺素、盐酸丁卡因、利血平、硝普钠、哌唑嗪(降压嗪)、呋塞米、依他尼酸钠、促皮质素、维生素 B_{12}、盐酸苯海拉明、马来酸氯苯那敏、细胞色素 C、盐酸万古霉素、盐酸四环素、二盐酸奎宁、盐酸阿糖胞苷、硫酸长春新碱以及所有菌苗和疫苗。

2. 盐酸多巴胺、酚磺乙胺和维生素 C 注射液应先稀释后再与本品混合。

3. 本品的渗透压摩尔浓度为 270~320mOsmol/kg。

【规格】0.5g：100ml

【pH】6.0~8.0

肌苷葡萄糖注射液
Inosine and Glucose Injection

【适应证】用于各种原因所致的白细胞减少和血小板减少、心力衰竭、心绞痛、肝炎等的辅助治疗。也可用于视神经萎缩、中心性视网膜炎的辅助治疗。

【用法用量】

静脉滴注：每次 0.2~0.6g，每日 1~2 次。

【注意事项】

1. 本品一经使用即有空气进入，剩余的药液切勿贮存后再用。

2. 如需与盐酸多巴胺、酚磺乙胺和维生素 C 注射液混合使用，应先将其稀释后再与本品混合。

【规格】0.6g：100ml

【pH】4.0~6.0

第五节　血浆代用品

琥珀酰明胶注射液
Succinylated Gelatin Injection

【适应证】低血容量时的胶体性容量替代液；血液稀释；体外循环；预防脊髓或硬膜外麻醉后可能出现的低血压。

【用法用量】

静脉滴注：一般 1~3 小时内输注 500~1000ml。休克时容量补充和维持时，可在 24 小时内输注 10 000~15 000ml。

【注意事项】

1. 在输液前,如需要,应将输液加温至体温的温度,但不能过度加热(不能超过 37℃)。

2. 如需要通过加压输液(例如通过压力套或输液泵)给予本品时,在输液前务必将容器和输液管路内的所有气体排出,包括容器内空腔内的空气和输液设备中的空气。

3. 本品一般不应与其他输入液混合使用。

【规格】20g∶500ml

【pH】7.1~7.7

聚明胶肽注射液
Polygeline Injection

【适应证】用于外伤引起的失血性休克;严重烧伤、败血症、胰腺炎等引起的失体液性休克者。本品可用于预防较大手术前可能出现的低血压以及用于体外循环、血液透析时的容量补充。

【用法用量】

静脉滴注:一次 500~1000ml,滴速为 500ml/h。用量及输注速度根据病情决定,每日最高量可达 2500ml。小儿 10~20ml/kg。

【注意事项】

1. 在体外循环或人工肾使用过程中,本品只能与加肝素的血液混合使用,不得直接与库血混合使用。

2. 如因温度较低,本品的黏度加大,可稍加温后使用。

3. 本品不可与含枸橼酸盐的血液混合使用,但含枸橼酸盐的血液可在输入本品之前或之后输注,或分通道同时输注。

4. 不可配伍的药液有氨苄西林、头孢曲松、甲泼尼龙、丙米嗪、阿昔洛韦。

【规格】1.6g：250ml；3.2g：500ml

羟乙基淀粉 130/0.4 氯化钠注射液
Hydroxyethyl Starch 130/0.4 and Sodium Chloride Injection

【适应证】治疗和预防血容量不足、急性等容血液稀释。

【用法用量】

静脉滴注：初始的 10~20ml 应缓慢滴注。每日剂量及输注速度应根据患者的失血量、血流动力学参数的维持或恢复及稀释效果确定，每日最大剂量为50ml/kg。

【注意事项】

1. 应避免与其他药物混合。

2. 密封盖开启后应立即使用。

【规格】30g：500ml

羟乙基淀粉 200/0.5 氯化钠注射液
Hydroxyethyl Starch（200/0.5）and Sodium Chloride Injection

【适应证】治疗和预防与下列情况有关的血容量不足或休克：手术、失血性休克、创伤、创伤性休克、感染、感染性休克、烧伤、烧伤性休克；减少手术中对供血的需要，节约用血；治疗性血液稀释。

【用法用量】

静脉滴注：开始的 10~20ml 应缓慢滴注。

治疗和预防循环血量不足或休克：每日最大剂量为 33ml/kg。

最大滴注速度为 20ml/(kg·h)。

减少手术中的供血量(急性等容血液稀释)：在手术之前即刻开展急性等容血液稀释,按 1:1 的比例以本品替换自体血液。

治疗性血液稀释：每日剂量为 250ml(低)、500ml(中)和 1000ml(高);滴注速度为 0.5~2 小时内 250ml, 4~6 小时内 500ml,8~24 小时内 1000ml。

【注意事项】

1. 与其他药物混合使用时,先要保证它们相容。

2. 本品开启后必须马上使用。

【规格】15g：250ml;30g：500ml

羟乙基淀粉 40 氯化钠注射液
Hydroxyethyl Starch 40 Sodium Chloride Injection

【适应证】用于低血容量性休克,如失血性、烧伤性及手术中休克等;血栓闭塞性疾患。

【用法用量】

静脉滴注：一日 250~500ml。

【注意事项】

尽量避免与其他药物混合。

【规格】15g：250ml;30g：500ml

高渗氯化钠羟乙基淀粉 40 注射液
Hypertonic Sodium Chloride Hydroxyethyl Starch 40 Injection

【适应证】用于失血性休克患者血容量的扩充。

【用法用量】

静脉滴注：一次 100~500ml，最大用量不超过750ml。

【注意事项】

本品中不可加入其他药品。

【规格】7.6g：100ml；19g：250ml

缩合葡萄糖氯化钠注射液
Polyglucose and Sodium Chloride Injection

【适应证】用于增加血容量、提高血浆胶体渗透压；急性失血、创伤性大面积失水性烧伤、剧烈呕吐及循环血容量降低而引起的中毒性休克；手术前及手术中补充血容量；改善微循环。

【用法用量】

抗休克：静脉滴注，一次 500~1500ml，滴速为 10~15ml/min。

改善微循环：静脉滴注，一次 500ml，滴速为 2~3ml/min。

【注意事项】

静脉滴注时应注意滴注速度。

【规格】60g：500ml

右旋糖酐 20 葡萄糖注射液
Dextran 20 Glucose Injection

【适应证】用于休克、预防手术后静脉血栓形成、血管栓塞性疾病；体外循环时代替部分血液，预充人工心肺机。

【用法用量】

静脉滴注:一次 250~500ml,24 小时内不超过 1000~1500ml。婴儿的用量为 5ml/kg,儿童为 10ml/kg。

休克病例:滴速为 20~40ml/min,第 1 天的最大剂量可用至 20ml/kg。

预防术后血栓形成:术中或术后给予 500ml,通常术后第 2、第 3 天每日 500ml,以 2~4 小时的速度静脉滴注。

血管栓塞性疾病:一般每次 250~500ml,缓慢静脉滴注,每日或隔日 1 次,7~10 次为一疗程。

【注意事项】

1. 本品不应与维生素 C、维生素 B_{12}、维生素 K、双嘧达莫及促皮质素、氢化可的松、琥珀酸钠在同一溶液中混合给药。

2. 每日用量不宜超过 1500ml。

【规格】100ml;500ml

【pH】3.5~6.5

复方右旋糖酐 40 注射液
Compound Dextran 40 Injection

【适应证】急性出血,特别适用于急性大出血的初始治疗;由于外伤、烧(烫)伤和出血等引起的外科低血容量性休克;外科手术期间的血容量减少;体外灌注时减少由于体外循环产生并发症的风险。

【用法用量】

静脉滴注:一次 500~1000ml,加入体外循环液的剂量为 20~30ml/kg。

【注意事项】

1. 本品必须静脉内给药。

2. 本品应避免长时间使用,输注应在 5 天内完成。

3. 应当避免和含磷酸盐或碳酸盐的药物混合,因为可引起沉淀。

4. 温度改变很少引起不溶性沉淀,如果出现应当丢弃。

5. 如果在低温环境下给药,使用时应把本品加热至接近体温。

6. 开瓶后立刻使用,用完后丢弃所有剩余的溶液。

【规格】250ml(右旋糖酐 40 25g,氯化钙 0.05g,氯化钾 0.075g,氯化钠 1.5g,乳酸钠 0.775g);500ml(右旋糖酐 40 50g,氯化钙 0.1g,氯化钾 0.15g,氯化钠 3.0g,乳酸钠 1.55g)

【pH】3.5~6.5

低分子右旋糖酐氨基酸注射液
Dextran 40 and Amino Acids Injection

【适应证】用于各种休克及血栓性疾病。也可用于肢体再植和血管外科手术,预防术后血栓形成。

【用法用量】

静脉滴注:一次 500ml,一日 1 次,可连续用药 4~5 天。

【注意事项】

1. 本品不应与维生素 C、维生素 B_{12}、维生素 K、双嘧达莫在同一溶液中混合给药。

2. 应严格控制滴注速度。

3. 开启后应一次用完,切勿中途停注或贮藏再用。

4. 在 30℃以下贮存时易析出结晶,须经适当加温待溶解后方可使用。

【规格】250ml(低分子右旋糖酐 6.0%,总氨基酸

2.72%)

第六节 抗血小板药

注射用阿魏酸钠
Sodium Ferulate for Injection

【适应证】用于缺血性心脑血管病的辅助治疗。

【用法用量】

静脉滴注:一次 0.1~0.3g,一日 1 次,溶解后加入葡萄糖注射液、氯化钠注射液或葡萄糖氯化钠注射液 100~500ml 中静脉滴注。

肌内注射:一次 0.1g,一日 1~2 次,临用前以氯化钠注射液 2~4ml 溶解。

【注意事项】

氯化钠注射液溶解时少许沉淀不影响使用,摇匀后即可。

【规格】0.05g;0.1g;0.15g;0.3g

【pH】6.0~7.5(50mg/ml 水溶液)

前列地尔注射液
Alprostadil Injection

【适应证】治疗慢性动脉闭塞症引起的四肢溃疡及微小血管循环障碍引起的四肢静息疼痛,改善心脑血管微循环障碍;脏器移植术后的抗栓治疗;动脉导管依赖性先天性心脏病;慢性肝炎的辅助治疗。

【用法用量】

一日 1 次,一次 5~10μg 加 10ml 氯化钠注射液或 5% 葡萄糖缓慢静脉注射,或直接入小壶缓慢静脉滴注。小儿先天性心脏病患者用药,推荐静脉滴速为5ng/(kg·min)。

【注意事项】

1. 本制剂与输液混合后在 2 小时内使用,残液不能再使用。

2. 不能冻结。

【规格】5μg：1ml；10μg：2ml

【pH】4.5~6.0

注射用前列地尔干乳剂
Alprostadil Dried Emulsion for Injection

【适应证】治疗慢性动脉闭塞症引起的四肢溃疡及微小血管循环障碍引起的四肢静息疼痛,改善心脑血管微循环障碍；脏器移植术后的抗栓治疗；动脉导管依赖性先天性心脏病；慢性肝炎的辅助治疗。

【用法用量】

一日 1 次,5 或 10μg 溶解在 10ml 氯化钠注射液或5% 葡萄糖注射液中缓慢静脉注射,或直接入小壶缓慢静脉滴注。

【注意事项】

1. 本制剂与输液混合后在 2 小时内使用,残液不能再使用。

2. 不能冻结。

【规格】5μg

盐酸替罗非班注射液
Tirofiban Hydrochloride Injection

【适应证】用于不稳定型心绞痛或非 Q 波心肌梗

死患者,预防心肌缺血事件,同时也适用于冠状动脉缺血综合征患者进行冠状动脉血管成形术或冠状动脉内斑块切除术,以预防与经治冠状动脉突然闭塞有关的心脏缺血并发症。

【用法用量】

静脉滴注:将本品溶于氯化钠注射液或 5% 葡萄糖注射液中,终浓度为 50μg/ml。本品仅供静脉使用。

不稳定型心绞痛或非 Q 波心肌梗死:静脉滴注,起始 30 分钟的滴注速率为 0.4μg/(kg·min),继续以 0.1μg/(kg·min) 的速度维持滴注。本品与肝素联用滴注一般至少持续 48 小时。

血管成形术 / 动脉内斑块切除术:静脉滴注,起始推注剂量为 10μg/kg,3 分钟内推注完毕,而后以 0.15μg/(kg·min) 的速率维持滴注。

严重肾功能不全患者:剂量应减少 50%。

【注意事项】

1. 本品可以与下列注射药物在同一条静脉输液管路中使用,如硫酸阿托品、多巴酚丁胺、多巴胺、盐酸肾上腺素、呋塞米、利多卡因、盐酸咪达唑仑、硫酸吗啡、硝酸甘油、氯化钾、盐酸普萘洛尔及法莫替丁。

2. 本品不能与地西泮在同一条静脉输液管路中使用。

【规格】12.5mg∶50ml

注射用盐酸替罗非班
Tirofiban Hydrochloride for Injection

【适应证】用于不稳定型心绞痛或非 Q 波心肌梗死患者,预防心脏缺血事件,同时也适用于冠状动脉缺血综合征患者进行冠状动脉血管成形术或冠状动脉内斑块切除术,以预防与经治冠状动脉突然闭塞有关的心脏缺血并发症。

【用法用量】

静脉滴注:将本品溶于氯化钠注射液或 5% 葡萄糖注射液中,终浓度为 50μg/ml,供静脉使用。

不稳定型心绞痛或非 Q 波心肌梗死:静脉滴注,起始 30 分钟的滴注速率为 0.4μg/(kg·min),继续以 0.1μg/(kg·min)的速率维持滴注。一般至少持续 48 小时。

血管成形术 / 动脉内斑块切除术患者:静脉滴注,起始推注剂量为 10μg/kg,在 3 分钟内推注完毕,而后以 0.15μg/(kg·min)的速率维持滴注。本品维持量滴注应持续 36 小时。

严重肾功能不全患者:剂量应减少 50%。

【注意事项】

1. 本品可以与下列注射药物在同一条静脉输液管路中使用,如硫酸阿托品、多巴酚丁胺、多巴胺、盐酸肾上腺素、呋塞米、利多卡因、盐酸咪达唑仑、硫酸吗啡、硝酸甘油、氯化钾、盐酸普萘洛尔及法莫替丁。

2. 本品不能与地西泮在同一条静脉输液管路中使用。

【规格】5mg;12.5mg

盐酸替罗非班氯化钠注射液
Tirofiban Hydrochloride and Sodium Chloride Injection

【适应证】用于不稳定型心绞痛或非 Q 波心肌梗死患者,预防心脏缺血事件,同时也适用于冠状动脉缺血综合征患者进行冠状动脉血管成形术或冠状动脉内斑块切除术,以预防与经治冠状动脉突然闭塞有关的心脏缺血并发症。

【用法用量】

不稳定型心绞痛或非 Q 波心肌梗死:起始 30 分钟的滴注速率为 0.4μg/(kg·min),继续以 0.1μg/(kg·min)的速率维持滴注。本品与肝素联用滴注一般至少持续48 小时。

血管成形术/动脉内斑块切除术:起始推注剂量为10μg/kg,在 3 分钟内推注完毕,而后以 0.15μg/(kg·min)的速率维持滴注。本品维持量滴注应持续 36 小时。

严重肾功能不全患者:剂量应减少 50%。

【注意事项】

1. 本品可以与下列注射药物在同一条静脉输液管路中使用,如硫酸阿托品、多巴酚丁胺、多巴胺、盐酸肾上腺素、呋塞米、利多卡因、盐酸咪达唑仑、硫酸吗啡、硝酸甘油、氯化钾、盐酸普萘洛尔及法莫替丁。

2. 本品不能与地西泮在同一条静脉输液管路中使用。

【规格】5mg∶100ml

依替巴肽注射液
Eptifibatide Injection

【适应证】用于治疗急性冠状动脉综合征,包括将接受药物治疗或拟行经皮冠状动脉介入术的患者。

【用法用量】

诊断后及早快速静脉推注 180μg/kg,继之持续静脉滴注 2.0μg/(kg·min),治疗总时程可达 72 小时。

肌酐清除率 <50ml/min 的患者,诊断后及早快速静脉推注 180μg/kg,继之立即持续静脉滴注 1.0μg/(kg·min)。

静脉推注给药后,要立即持续滴注。30ml 本品加入 50ml 氯化钠注射液或葡萄糖氯化钠注射液中,摇匀后用于静脉滴注。

【注意事项】

1. 可与阿替普酶、阿托品、多巴酚丁胺、肝素、利多卡因、哌替啶、美托洛尔、咪达唑仑、吗啡、硝酸甘油或维拉帕米经同一静脉通路给药,但不可与呋塞米经同一静脉通路给药。

2. 可与氯化钠注射液或葡萄糖氯化钠注射液经同一静脉通路给药,输液内可含有本品最高达浓度为60mmol/L。

【规格】20mg：10ml

第 九 章

抗变态反应药

盐酸苯海拉明注射液
Diphenhydramine Hydrochloride Injection

【适应证】用于急性重症过敏反应；手术后药物引起的恶心、呕吐；帕金森病和锥体外系症状；牙科局麻；其他过敏反应病不宜口服用药者。

【用法用量】

深部肌内注射：一次 20mg，一日 1~2 次。

【注意事项】

本品含有苯甲醇，禁止用于儿童肌内注射。

【规格】20mg：1ml

【pH】4.0~6.0

马来酸氯苯那敏注射液
Chlorphenamine Maleate Injection

【适应证】用于感冒或鼻窦炎；用于荨麻疹、花粉症、血管运动性鼻炎等皮肤黏膜的过敏，并能缓解虫咬所致的皮肤瘙痒和水肿；也可控制药疹和接触性皮炎。

【用法用量】

肌内注射：一次 5~20mg。

【规格】10mg：1ml

【pH】4.0~5.0

盐酸异丙嗪注射液
Promethazine Hydrochloride Injection

【适应证】用于皮肤黏膜的过敏、晕动病；用于麻醉和手术前后的辅助治疗；防治放射病性或药源性恶心、呕吐。

【用法用量】

肌内注射：抗过敏，一次 25mg，必要时 2 小时后重复；严重过敏 25~50mg，最高量不得超过 100mg；在特殊紧急情况下，可用灭菌注射用水稀释至 0.25%，缓慢静脉注射。止吐，12.5~25mg，必要时每 4 小时重复 1 次。镇静催眠，一次 25~50mg。

小儿：抗过敏，每次 0.125mg/kg 或 3.75mg/m^2，每 4~6 小时 1 次。抗眩晕，睡前可按需给予，0.25~0.5mg/kg 或 7.5~15mg/m^2，或一次 6.25~12.5mg，每日 3 次。止吐，每次 0.25~0.5mg/kg 或 7.5~15mg/m^2，必要时每 4~6 小时重复；或每次 12.5~25mg，必要时每 4~6 小时重复。镇静催眠，必要时每次 0.5~1mg/kg 或 12.5~25mg。

【注意事项】

不宜与氨茶碱混合注射。

【规格】50mg：2ml

【pH】4.0~5.5

第　十　章

激素及相关物质

第一节　肾上腺皮质激素

注射用倍他米松磷酸钠
Betamethasone Sodium Phosphate
for Injection

【适应证】用于过敏性与自身免疫性炎症性疾病；用于活动性风湿病、类风湿关节炎、红斑狼疮、严重的支气管哮喘、严重的皮炎、急性白血病等，也用于某些感染的综合治疗。

【用法用量】

肌内或静脉注射：临用前用适量无菌注射用水溶解后使用，一日 2~20mg（以倍他米松计），分次给药。

【规格】2.0mg（以倍他米松计）

复方倍他米松注射液
Compound Betamethasone Injection

【适应证】用于类风湿关节炎、骨关节炎、强直性脊椎炎、关节滑膜囊炎、坐骨神经痛、腰痛、筋膜炎、腱鞘囊肿等；可用于慢性支气管哮喘、花粉症、血管神经性水肿、过敏性气管炎、过敏性鼻炎、药物反应、血清病等。

【用法用量】

肌内注射:开始 1~2ml,必要时可重复给药。对严重疾病如红斑狼疮或哮喘持续状态,在抢救措施中开始剂量可用 2ml。

关节内注射:一般 0.25~2.0ml。大关节用 1~2ml,中关节用 0.5~1ml,小关节用 0.25~0.5ml。

【注意事项】

1. 不得用于静脉或皮下注射。

2. 本品含苯甲醇,禁止用于儿童肌内注射。

【规格】(二丙酸倍他米松 5mg/ 倍他米松磷酸钠 2mg):1ml

地塞米松磷酸钠注射液
Dexamethasone Sodium Phosphate Injection

【适应证】用于过敏性与自身免疫性炎症性疾病。多用于结缔组织病、活动性风湿病、类风湿关节炎、红斑狼疮、严重的支气管哮喘、严重的皮炎、溃疡性结肠炎、急性白血病等,也用于某些严重感染及中毒、恶性淋巴瘤的综合治疗。

【用法用量】

一般剂量:静脉注射,每次 2~20mg;静脉滴注时,应以 5% 葡萄糖注射液稀释,可每 2~6 小时重复给药至病情稳定,但大剂量连续给药一般不超过 72 小时。

缓解恶性肿瘤所致的脑水肿:首剂静脉推注 10mg,随后每 6 小时肌内注射 4mg,一般 12~24 小时患者可有所好转,2~4 天后逐渐减量,5~7 天停药。

不宜手术的脑肿瘤:首剂可静脉推注 50mg,以后每 2 小时重复给予 8mg,数天后再减至每天 2mg,分

2~3 次静脉给予。

鞘内注射:每次 5mg,间隔 1~3 周注射 1 次。

关节腔内注射:一般每次 0.8~4mg,按关节腔大小而定。

【规格】2mg∶1ml;5mg∶1ml

【pH】7.0~8.5

地塞米松棕榈酸酯注射液
Dexamethasone Palmitate Injection

【适应证】用于类风湿关节炎。

【用法用量】

静脉注射:每次 2.5mg,每 2 周 1 次。注射时可用葡萄糖或氯化钠注射液先行稀释。

关节腔内注射:按关节大小每次用量 2~8mg,必要时隔 2~4 周可再加强注射 1 次。

【注意事项】

1. 本品采用静脉注射,原则上不使用静脉滴注。

2. 为避免静脉注射时引起的血管痛、静脉炎等,应充分注意注射部位及注射方法,尽量缓慢注射。

【规格】4mg∶1ml

注射用甲泼尼龙琥珀酸钠
Methylprednisolone Sodium Succinate
for Injection

【适应证】抗感染治疗:风湿性疾病,作为短期使用的辅助药物;结缔组织病,用于疾病危重期或维持治疗;皮肤疾病;过敏状态,用于控制常规疗法难以处理的严重的或造成功能损伤的过敏性疾病;眼部疾病,严重的眼部急、慢性过敏和炎症;胃肠道疾病;帮助患者渡过疾病的危重期;呼吸道疾病;水肿状态;免疫抑制治疗;治疗血液疾病及肿瘤;治疗休克;其他神经系统、内分泌失调。

【用法用量】

静脉或肌内注射、静脉滴注:将已溶解的药品与5%葡萄糖注射液或氯化钠注射液混合,混合后立即使用。

作为对生命构成威胁的情况的辅助药物时:15~30mg/kg,应至少30分钟做静脉注射。可在48小时内每隔4~6小时重复1次。

冲击疗法:类风湿关节炎,一日1g,静脉注射,连用3或4日;或每月1g,静脉注射,用6个月。每次应至少用30分钟给药。

预防肿瘤化疗引起的恶心及呕吐:在化疗前1小时静脉注射250mg,注射时间至少5分钟。

化疗引起的重度呕吐:在化疗前1小时、化疗开始时及结束时分别静脉注射250mg。

急性脊髓损伤:8小时内开始,初始剂量为30mg/kg,以15分钟静脉注射。45分钟后以5.4mg/(kg·h)的速度持续静脉滴注23小时。

其他适应证的初始剂量从10~500mg不等。初始剂量≤250mg的,应至少用5分钟静脉注射;>250mg的初始剂量应至少用30分钟静脉注射。根据患者的反应及临床需要,间隔一段时间后可静脉或肌内注射下一剂量。儿童用药:每24小时的总量不应少于0.5mg/kg。

【注意事项】

1. 临用前用灭菌注射用水或5%葡萄糖注射液或氯化钠注射液溶解(20mg规格加0.5ml溶媒、40mg规格加 1ml 溶媒）。起始治疗至少 5 分钟（剂量≤250mg）或至少 30 分钟（剂量 >250mg）静脉注射。配制后的溶液在 48 小时内物理和化学性质保持稳定。

2. 本品在溶液中物理不相容的药物包括但不限于别嘌醇、盐酸多沙普仑、替加环素、盐酸地尔硫䓬、葡萄糖酸钙、维库溴铵、罗库溴铵、顺苯磺阿曲库铵、甘罗溴铵、异丙酚。

3. 静脉注射尽可能与其他药物分开给药。

【规格】20mg；40mg；125mg；250mg；500mg

醋酸泼尼松龙注射液
Prednisolone Acetate Injection

【适应证】用于过敏性与自身免疫性炎症疾病，用于活动性风湿性、类风湿关节炎，红斑狼疮，严重的支气管哮喘，肾病综合征，血小板减少性紫癜，粒细胞减少症，各种肾上腺皮质功能不足症，严重的皮炎，急性白血病等；也用于某些感染的综合治疗。

【用法用量】

肌内或关节腔内注射：一日 10~40mg。

【规格】125mg：5ml

【pH】4.2~7.0

氢化可的松注射液
Hydrocortisone Injection

【适应证】肾上腺皮质功能减退症及垂体功能减退症，也用于过敏性和炎症性疾病，抢救危重中毒性感染。

【用法用量】

肌内注射：一日 20~40mg。

静脉滴注：临用前加 25 倍的氯化钠注射液或 5% 葡萄糖注射液 500ml 稀释，一次 100mg，一日 1 次。

【规格】10mg∶2ml；25mg∶5ml；100mg∶20ml

注射用氢化可的松琥珀酸钠
Hydrocortisone Sodium Succinate for Injection

【适应证】用于抢救危重患者如中毒性感染、过敏性休克、严重的肾上腺皮质功能减退症、结缔组织病、严重的支气管哮喘等过敏性疾病，并可用于预防和治疗移植物急性排斥反应。

【用法用量】

临用前，用氯化钠注射液或 5% 葡萄糖注射液稀释后使用。

静脉注射：用于治疗成人肾上腺皮质功能减退及腺垂体功能减退危象、严重的过敏反应、哮喘持续状态、休克，每次 100mg，可用至每日 300~400mg，疗程不超过 3~5 日。

软组织或关节腔内注射：用于治疗类风湿关节炎、骨关节炎、腱鞘炎、肌腱劳损等。关节腔内注射，每次 25~50mg；鞘内注射，每次 25mg。

肌内注射：一日 50~100mg，分 4 次注射。

【注意事项】

1. 本品与下列药物混合可形成颗粒：茶苯海明、盐酸万古霉素、含维生素 C 的复合维生素 B、盐酸氯丙嗪、盐酸异丙嗪和硫酸卡那霉素。

2. 与达卡巴嗪混合，溶液立即产生粉红色的沉淀。

【规格】50mg;0.1g
【pH】7.0~8.0

泼尼松龙注射液
Hydroprednisone Injection

【适应证】用于肾上腺皮质功能减退症,活动性风湿病、类风湿关节炎、全身性红斑狼疮等结缔组织病,严重的支气管哮喘、皮炎、过敏性疾病、急性白血病及感染性休克等。

【用法用量】

静脉滴注:一次 10~20mg,加入 5% 葡萄糖注射液 500ml 中滴注。

静脉注射:用于危重患者,一次 10~20mg,必要时可重复。

【规格】10mg:2ml

醋酸曲安奈德注射液
Triamcinolone Acetonide
Acetate Injection

【适应证】各种皮肤病、过敏性鼻炎、关节痛、支气管哮喘、肩周炎、腱鞘炎、滑膜炎、急性扭伤、类风湿关节炎等。

【用法用量】

肌内注射:一次 20~100mg,一周 1 次。

关节腔内或皮下注射:一次 2.5~5mg。

【规格】50mg:5ml

【pH】5.0~7.5

曲安奈德注射液
Triamcinolone Acetonide Injection

【适应证】用于皮质类固醇类药物治疗的疾病、变态反应性疾病；对疼痛、关节肿胀、僵直给予有效的局部、短期治疗；治疗弥漫性关节疾病。

【用法用量】

肌内注射：60mg，剂量为 40~80mg。

局部用药：用于关节腔内、囊内、腱鞘内注射，剂量依赖于病情的严重程度和病情部位的大小。一般情况下，小面积给药 10mg，大面积给药 40mg。对于多关节病变的进行性疾病可以分部位给药，总剂量可达到 80mg。

【注意事项】

1. 本品受冻后会凝集成块，故应在不低于 10℃的条件下保存。

2. 本品严禁儿童肌内、静脉和椎管内注射。

3. 药物用前摇匀，用注射器抽吸药物后立即注射，以防止药物沉淀。

【规格】40mg：1ml；80mg：2ml

【pH】5.0~7.5

第二节　下丘脑垂体激素及类似物

垂体后叶注射液
Posterior Pituitary Injection

【适应证】用于肺、支气管出血及消化道出血，并适用于产科催产及产后收缩子宫、止血等。对于腹腔手术后肠道麻痹等亦有功效。本品尚对尿崩症有减少排尿量之作用。

【用法用量】

肌内、皮下注射或稀释后静脉滴注。

引产或催产：静脉滴注，一次 2.5~5U，用氯化钠注射液稀释 0.01U。静脉滴注开始时不超过 0.001~0.002U/min，每 15~30 分钟增加 0.001~0.002U，至达到宫缩与正常分娩相似。最快不超过 0.02U/min，通常为 0.002~0.005U/min。

控制产后出血：静脉滴注 0.02~0.04U/min，胎盘排出后可肌内注射 5~10U。

呼吸道或消化道出血：一次 6~12U。

产后子宫出血：一次 3~6U。

【规格】3U：0.5ml；6U：1ml

【pH】3.0~4.0

注射用生长抑素
Somatostatin for Injection

【适应证】用于严重的急性食管静脉曲张出血；严重的急性胃或十二指肠溃疡出血，或并发急性糜烂性胃炎或出血性胃炎；胰腺外科术后并发症的预防和治疗；胰、胆和肠瘘的辅助治疗；糖尿病酮症酸中毒的辅助治疗。

【用法用量】

临使用前，用 1ml 氯化钠注射液溶液溶解。对于连续滴注给药，须用本品 3mg 用氯化钠注射液或 5% 葡萄糖溶液稀释，输液量为 0.25mg/h。

严重的急性上消化道出血：首先缓慢静脉推注 0.25mg（用 1ml 氯化钠注射液配制）作为负荷量，而后立即进行以 0.25mg/h 持续静脉滴注给药。当两次输液的给药间隔 >3~5 分钟的情况下,应重新静脉注射 0.25mg,以确保给药的连续性。当出血停止后,继续用药 48~72 小时。通常治疗时间为 120 小时。

胰瘘、胆瘘、肠瘘的辅助治疗:以 0.25mg/h 的速度静脉连续滴注,直到瘘管闭合。

胰腺外科手术后并发症的治疗:在手术开始时,以 0.25mg/h 的速度静脉滴注,术后持续静脉滴注 5 天。

糖尿病酮症酸中毒的辅助治疗:以 0.1~0.5mg/h 的速度静脉滴注。

【注意事项】

1. 在连续给药的过程中,应不间断地输入,换药间隔最好不超过 3 分钟。有可能时,可通过输液泵给药。

2. 宜单独给药。

【规格】0.25mg;0.75mg;2mg;3mg

【pH】4.5~6.5(0.5mg/ml 水溶液)

注射用重组人生长激素
Recombinant Human Growth Hormone for Injection

【适应证】用于因内源性生长激素缺乏所引起的儿童生长缓慢。

【用法用量】

皮下注射:一次 0.1IU/kg,每日 1 次。

【注意事项】

1. 注射部位应常变动以防脂肪萎缩。

2. 使用前用 1ml 注射用水溶解,注意应使注射用水缓慢地注入药品中,以减少溶解过程中泡沫的产生,在此期间切忌剧烈振荡。

【规格】3IU；4IU；4.5IU；5IU；10IU

【pH】6.5~8.5（1.6mg/ml 水溶液）

第三节　性　激　素

苯甲酸雌二醇注射液
Estradiol Benzoate Injection

【适应证】用于补充雌激素不足，如萎缩性阴道炎、女性性腺的功能不良、外阴干枯症、绝经期血管舒缩症状、卵巢切除、原发性卵巢衰竭等；晚期前列腺癌；与孕激素类药物合用能抑制排卵；闭经、月经异常、功能性子宫出血、子宫发育不良。

【用法用量】

用于绝经期综合征：肌内注射，一次 1~2mg，每周 2~3 次。

子宫发育不良：一次 1~2mg，每 2~3 日肌内注射 1 次。

功能性子宫出血：肌内注射，1~2mg。

退奶：每日肌内注射 2mg，不超过 3 天后减量。

【注意事项】

注射前充分摇匀，或加热摇匀。

【规格】1mg∶1ml

丙酸睾酮注射液
Testosterone Propionate Injection

【适应证】原发性或继发性男性性功能低减；男性青春期发育迟缓；绝经后女性晚期乳腺癌姑息性治疗。

【用法用量】

深部肌内注射。

男性性腺功能低下激素替代治疗:一次 25~50mg,每周 2~3 次。

绝经后女性晚期乳腺癌:一次 50~100mg,每周 3 次。

功能性子宫出血:配合黄体酮使用,每次 25~50mg,每日 1 次,共 3~4 次。

儿童男性青春发育延缓:一次 12.5~25mg,每周 2~3 次,疗程不超过 4~6 个月。

【注意事项】

本品不能静脉注射。

【规格】25mg:1ml;50mg:1ml

黄体酮注射液
Progesterone Injection

【适应证】用于月经失调,如闭经和功能性子宫出血、黄体功能不足、先兆流产和习惯性流产、经前期紧张综合征的治疗。

【用法用量】

肌内注射。

先兆流产:一般 10~20mg,用至疼痛及出血停止。

习惯性流产史者:自妊娠开始,一次 10~20mg,每周 2~3 次。

功能性子宫出血:用于撤退性出血血色素低于 7mg 时,一日 10mg,连用 5 天;或一日 20mg,连续 3~4 天。

闭经:在预计月经前 8~10 天,每日肌内注射 10mg,共 5 天;或每日肌内注射 20mg,共 3~4 天。

经前期紧张综合征:在预计月经前 12 天注射 10~20mg,连续 10 天。

【规格】20mg:1ml

醋酸甲羟孕酮注射液
Medroxyprogesterone Acetate Injection

【适应证】避孕；治疗子宫内膜异位症；治疗绝经期血管舒缩症状；作为复发和（或）转移性子宫内膜癌或肾癌的姑息性治疗；治疗绝经后激素依赖性和（或）复发乳腺癌；避孕／子宫内膜异位症。

【用法用量】

避孕：一次 150mg，每 3 个月 1 次，深部肌内注射。

子宫内膜异位症：每周 50mg 或每 2 周 100mg，肌内注射，至少进行 6 个月的治疗。

绝经期血管舒缩症状：一次 150mg，每 3 个月 1 次，深部肌内注射。

子宫内膜癌和肾癌：每周肌内注射 400~1000mg。

乳腺癌：肌内注射，每天 500~1000mg，持续 28 天；然后采用维持剂量，每周 2 次，每次 500mg。

【规格】150mg：1ml

注射用重组人促黄体激素 α
Recombinant Human Lutropin Alfa for Injection

【适应证】严重缺乏 LH 和 FSH 的患者。

【用法用量】

起始剂量为每天 75IU 联合使用 75~150IU 的 FSH。如果增加 FSH 的剂量，其递增量最好为 37.5~75IU，且剂量的调整最好在 7~14 天的间隔后。

【注意事项】

1. 用于皮下注射，用药前即刻将冻干粉溶于所提供的溶剂中。

2. 本品打开并溶解后应立即使用,且只能一次性使用。

3. 本品不可与其他药物混合于同一针剂中注射。

【规格】75IU

重组人促卵泡激素注射液
Recombinant Human Follitropin Alfa Solution Injection

【适应证】主用于无排卵的患者,包括对氯米芬(克罗米芬)无反应的多囊卵巢综合征患者。在辅助生殖技术中,如体外受精(IVF)、配子输卵管内移植(GIFT)及合子输卵管内移植(ZIFT)患者的超排卵。

【用法用量】

皮下注射。患者常在促性腺激素释放激素激动剂使用2周之后给予本药,常用方案为月经周期的2~3天开始使用150~225IU,根据患者的反应调节剂量。

【规格】450IU

注射用重组人促卵泡激素
Recombinant Human Follitropin Alfa for Injection

【适应证】不排卵,且对枸橼酸氯米芬(克罗米芬)治疗无反应的妇女。对于进行超排卵或辅助生育技术,如体外受精、胚胎移植、配子输卵管内转移和合子输卵管内移植的患者,用本药可刺激多卵泡发育。

【用法用量】

使用本品应在具有治疗生殖问题经验的医师的指导下进行。

不排卵妇女:每日注射 1 次。常用剂量从每日 75~150IU 促卵泡激素开始,如有必要每 7 或 14 天增加 37.5 或 75IU,以达到充分而非过度的反应。每日的最大剂量通常不超过 225IU。

体外授精和其他助孕技术:通常超排卵方案从治疗周期的第 2 或第 3 天开始,每日 150~225IU。日剂量通常不高于 450IU。

【注意事项】

1. 本品用于皮下注射,冻干粉应在使用前用所提供的溶剂稀释。

2. 本药不可与其他规格混合溶解。

3. 为了避免大体积注射,1ml 溶剂最多可溶解 3 瓶冻干粉。

4. 除了促黄体激素外,本品不得与其他药物混合在一起使用。合用时,应先溶解促黄体激素,然后再溶解本品。

5. 开启并溶解后应立即一次性注射完毕。

【规格】75IU

重组促卵泡素 β 注射液
Recombinant Follitropin Beta Injection

【适应证】用于不排卵且对枸橼酸氯米芬(克罗米芬)治疗无效者。用于辅助生殖技术超促排卵。

【用法用量】

用于不排卵:肌内或皮下注射,每天 1 次,连续用药。起始剂量通常为每天 50IU,至少维持 7 天。

用于辅助生殖技术超促排卵:肌内或皮下注射,每天 1 次。至少以 150~225IU 为最初 4 天的起始剂量,随后用量依卵巢反应做个体化调节。剂量调整的范围一般为 50~100IU。

【注意事项】

1. 为防止注射部位疼痛以及减少液体渗漏,应缓慢肌内或皮下注射。皮下注射部位应变换。未用完的溶液必须抛弃。

2. 未对本品进行配伍禁忌研究,故不应与其他药品混合。

【规格】50IU：0.5ml；100IU：0.5ml

注射用尿促卵泡激素
Urofollitropin for Injection

【适应证】用于不排卵(包括多囊卵巢综合征)且对枸橼酸氯米芬(克罗米芬)治疗无效者。用于辅助生殖技术超促排卵者。

【用法用量】

肌内注射:在注射前可将粉末溶于氯化钠注射液中。为避免注射容量过大,可将本品 5 瓶溶于 1ml 溶剂中。

用于不排卵且对枸橼酸氯米芬治疗无效者:每天注射达 75~150IU,间隔 7 或 14 天每天可增加或减少 75IU。

用于辅助生殖技术超促排卵者:在月经周期的第 2 或第 3 天开始每日应用 150~225IU 的本品,每日最大剂量不超过 450IU。

【规格】75IU

注射用高纯度尿促性素
Highly Purified Menotrophin for Injection

【适应证】用于低促性腺激素性或正常促性腺激

素性的卵巢功能不足所导致的女性不孕症以刺激卵泡生长;控制性超促排卵可以在辅助生育技术中诱导多卵泡发育。

【用法用量】

本品可用注射用水溶解后通过肌内或皮下注射给药,通常初始剂量为每日 75~150IU。

【规格】75IU 促卵泡激素(FSH)+75IU(黄体生成素)LH

注射用尿促性素
Menotrophin for Injection

【适应证】与绒促性素合用,用于促性腺激素分泌不足所致的原发性或继发性闭经、无排卵性稀发月经及所致的不孕症等。

【用法用量】

溶于 1~2ml 氯化钠注射液中,肌内注射。起始一次 75U,一日 1 次。第 2 周起每隔 7 日增加 75U,但每次剂量最多不超过 225U。

【规格】75U;150U

【pH】6.0~8.0

注射用重组人绒促性素
Recombinant Human Choriogonadotropin Alfa
Solution for Injection

【适应证】接受辅助生殖技术如体外授精之前进行超排卵的妇女;无排卵或少排卵的妇女。

【用法用量】

皮下注射。

接受辅助生殖技术的妇女:在最后一次注射 FSH 或 HMG 制剂的 24~48 小时后,即取得卵泡生长的最佳刺激时注射 250μg。

无排卵或少排卵的妇女:在取得卵泡生长的最佳刺激 24~48 后注射 250μg。

【注意事项】

每支预充注射器仅供一次性使用。

【规格】250μg

注射用绒促性素
Chorionic Gonadotrophin for Injection

【适应证】青春期前隐睾症的诊断和治疗;垂体功能低下所致的男性不育;长期促性腺激素功能低下者,还应辅以睾酮治疗;垂体促性腺激素不足所致的女性无排卵性不孕症;用于体外受精;女性黄体功能不全;功能性子宫出血;妊娠早期先兆流产、习惯性流产。

【用法用量】

男性促性腺激素功能不足所致的性腺功能低下:肌内注射 1000~4000U,每周 2~3 次。

促排卵:肌内注射,一次 5000~10 000U,连续治疗 3~6 个周期。

黄体功能不全:隔日注射一次 1500U,连用 5 次。

功能性子宫出血:1000~3000U 肌内注射。

习惯性流产、妊娠先兆流产:1000~5000U 肌内注射。

儿童:发育性迟缓者睾丸功能测定,肌内注射 2000U,每日 1 次,连续 3 日。青春期前隐睾症,肌内注射 1000~5000U,每周 2~3 次,出现良好效应后即停用。总注射次数不多于 10 次。

【注意事项】

本品用前临时配制。

【规格】500U;1000U;2000U;4000U;5000U

醋酸曲普瑞林注射液
Triptorelin Acetate Injection

【适应证】用于不育治疗下所需的垂体降调节、配子输卵管内移植(GIFT)和无辅助治疗方法的促卵泡成熟等。

【用法用量】

皮下注射:每日 0.1mg。在促性腺激素使用阶段,用药剂量必须保持在较低水平;在给予 HCG 诱导排卵的前一天停止本品。

【规格】1mg:0.1ml

【pH】4.0~5.0

注射用醋酸曲普瑞林
Triptorelin Acetate for Injection

【适应证】治疗转移性前列腺癌;性早熟生殖器内外的子宫内膜异位症;女性不孕症;子宫肌瘤。

【用法用量】

前列腺癌:一次 3.75mg。每 4 周 1 次。

性早熟:一次 50μg/kg,每 4 周 1 次。

子宫内膜异位症:在月经周期的前 5 天开始治疗,一次 3.75mg,每 4 周 1 次。

女性不孕症:在月经周期的第 2 天肌内注射 3.75mg。

手术前子宫肌瘤的治疗:治疗应在月经周期的前 5 天开始,每 4 周 1 次,每次 3.75mg。

【注意事项】

1. 本品仅可肌内注射,用提供的溶剂复溶药物粉末,复溶后立即注射。

2. 复溶后得到的悬浮液不得与其他药品混合。

【规格】3.75mg

注射用醋酸西曲瑞克
Cetrorelix Acetate Powder for Injection

【适应证】辅助生育技术中,对控制性卵巢次级的患者,本品可防止提前排卵。

【用法用量】

下腹壁皮下注射:每日 1 次,每次 0.25mg,间隔 24 小时,应于早晨或晚间使用。

【注意事项】

1. 配制的溶液应立即使用。

2. 不能与几种常用的肠外溶液配伍使用,只能以预装于注射器中的注射用水溶解,不得猛烈振摇以免产生气泡。

【规格】0.25mg

缩宫素注射液
Oxytocin Injection

【适应证】用于引产、催产、产后及流产后因宫缩无力或缩复不良而引起的子宫出血;了解胎盘储备功能(催产素激惹试验)。

【用法用量】

引产或催产:静脉滴注,一次 2.5~5U,用氯化钠注射液稀释至 0.01U/ml。静脉滴注开始时不超过 0.001~

0.002U/min,每 15~30 分钟增加 0.001~0.002U,至达到
宫缩与正常分娩期相似,最快不超过 0.02U/min,通常
为 0.002~0.005U/min。

控制产后出血:静脉滴注 0.02~0.04U/min,胎盘排
出后可肌内注射 5~10U。

【规格】10U∶1ml

【pH】3.0~4.5

第四节　胰岛素及影响血糖药

胰岛素注射液
Insulin Injection

【适应证】1 型糖尿病;2 型糖尿病有严重感染、外
伤、大手术等严重应激情况,以及合并心、脑血管并发
症,肾脏或视网膜病变等;糖尿病酮症酸中毒、高血糖
非酮症性高渗性昏迷等。

【用法用量】

皮下注射:一般每日 3 次,餐前 15~30 分钟注射,
必要时睡前增加 1 次小剂量注射。

剂量根据病情、血糖和尿糖水平,由小剂量(每次
2~4IU)开始,逐步调整。1 型糖尿病患者的每日胰岛
素需用总量为 0.5~1IU/kg,敏感者每日仅需 5~10IU,一
般约 20IU。在有急性并发症的情况下,对 1 及 2 型糖
尿病患者应每 4~6 小时注射 1 次。

静脉注射:主要用于糖尿病酮症酸中毒、高血糖
高渗性昏迷的治疗。可静脉持续滴入 4~6IU/h,小儿
0.1IU/(kg·h),根据血糖变化调整剂量;也可首次静脉
注射 10IU 加肌内注射 4~6IU,根据血糖变化调整。病
情较重者,可先静脉注射 10IU,继之以静脉滴注。

【规格】400IU∶10ml

【pH】6.6~8.0

生物合成人胰岛素注射液
Biosynthetic Human Insulin Injection

【适应证】用于治疗糖尿病。

【用法用量】

本品为短效胰岛素制剂，可以与长效胰岛素制剂合并使用。

剂量应根据患者的病情个体化，通常每日 0.3~1.0IU/kg。

皮下或静脉注射。将皮肤捏起注射可将误做肌内注射的风险降到最低。注射后针头应在皮下停留至少6秒，以确保胰岛素被完全注射入体内。用于静脉滴注时，输注系统中的本品浓度为 0.05~1.0IU/ml，输注液为氯化钠、5% 葡萄糖或含 40mmol/L 氯化钾的 10% 葡萄糖注射液。上述输注置于聚丙烯输液袋中，在室温下24 小时内稳定；超过 2 小时后，尽管输注液仍然稳定，但袋内的部分胰岛素成分开始被输液袋的材料所吸收。

【注意事项】

1. 本品用于皮下注射，应在注射区域内轮换注射部位以避免形成肿块。最佳注射部位为腹部、臀部、大腿前部或者上臂。在腹部注射起效更快。

2. 如患者同时接受本品和另一种胰岛素笔芯治疗，应分别使用两个胰岛素注射系统，每个注射系统分别用于注射不同种类的胰岛素。

3. 本品仅供一人专用，本品不可重新灌装使用。

4. 本品不能使用胰岛素输注泵。

5. 如果本品贮藏不当或被冷冻或不呈透明禁止

使用。

6. 在本品中加入其他药物可导致胰岛素的降解（如含有巯基或亚硫酸盐的药物）。

【规格】300IU：3ml；400IU：10ml

地特胰岛素注射液
Insulin Detemir Injection

【适应证】用于治疗糖尿病。

【用法用量】

经皮下注射，部位可选择大腿、腹壁或者上臂。应在同一注射区域内轮换注射点。

与口服降血糖药联合治疗时，每日 1 次，起始剂量为 10IU 或 0.1~0.2IU/kg。

作为基础、餐时胰岛素给药方案的一部分时，每日注射 1~2 次，用量因人而异。

【注意事项】

1. 由于可能导致重度低血糖，本品绝不能静脉注射。

2. 本品中加入其他化学物质可能导致降解（如含有巯基或亚硫酸盐的药物）。本品不能用于静脉输液。

【规格】300IU：3ml

甘精胰岛素注射液
Insulin Glargine Injection

【适应证】需用胰岛素治疗的糖尿病。

【用法用量】

每日 1 次在固定的时间皮下注射给药，剂量因人而异。

【注意事项】

1. 切勿静脉注射，如将平常皮下注射的药物剂量注入静脉内,可发生严重的低血糖。

2. 切勿同任何其他产品相混合。

3. 在某一注射区内,每次注射的部位必须轮换。

4. 不能同任何别的胰岛素或稀释液混合,混合或稀释会改变其时间/作用特性,混合会造成沉淀。

【规格】300IU：3ml

谷赖胰岛素注射液
Insulin Glulisine Injection

【适应证】治疗成人糖尿病。

【用法用量】

皮下注射或者持续皮下泵输注:在餐前 0~15 分钟内或餐后立即给药,剂量需个体化调整给药。

【注意事项】

1. 每次注射时,注射或者输注的部位(腹部、大腿、三角肌)应该不时地轮换。

2. 如果注射装置为冷藏,使用前要室温放置 1~2 小时,注射冷的胰岛素会增加疼痛。

3. 不可与 NPH 人胰岛素以外的任何药物混合使用。

4. 使用过的预填充笔不可重新使用,并应经适当处理后丢弃。

【规格】300IU：3ml

赖脯胰岛素注射液
Recombinant Human Insulin
Lispro Injection

【适应证】用于治疗需要胰岛素维持正常血糖稳

态的成人糖尿病患者。

【用法用量】

餐前给药，也可以在餐后马上给药，剂量个体化，通过皮下注射或持续皮下输液泵用药，也可以肌内注射；必要时，还可以静脉内给药。赖脯胰岛素在氯化钠或 5% 葡萄糖注射液中 0.1~1.0IU/ml 的浓度下输液，输液系统在室温下可保持稳定 48 小时。

【注意事项】

1. 注射部位应当轮流使用，同一个注射部位的注射一般每月不超过 1 次。

2. 不能把瓶装的胰岛素与笔芯装的胰岛素混合。

【规格】300IU∶3ml

精蛋白生物合成人胰岛素注射液（预混 30R）
Isophane Protamine Biosynthetic Human Insulin Injection（Pre-Mixed 30R）

【适应证】本品具有降血糖作用，适用于治疗糖尿病。

【用法用量】

皮下注射：剂量因人而异，平均为每日 0.5~1.0IU/kg。

【注意事项】

1. 本品不可静脉给药，从腹壁皮下给药比从其他注射部位给药吸收更快。

2. 一般来说，胰岛素只能加入已知相容的化合物中。

3. 胰岛素混悬液不能加入输注液体中。

【规格】300IU∶3ml

精蛋白生物合成人胰岛素注射液（预混 50R）
Isophane Protamine Biosynthetic Human Insulin Injection（Pre-Mixed 50R）

【适应证】用于治疗糖尿病。

【用法用量】

皮下注射：一日 1~2 次。剂量应根据患者的病情个体化，每日 0.3~1.0IU/kg。当患者存在胰岛素抵抗时，每日的胰岛素需要量可能会增加。

【注意事项】

1. 本品绝不可直接注入静脉或者肌内。

2. 应在注射区域内轮换注射部位以避免形成肿块。最佳注射部位为腹部、臀部、大腿前部或者上臂。在腹部注射起效更快。

3. 本品在达到室温时更容易混匀。

4. 注射后针头应在皮下停留至少 6 秒，以确保胰岛素被完全注射入体内。

5. 每次注射后都卸下针头，不可连接上针头存放，否则会有药液从针头漏出而导致剂量不准确。

6. 本品不可重新灌装使用。

7. 每次注射时换用新的针头以防止污染。

8. 针头和本品均不得多人共用。

【规格】300IU∶3ml

精蛋白生物合成人胰岛素（N）注射液
Isophane Protamine Biosynthetic Human Insulin Injection

【适应证】用于治疗糖尿病。

【用法用量】

皮下注射:剂量应根据患者的病情个体化,每日 0.3~1.0IU/kg。

【注意事项】

1. 胰岛素混悬液不能加入输注液体中。

2. 当两种类型的胰岛素混合使用时,先吸取短效胰岛素,紧接着吸入中效或长效胰岛素。

3. 绝不可直接注入静脉或者肌内。应在注射区域内轮换注射部位以避免形成肿块。最佳注射部位为腹部、臀部、大腿前部或者上臂。在腹部注射起效更快。

4. 当达到室温条件时,胰岛素更容易混匀。

5. 注射后针头应在皮下停留至少 6 秒,以确保胰岛素被完全注射入人体内。

【规格】400IU∶10ml;300IU∶3ml

精蛋白锌重组赖脯胰岛素混合注射液(25R)
Mixed Protamine Zinc Recombinant Human Insulin Lispro Injection(25R)

【适应证】用于需要胰岛素治疗的糖尿病患者。

【用法用量】

在餐前即时注射,也可在饭后立即注射。

皮下注射:剂量个体化。皮下注射的部位为上臂、大腿、臀部及腹部。

【注意事项】

1. 在任何情况下,本品都不能采取静脉滴注的方式给药。

2. 本品笔芯不能与其他胰岛素制剂混合。

3. 装置只能一次性使用,不能再次填充。

4. 注射前将本品笔芯在手心中旋转药液呈均匀的

混悬状态或乳浊液,不得剧烈振摇笔芯,否则产生的泡沫将影响剂量的准确测量。

5. 轮换使用注射部位,同一部位 1 个月内不能注射多次。

【规格】300IU：3ml

精蛋白锌重组赖脯胰岛素混合注射液（50R）
Mixed Protamine Zinc Recombinant Human Insulin Lispro Injection（50R）

【适应证】用于需要胰岛素治疗的糖尿病患者。

【用法用量】

餐前即时注射,必要时,也可在饭后立即注射。本品只以皮下注射的方式给药,剂量需个体化。

【注意事项】

1. 任何情况下都不能静脉给药。

2. 使用前旋转至其中的药液呈均匀的浑浊液或乳浊液,不要剧烈振摇,否则产生的泡沫将影响剂量的准确测量。

3. 不允许其他任何胰岛素混入笔芯。

4. 装置只能一次性使用,不能再次填充。

5. 不能揉搓注射部位。

6. 轮换使用注射部位,同一部位 1 个月内不能注射多次。

【规格】300IU：3ml

门冬胰岛素注射液
Insulin Aspart Injection

【适应证】用于治疗糖尿病。

【用法用量】

紧邻餐前注射,可在餐后立即给药。

皮下注射:用量因人而异,一般应与至少每日 1 次的中效胰岛素或长效胰岛素联合使用。每日 0.5~1.0IU/kg。

在使用胰岛素泵输注本品时,不能与其他胰岛素混合使用。本品仅供一人使用。使用过的预填充笔不可重新灌装使用。本品经胰岛素泵给药用于连续皮下胰岛素输注治疗。胰岛素泵给药:管路内表面由聚乙烯或聚烯烃制成,经鉴定符合胰岛素泵的使用。

静脉给药:输注系统中的本品浓度为 0.05~1.0IU/ml,输注液为氯化钠、5% 葡萄糖或含 40mmol/L 氯化钾的 10% 葡萄糖注射液。上述输注液置于聚丙烯输液袋中,在室温下 24 小时内是稳定的。

【注意事项】

1. 为避免形成肿块,应在注射区域内轮换注射点。

2. 最佳注射部位为腰的前部(腹壁)、臀部、大腿前侧或上臂。腹壁给药起效更快。

3. 本品皮下注射时,注射后针头应在皮下停留至少 6 秒,以确保药液全部注射入体内。

4. 一些化学物质加入到胰岛素中可能导致胰岛素的降解,如含有巯基或亚硫酸盐的药品。

【规格】300IU∶3ml

门冬胰岛素 30 注射液
Insulin Aspart 30 Injection

【适应证】用于治疗糖尿病。

【用法用量】

本品用于皮下注射,用量因人而异,一般须紧邻餐前注射,可在餐后立即给药。每天 0.5~1.0IU/kg。

【注意事项】

1. 本品仅用于皮下,绝不能直接静脉或者肌内注射,也不可用于胰岛素泵。

2. 如患者同时接受本品和另一个胰岛素笔芯治疗,应分别使用两个胰岛素注射系统,每个注射系统分别用于注射不同种类的胰岛素。

3. 本品仅供一人专用,使用过的预填充笔不可重新灌装使用。

4. 重新混匀后的药液必须呈现均匀的白色雾状,否则不可使用。

5. 不得使用冷冻过的本品。

6. 建议患者每次注射后丢弃针头。

【规格】300IU：3ml

门冬胰岛素 50 注射液
Insulin Aspart 50 Injection

【适应证】用于治疗糖尿病。

【用法用量】

皮下注射:用量因人而异,通常每天 0.5~1.0IU/kg。一般紧邻餐前注射,也可在餐后立即注射。

【注意事项】

1. 本品仅可用于皮下注射,绝不可用于静脉给药,也不可用于肌内注射,也不可用于胰岛素泵。

2. 本品经皮下注射,部位可选择大腿或腹壁。如可行,也可选择臀部或三角肌区域。

3. 注射点应在同一注射区域内轮换,以降低脂肪代谢障碍的风险。

4. 本品仅供一人专用,使用过的预填充笔不可重新灌装使用。

5. 不得使用冷冻过的本品。

6. 建议患者每次注射后丢弃针头。

7. 如患者同时接受本品和另一种胰岛素笔芯治疗,应分别使用两个胰岛素注射系统,每个注射系统分别用于注射不同种类的胰岛素。

8. 本品不能与其他药物混合。

【规格】300IU:3ml

艾塞那肽注射液
Exenatide Injection

【适应证】用于改善 2 型糖尿病患者的血糖控制,用于单用二甲双胍、磺酰脲类以及二甲双胍合用磺酰脲类血糖仍控制不佳的患者。

【用法用量】

腿、腹部或上臂皮下注射:起始剂量为每次 5μg,每日 2 次,在早餐和晚餐前 60 分钟内皮下注射;在治疗 1 个月后剂量可增加至每次 10μg,每日 2 次。

【注意事项】

不应在餐后注射本品。

【规格】0.25mg:1.2ml;0.25mg:2.4ml

利拉鲁肽注射液
Liraglutide Injection

【适应证】用于成人 2 型糖尿病患者控制血糖:适用于单用二甲双胍或磺脲类药物最大可耐受剂量治疗后血糖仍控制不佳的患者,与二甲双胍或磺脲类药物联合应用。

【用法用量】

起始剂量为每天 0.6mg,至少 1 周后,剂量应增加至 1.2mg,剂量范围为 1.2~1.8mg,推荐每日不超过 1.8mg。

本品每日注射 1 次,可在任意时间注射,每天同一时间注射,无需根据进餐时间给药。

【注意事项】

1. 本品不可静脉或肌内注射。

2. 本品经皮下注射给药,注射部位可选择腹部、大腿或者上臂。

3. 本品不得在冷冻后使用。

4. 本品不得与其他药品混合。

【规格】18mg：3ml

第十一章

维生素、微量元素

第一节　维　生　素

注射用 12 种复合维生素
12 Vitamins for Injection

【适应证】用于经胃肠道营养摄取不足者。

【用法用量】

用注射器取 5ml 注射用水注入瓶中,所得的溶液应缓慢静脉注射;或溶于等渗的氯化钠注射液或 5% 葡萄糖溶液中静脉滴注。

成人及 11 岁以上的儿童每日 1 次给药 1 支。

【注意事项】

1. 本品可与那些已确定相容性和稳定性的碳水化合物、脂肪、氨基酸和电解质等肠外营养物混合使用。

2. 一旦复溶,不要使用颜色异常的容器或溶液。

【规格】支

注射用多种维生素(12)
Multivitamin for Injection(12)

【适应证】用于当口服营养禁忌、不能或不足需要通过注射补充维生素的患者。

【用法用量】

静脉或肌内注射，或静脉滴注。

用于静脉滴注或注射：输注前即刻用 5ml 注射用水溶解瓶内内容物，缓慢静脉注射。

用于肌内注射：注射前即刻用 2.5ml 注射用水溶解瓶内内容物。

成人及 11 岁以上的儿童每天给药 1 支。对营养需求增加的病例可按每日 2~3 倍给药。

【注意事项】

本品可与那些已确定相容性和稳定性的碳水化合物、脂肪、氨基酸和电解质等肠外营养物混合使用。

【规格】维生素 A 3500IU/ 维生素 D_3 220IU/ 维生素 E 10.20mg/ 维生素 C 125mg/ 四水脱羧辅酶 5.80mg/ 维生素 B_2 5.67mg/ 维生素 B_6 5.50mg/ 维生素 B_{12} 6μg/ 叶酸 414μg/ 右旋泛醇 16.15mg/ 维生素 H 69μg/ 烟酰胺 46mg

注射用复方三维 B（Ⅱ）
Compound Tri-Vitamin B for Injection（Ⅱ）

【适应证】用于周围神经损伤、多发性神经炎、三叉神经痛、坐骨神经痛；防治异烟肼中毒，妊娠、放射病、抗肿瘤药所致的呕吐，脂溢性皮炎，恶性贫血，营养性贫血等。也可用于 B 族维生素摄入障碍患者的营养补充剂。

【用法用量】

肌内注射：成人每次 1 支，一日 1 次。

静脉滴注：成人每次 1~2 支，一日 1 次，临用前用 5% 或 10% 葡萄糖注射液 10ml 或灭菌注射用水 10ml

溶解,溶解后加入 5% 或 10% 葡萄糖注射液 100~250ml 中静脉滴注。

【注意事项】

本品在碱性溶液中易分解,与碱性药物如碳酸氢钠、枸橼酸钠配伍易引起变质。

【规格】硝酸硫胺 2.0mg/ 维生素 B_6 30mg/ 维生素 B_1 22.5μg

注射用复方维生素(3)
Compound Vitamines for Injection(3)

【适应证】用于各种原因引起的维生素缺乏症,如饮食摄入不足、消耗性疾病等,以补充本品所含的维生素。

【用法用量】

每瓶用适量注射用水或 5% 葡萄糖注射液或氯化钠注射液溶解完全后,加入 5% 葡萄糖注射液、氯化钠注射液 250 或 500ml 中混合均匀后静脉滴注。成人一次 1~2 瓶,每日 1 次。

【注意事项】

本品进行输注时应注意避光。

【规格】维生素 B_1 10mg/ 核黄素磷酸钠 6.355mg/ 维生素 C 200mg

复方维生素注射液(4)
Compound Vitamines Injection(4)

【适应证】用于不能经消化道正常禁食的患者维生素 A、维生素 D_2、维生素 E、维生素 K_1 的肠外补充。

【用法用量】

将本品 2ml 加入 500ml 葡萄糖、氯化钠、氨基酸注射液等输液中,在避光条件下静脉滴注用。用量依病情而定。

【注意事项】

1. 本品必须加入输液中稀释后使用,不能直接静脉推注或肌内注射。

2. 本品稀释后应在避光条件下使用,500ml 输液的输注时间不短于 1 小时。

3. 本品宜与水溶性维生素合并使用。

4. 本品含维生素 K_1,不得和双香豆素类抗凝药合并使用。

【规格】(维生素 A 2500IU/ 维生素 D_2 200IU/ 维生素 E 15mg/ 维生素 K_1 2mg):2ml

【pH】5.5~7.0

核黄素磷酸钠注射液
Riboflavin Sodium Phosphate Injection

【适应证】用于由维生素 B_2 缺乏引起的口角炎、唇炎、舌炎、眼结膜炎及阴囊炎等疾病的治疗。

【用法用量】
皮下、肌内或静脉注射:一次 5~30mg,一日 1 次。

【规格】15mg:5ml

【pH】5.6~6.5

注射用核黄素磷酸钠
Riboflavin Sodium Phosphate for Injection

【适应证】用于由维生素 B_2 缺乏引起的口角炎、

唇炎、舌炎、眼结膜炎及阴囊炎等疾病的治疗。

【用法用量】

皮下、肌内或静脉注射：一次 5~30mg，一日 1 次。

【规格】5mg；10mg

甲钴胺注射液
Mecobalamin Injection

【适应证】用于周围神经病、因缺乏维生素 B_{12} 引起的巨红细胞性贫血的治疗。

【用法用量】

周围神经病：成人一次 0.5mg，一日 1 次，一周 3 次，肌内或静脉注射。

巨红细胞性贫血：成人一次 0.5mg，一日 1 次，一周 3 次，肌内或静脉注射。

【注意事项】

1. 给药时见光易分解，开封后立即使用的同时应注意避光。

2. 肌内注射时应避免同一部位反复注射，且对新生儿、早产儿、婴儿、幼儿要特别小心；注意避开神经走向部位；注意针扎入时，如有剧痛、血液逆流的情况，应立即拔出针头，更换部位注射。

【规格】0.5mg：1ml

注射用甲钴胺
Mecobalamin for Injection

【适应证】用于周围精神病、因缺乏维生素 B_{12} 引起的巨红细胞性贫血的治疗。

【用法用量】

肌内或静脉注射：0.5mg 加注射用水 1ml 溶解后使用。

周围神经病：成人一次 0.5mg，一日 1 次，一周 3 次，肌内或静脉注射，可按年龄、症状酌情增减。

巨红细胞性贫血：成人一次 0.5mg，一日 1 次，一周 3 次，肌内或静脉注射。

【注意事项】

1. 见光易分解，开封后立即使用的同时应注意避光。

2. 为了确保储存质量稳定，采用遮光材料包装，从遮光材料中取出后应立即使用。

【规格】0.5mg

甲硫氨酸维 B₁ 注射液
Methionine and Vitamin B₁ Injection

【适应证】用于脂肪肝和急、慢性肝炎，肝硬化等的辅助治疗；亦可用于乙醇、巴比妥类、磺胺类药物中毒时的辅助治疗。

【用法用量】

肌内注射：每次 2~5ml，每日 1~2 次。

静脉注射：每次 5~10ml，每日 1 次，以 5% 葡萄糖或氯化钠注射液 250~500ml 稀释后滴注。

【规格】（甲硫氨酸 40mg/ 维生素 B₁ 4mg）：2ml；（甲硫氨酸 100mg/ 维生素 B₁ 10mg）：5ml

注射用甲硫氨酸维 B₁
Methionine and Vitamin B₁ for Injection

【适应证】用于改善肝脏功能，对肝脏疾病如急、慢性肝炎,肝硬化,尤其是对脂肪肝有较明显的疗效;可用于乙醇、巴比妥类、磺胺类药物中毒时的辅助治疗。

【用法用量】

肌内注射:临用前加灭菌注射用水溶解至 20mg/ml(以甲硫氨酸计),每次 40~100mg,每日 1~2 次。

静脉注射:每次 100~200mg,每日 1 次,以 5% 葡萄糖溶液或氯化钠溶液 250~500ml 稀释后使用。

【注意事项】

本品不可与碱性液体或含钙离子的液体混合。

【规格】甲硫氨酸 40mg/ 维生素 B_1 4mg;甲硫氨酸 100mg/ 维生素 B_1 10mg

注射用水溶性维生素
Water-Soluble Vitamin for Injection

【适应证】本品系肠外营养不可缺少的组成部分之一,用以满足成人和儿童每日对水溶性维生素的生理需要。

【用法用量】

本品可用下列溶液 10ml 加以溶解:脂溶性维生素注射液(Ⅱ)、脂溶性维生素注射液(Ⅰ)、脂肪乳注射液、无电解质的葡萄糖注射液、注射用水、氯化钠注射液。

成人和体重 10kg 以上的儿童,每日 1 瓶;新生儿及体重不满 10kg 的儿童,一日 1/10 瓶 /kg。

【注意事项】

1. 本品溶解后应在无菌条件下立即加入输液中,并在 24 小时内用完。

2. 本品加入葡萄糖注射液中进行输注时应注意避光。

【规格】硝酸硫胺 3.1mg/ 核黄素磷酸钠 4.9mg/ 烟酰胺 40mg/ 维生素 B_6 4.9mg/ 泛酸钠 16.5mg/ 维生素 C 钠 113mg/ 生物素 60μg/ 叶酸 0.4mg/ 维生素 B_{12} 5.0μg

维生素 B_1 注射液
Vitamin B_1 Injection

【适应证】用于维生素 B_1 缺乏所致的脚气病或 Wemicke 脑病的治疗。亦可用于维生素 B_1 缺乏引起的周围神经炎、消化不良等的辅助治疗。

【用法用量】

肌内注射:成人重型脚气病,一次 50~100mg,每天 3 次;小儿重型脚气病,每日 10~25mg。

【注意事项】

本品在碱性溶液中易分解,与碱性药物如碳酸氢钠、枸橼酸钠配伍易引起变质。

【规格】2ml:100mg

【pH】2.5~4.0

维生素 B_{12} 注射液
Vitamin B_{12} Injection

【适应证】用于巨幼细胞性贫血,也可用于神经炎的辅助治疗。

【用法用量】

肌内注射。

成人：一日 25~100µg 或隔日 50~200µg。用于神经炎时，用量可酌增。

儿童：一次 25~10µg，每日或隔日 1 次。

【注意事项】

氨基水杨酸可减弱本品的作用。

【规格】0.25mg∶1ml；0.5mg∶1ml；1mg∶1ml

【pH】4.0~6.0

维生素 B$_6$ 注射液
Vitamin B$_6$ Injection

【适应证】用于维生素 B$_6$ 缺乏的预防和治疗，防治异烟肼中毒；也可用于妊娠、放射病及抗癌药所致的呕吐，脂溢性皮炎等。

【用法用量】

皮下、肌内或静脉注射：通常一次 50~100mg，一日 1 次。用于环丝氨酸中毒的解毒时，每日 300mg 或 300mg 以上。用于异烟肼中毒的解毒时，每 1g 异烟肼给 1g 维生素 B$_6$ 静脉注射。

【规格】100mg∶2ml

【pH】2.5~4.0

维生素 C 注射液
Vitamin C Injection

【适应证】用于防治维生素 C 缺乏症，也可用于各种急、慢性传染性疾病及紫癜等的辅助治疗。

【用法用量】

肌内或静脉注射：每次 100~250mg，每日 1~3 次，小儿每日 100~300mg,分次注射。必要时,成人每次 2~4g,每日 1~2 次。

【注意事项】

1. 不宜与碱性药物(如氨茶碱、碳酸氢钠、谷氨酸钠等)、维生素 B_2、三氯叔丁醇,以及含铜、铁离子(微量)的溶液配伍,以免影响疗效。

2. 与维生素 K_3 配伍,因后者有氧化性,可产生氧化还原反应,使两者的疗效减弱或消失。

【规格】0.5g∶2ml;1.0g∶5ml

【pH】5.0~7.0

注射用维生素 C
Vitamin C for Injection

【适应证】用于预防维生素 C 缺乏症和各种急、慢性传染性疾病及紫癜等的辅助治疗,大剂量静脉注射用于克山病、心源性休克时的抢救。本品亦可用于慢性铁中毒、特发性高铁血红蛋白血症的治疗。

【用法用量】

肌内或静脉注射:成人每次 100~250mg,每日 1~3 次;小儿每日 100~300mg,分次注射。

【注意事项】

1. 不宜与碱性药物(如氨茶碱、碳酸氢钠、谷氨酸钠等)、维生素 B_2、三氯叔丁醇,以及含铜、铁离子(微量)的溶液配伍,以免影响疗效。

2. 与维生素 K_3 配伍,因后者有氧化性,可产生氧化还原反应,使两者的疗效减弱或消失。

【规格】1.0g

维生素 D_2 注射液
Vitamin D_2 Injection

【适应证】用于维生素 D 缺乏症的预防与治疗。用于慢性低钙血症、低磷血症、佝偻病及伴有慢性肾功能不全的骨软化症、家族性低磷血症及甲状旁腺功能低下(术后、特发性或假性甲状旁腺功能低下)的治疗。用于治疗急、慢性及潜在手术后手足搐搦症及特发性手足搐搦症。

【用法用量】

肌内注射:一次 5~10mg,病情严重者可于 2~4 周后重复注射 1 次。

【规格】5mg:1ml

维生素 D_3 注射液
Vitamin D_3 Injection

【适应证】用于维生素 D 缺乏的预防和治疗,如慢性低钙血症、低磷血症、佝偻病及伴有慢性肾功能不全的骨软化症、家族性低磷血症及甲状旁腺功能低下(术后、特发性或假性甲状旁腺功能低下)的治疗。用于治疗急、慢性及潜在手术后手足搐搦症及特发性手足搐搦症。

【用法用量】

肌内注射:一次 7.5~15mg,病情严重者可于 2~4 周后重复注射 1 次。

【规格】7.5mg:1ml

腺苷钴胺注射液
Cobamamide Injection

【适应证】用于巨幼红细胞贫血、营养不良性贫血、妊娠期贫血、多发性神经炎、神经根炎、三叉神经痛、坐骨神经痛、神经麻痹。也可用于营养性神经疾患以及放射线与药物引起的白细胞减少症。

【用法用量】

肌内注射：一次 0.5~1.5mg，一日 1 次。

【注意事项】

1. 本品遇光易分解，溶解后要尽快使用。

2. 治疗后期可能出现缺铁性贫血，应补充铁剂。

3. 若将褐色西林瓶去除包装后放置，药物会受光分解，请在临用之前再打开遮光包装。

4. 临用前加灭菌注射用水适量溶解。

【规格】0.5mg

注射用腺苷钴胺
Cobamamide for Injection

【适应证】用于巨幼细胞贫血、营养不良性贫血、妊娠期贫血、多发性神经炎、神经根炎、三叉神经痛、坐骨神经痛、神经麻痹。也可用于营养性神经疾患以及放射线和药物引起的白细胞减少症。

【用法用量】

肌内注射：一次 0.5~1.5mg，一日 1 次。

【注意事项】

1. 本品遇光易分解，溶解后要尽快使用。

2. 不宜与氯丙嗪、维生素 C、维生素 K 等混合于同一容器中。

3. 与葡萄糖注射液有配伍禁忌。

4. 与对氨基水杨酸钠不能并用。

【规格】0.5mg；1.5mg

烟酸注射液
Nicotinic Acid Injection

【适应证】用于维生素 PP 缺乏症的预防和治疗，扩张小血管，缺血性心脏病，降血脂。

【用法用量】

成人：肌内注射，一次 50~100mg 一日 5 次；缓慢静脉注射，一次 25~100mg，一日 2 次或多次。

小儿：缓慢静脉注射，一次 25~100mg，一日 2 次。

【规格】20mg：2ml

【pH】4.0~6.0

注射用脂溶性维生素（Ⅰ）
Fat-Soluble Vitamin for Injection（Ⅰ）

【适应证】用于满足儿童每日对脂溶性维生素 A、维生素 D_2、维生素 E、维生素 K_1 的生理需求。

【用法用量】

静脉滴注：取 2ml 注射用水注入瓶中，缓慢振摇至冻干粉溶解，加入 100ml（或 100ml 以上）氯化钠或 5% 葡萄糖注射液中输注。

每日 1/10 瓶（大规格）/kg，每日最大剂量为 1 瓶（大规格）；每日 1/5 瓶（小规格）/kg，每日最大剂量为 2 瓶（小规格）。

【注意事项】

1. 必须稀释后静脉滴注。

2. 用前 1 小时配制,6 小时内用完。

【规格】大规格:维生素 A 0.69mg/ 维生素 D_2 10μg/ 维生素 E 6.4mg/ 维生素 K_1 0.20mg;小规格:维生素 A 310~415.0μg/ 维生素 D_2 4.50~6.00μg/ 维生素 E 2.90~3.50mg/ 维生素 K_1 90.0~120.0μg

注射用脂溶性维生素(Ⅱ)
Fat-Soluble Vitamins for Injection(Ⅱ)

【适应证】用以满足成人每日对脂溶性维生素 A、维生素 D_2、维生素 E、维生素 K_1 的生理需要。

【用法用量】

取 2ml 注射用水注入瓶中,缓慢振摇至冻干粉溶解,然后加入氯化钠或 5% 葡萄糖注射液内,轻轻摇匀后即可输注。每日 1 支(大规格)或 2 支(小规格)。

【注意事项】

1. 必须稀释后静脉滴注。

2. 本品应在使用前 1 小时在无菌条件下配制,轻摇混合后输注并在 8 小时内用完。

【规格】大规格:维生素 A 棕榈酸酯 1940μg/ 维生素 D_2 5μg/ 维生素 E 9100μg/ 维生素 K_1 150μg;小规格:维生素 A 990μg/ 维生素 D_2 5μg/ 维生素 E 9100μg/ 维生素 K_1 150μg

注射用脂溶性维生素(Ⅱ)/ 水溶性维生素组合包装
Fat-Soluble Vitamin(Ⅱ)for Injection/Water- Soluble Vitamin for Injection Collective Packing

【适应证】用于满足成人和 11 岁以上的儿童每日

对脂溶性维生素和水溶性维生素的生理需要。

【用法用量】

成人和 11 岁以上的儿童每日使用 2 支注射用脂溶性维生素（Ⅱ）和 1 支注射用水溶性维生素。

将注射用水溶性维生素以注射用水 10ml 加以溶解，将注射用脂溶性维生素（Ⅱ）分别用 2ml 注射用水溶解，将上述溶解后的无菌溶液加入 5% 葡萄糖注射液内，轻轻摇匀后输注，应在 24 小时内用完。

【注意事项】

1. 本品必须稀释后静脉滴注。

2. 用前 1 小时内配制，24 小时内用完。

【规格】注射用脂溶性维生素（Ⅱ）(维生素 A 0.495mg/ 维生素 D_2 2.5μg、维生素 E 4.55mg/ 维生素 K_1 0.075mg)/ 注射用水溶性维生素

左卡尼汀注射液
Levocarnitine Injection

【适应证】用于慢性肾衰竭长期血透患者因继发性肉碱缺乏产生的一系列并发症状。

【用法用量】

每次血透后的推荐起始剂量为 10~20mg/kg，溶于 5~10ml 注射用水中，2~3 分钟内静脉推注。

【规格】1.0g：5ml；2g：5ml

【pH】5.5~6.5

注射用左卡尼汀
Levocarnitine for Injection

【适应证】用于慢性肾衰竭长期血透患者因继发

性肉碱缺乏产生的一系列并发症状。

【用法用量】

每次血透后的推荐起始剂量为 10~20mg/kg,溶于 5~10ml 注射用水中,2~3 分钟内静脉推注。

【规格】1.0g

第二节　微量元素

甘油磷酸钠注射液

Sodium Glycerophosphate Injection

【适应证】用于成人肠外营养的磷补充剂;磷缺乏患者。

【用法用量】

静脉滴注:通过周围静脉给药时,本品 10ml 可加入复方氨基酸注射液或 5%、10% 葡萄糖注射液 500ml 中,4~6 小时内缓慢滴注。每天用量通常为 10ml,接受肠外营养治疗的患者则应根据患者的实际需要酌情增减。

【注意事项】

1. 本品系高渗溶液,未经稀释不能输注。

2. 稀释后应在 24 小时内用完,以免发生污染。

3. 注意控制给药速度。

【规格】2.16g∶10ml

【pH】7.2~7.6

果糖二磷酸钠注射液

Fructose Sodium Diphosphate Injection

【适应证】用于低磷酸血症。

【用法用量】

静脉滴注:每日 5~10g,静脉滴注速度为 10ml/min,较大剂量建议每天分 2 次给药。儿童 70~160mg/kg。

【注意事项】

本品不能与 pH3.5~5.8 不溶解的药物共用,也不能与含高钙盐的碱性溶液共用。

【规格】5.0g:50ml;10g:100ml

【pH】3.0~4.5

注射用果糖二磷酸钠
Fructose Sodium Diphosphate
for Injection

【适应证】用于低磷酸血症。

【用法用量】

静脉滴注:每日 5~10g,较大剂量每天分 2 次给药。儿童 70~160mg/kg。每 1g 药物粉末用灭菌注射用水 10ml 溶解,将混匀后的溶液静脉输注,约 10ml/min。

【注意事项】

1. 混匀后的溶液必须单次给药,如没有输完,余量不再使用。

2. 不能与 pH 在 3.5~5.8 不溶解的药物共用,也不能与含高钙盐的碱性溶液共用。

【规格】2.5g;5g;7.5g;10g

【pH】5.5~6.5(100mg/ml 水溶液)

葡萄糖酸钙注射液
Calcium Gluconate Injection

【适应证】治疗钙缺乏,急性血钙过低、碱中毒及甲状旁腺功能低下所致的手足搐搦症;过敏性疾患;镁中毒时的解救;氟中毒的解救;心脏复苏时应用。

【用法用量】

用 10% 葡萄糖注射液稀释后缓慢注射,不超过 5ml/min。

成人:用于低钙血症,一次 1g,需要时可重复。用于高镁血症,一次 1~2g。用于氟中毒时的解救,静脉注射本品 1g,1 小时后重复,如有搐搦可静脉注射本品 3g;如有皮肤组织氟化物损伤,每平方厘米受损面积应用 10% 葡萄糖酸钙 50mg。

小儿:用于低钙血症,25mg/kg(6.8mg 钙)缓慢静脉注射。

【注意事项】

1. 本品为过饱和溶液,易析出白色结晶,故使用前仔细检查。如有结晶,可置热水中待结晶完全溶解后再使用。

2. 禁止与氧化剂、枸橼酸盐、可溶性碳酸盐、磷酸盐及硫酸盐配伍。

【规格】1.0g∶10ml

【pH】4.0~7.5

多种微量元素注射液(Ⅰ)
Multi-Trace Elements Injection(Ⅰ)

【适应证】用于治疗或支持婴幼儿、小儿对微量元素的基本需要。

【用法用量】

静脉注射:必须稀释后使用。用氨基酸注射液或葡萄糖注射液稀释,每 100ml 氨基酸注射液或葡萄糖注射液中最多可加入本品 6ml。混合液必须缓慢输注,输注时间不得少于 8 小时。

婴幼儿、小儿每日 1ml/kg,每日最大剂量为 15ml。

【注意事项】

未经稀释不能直接输注,在无菌条件下配制好的输液必须在 24 小时内输注完毕。

【规格】10ml

多种微量元素注射液(Ⅱ)
Multi-Trace Elements Injection(Ⅱ)

【适应证】本品为肠外营养的添加剂。10ml 能满足成人每天对铬、铜、铁、锰、钼、硒、锌、氟和碘的基本和中等需要。

【用法用量】

静脉滴注:成人一日 10ml,加入 500ml 复方氨基酸注射液或葡萄糖注射液中,静脉滴注时间为 6~8 小时。

【注意事项】

1. 本品具有高渗透压和低 pH,故未经稀释不能输注。

2. 本品经外周静脉滴注时,每 500ml 复方氨基酸注射液或葡萄糖注射液中最多可以加入本品 10ml。

3. 在配伍得到保证的前提下可用复方氨基酸注射液或葡萄糖注射液稀释本品,不可添加其他药物,以避免可能发生的沉淀。

4. 必须在静脉注射前 1 小时内加入稀释液中,输注时间不超过 24 小时,以免发生污染。

5. 输注速度不宜过快。

【规格】2ml;10ml

【pH】2.2

维 D_2 果糖酸钙注射液
Vitamin D_2 and Calcium Colloidal Injection

【适应证】用于缺乏维生素 D 所引起的钙质代谢障碍。

【用法用量】

肌内或皮下注射：一次 1~2ml，每日或隔日注射 1次；小儿一日 1ml。

【规格】（钙 0.5mg/ 维生素 D_2 0.125mg）：1ml；（钙 1.0mg/ 维生素 D_2 0.25mg）：2ml

第十二章

营 养 药

丙氨酰谷氨酰胺注射液
Alanyl-Glutamine Injection

【适应证】用于需要补充谷氨酰胺的患者的肠外营养,包括处于分解代谢和高代谢状况的患者。

【用法用量】

在输注前,必须与可配伍的氨基酸溶液或含有氨基酸的输液相混合,然后与载体溶液一起输注。1 体积的本品应至少和 5 体积的载体溶液混合,混合液中本品的最大浓度不应超过 3.5%。

胃肠外营养每天供给氨基酸的最大剂量为 2g/kg,通过本品供给的氨基酸量不应超过全部氨基酸供给量的 20%。每日 1.5~2.0ml/kg,最大剂量为 2.0ml/kg。输注速度依载体溶液而定,但不应超过 0.1g 氨基酸 /(kg·h)。本品连续使用的时间不应超过 3 周。

【注意事项】

1. 本品是一种高浓度溶液,不可直接输注。

2. 将本品加入载体溶液时,必须保证它们具有可配伍性,保证混合过程是在洁净的环境中进行,还应保证溶液完全混匀。

3. 不要将其他药物加入混匀后的溶液中。

4. 本品中加入其他成分后不能再贮藏。

【规格】10g：50ml；20g：100ml

【pH】5.4~6.0

注射用丙氨酰谷氨酰胺
Alanyl-Glutamine for Injection

【适应证】用于肠外营养，为接受肠外营养的患者提供谷氨酰胺。

【用法用量】

10g 用所附的 50ml 注射用水溶解后，再与可配伍的氨基酸溶液或含有氨基酸的输液相混合，然后与载体溶液一起输注。溶解后的丙氨酰谷氨酰胺应与至少5 体积的载体溶液混合，混合液中本品的最大浓度不应超过 3.5%。输注速度依载体溶液而定，但不应超过0.1g 氨基酸/(kg·h)。本品连续使用的时间不应超过3 周。

胃肠外营养每天供给氨基酸的最大剂量为 2g/kg，通过本品供给的氨基酸量不应超过全部氨基酸供给量的 20%。每日 0.3~0.4g/kg，最大剂量为 0.4g/kg。

【注意事项】

1. 将本品加入载体溶液时，必须保证它们具有可配伍性、保证混合过程是在洁净的环境中进行，还应保证溶液完全混匀。

2. 不要将其他药物加入混匀后的溶液中。

3. 本品加入其他成分后不能再贮藏。

【规格】10g；20g

【pH】5.4~6.0（100mg/ml 水溶液）

复方氨基酸注射液（3AA）
Compound Amino Acid Injection（3AA）

【适应证】各种原因引起的肝性脑病、重症肝炎以及肝硬化、慢性活动性肝炎。亦可用于肝胆外科手术前后。

【用法用量】

静脉滴注：一日 250~500ml 或用适量 5%~10% 葡萄糖注射液混合后缓慢滴注，滴速不超过 40 滴 / 分。

【注意事项】

1. 一次使用不完，禁止再用。

2. 本品遇冷易析出结晶，宜微温溶解后温度降至 37℃以下再用。

【规格】10.65g∶250ml

复方氨基酸注射液（6AA）
Compound Amino Acid Injection（6AA）

【适应证】用于慢性肝性脑病、慢性迁延性肝炎、慢性活动性肝炎、亚急性及慢性重型肝炎引起的氨基酸代谢紊乱。

【用法用量】

静脉滴注：紧急或危重患者，每日 2 次，一次 250ml，同时用等量的 10% 葡萄糖注射液稀释后缓慢静脉滴注，滴速不超过 40 滴 / 分，病情改善后一日 250ml，连用 1 周为一疗程；其他肝病引起的氨基酸代谢紊乱，一日 1 次，一次 250ml，加等量的 10% 葡萄糖注射液缓慢静脉滴注。

【注意事项】

1. 一经开启,须一次性使用完毕,残留的药液不得再用。

2. 有高度食管和胃底静脉曲张时,速度一定保持在 40 滴 / 分以下。

3. 本品遇冷易析出结晶,可微温溶解后再使用。

【规格】21.1g∶250ml

六合氨基酸注射液

Compound Amino Acid Injection(6AA)

【适应证】用于慢性肝性脑病、慢性迁延性肝炎、慢性活动性肝炎、亚急性及慢性重型肝炎引起的氨基酸代谢紊乱。

【用法用量】

静脉滴注:紧急或危重患者,每日 2 次,每次 250ml,同时用等量的 10% 葡萄糖注射液稀释后缓慢静脉滴注,滴速不超过 40 滴 / 分,病情改善后每日 250ml,连用 1 周为一疗程;其他肝病引起的氨基酸代谢紊乱,每日 1 次,每次 250ml,加等量的 10% 葡萄糖注射液缓慢静脉滴注。

【注意事项】

1. 输注后剩余的药液切勿保留,不能再用。

2. 本品不加稀释或输注速度过快时可引起患者胸闷、恶心、呕吐,甚至引起呼吸、循环衰竭,表现比较严重,故输注速度宜慢。

3. 本品遇冷易析出结晶,可微温溶解后再使用。

【规格】21.1g∶250ml

复方氨基酸注射液（9AA）
Compound Amino Acid Injection（9AA）

【适应证】用于急性和慢性肾功能不全患者的肠道外支持；大手术、外伤或脓毒血症引起的严重肾衰竭以及急性和慢性肾衰竭。

【用法用量】

静脉滴注：一日 250~500ml，缓慢滴注。进行透析的急、慢性肾衰竭患者，一日 1000ml，最大剂量不超过 1500ml。滴速不超过 15 滴/分钟。

【注意事项】

1. 若遇冷析出结晶，可置 50℃温水中溶解后再用。

2. 药液一经使用后，剩余的药液切勿保存再用。

【规格】13.98g：250ml

复方氨基酸注射液（14AA）
Compound Amino Acid Injection（14AA）

【适应证】用于改善手术前后患者的营养状态，亦用于蛋白质消化和吸收障碍、蛋白质摄取量不足或消耗过多等所致的轻度营养不良。

【用法用量】

静脉滴注。

成人：一日 250~500ml，严重的消耗性疾病可增至 1000ml。与高渗葡萄糖混匀后经中心静脉插管滴注，或与 5%~10% 葡萄糖注射液混匀后经外周缓慢静脉滴注。滴速以 15~20 滴/分钟为宜。

新生儿：一日 20ml，滴速为 15 滴/分钟或 2 小时内滴完。

婴幼儿:一日50~100ml,滴速为10~12滴/分钟。

【注意事项】

1. 严格控制滴速。

2. 药瓶开用后,剩余的药液不可再使用。

【规格】21.2g∶250ml

复方氨基酸(15)双肽(2)注射液
Compound Amino Acid(15)and Dipeptides(2)Injection

【适应证】用于不能口服或经肠道补给营养,以及通过这些途径补充营养不能满足需要的患者,尤其适用于中至重度分解代谢状况的患者。

【用法用量】

静脉滴注:本品1000ml可与20%脂肪乳注射液1000ml、40%葡萄糖注射液1000ml、氯化钠80mmol、氯化钙5mmol、氯化钾60mmol、10ml多种微量元素注射液Ⅱ、10ml脂溶性维生素注射液Ⅱ、注射用水溶性维生素1瓶混合后使用。

一日7~14ml/kg,或70kg体重的患者一日500~1000ml,相当于一日1~2g/kg。输注速度为0.6~0.7ml/(kg·h)。

【注意事项】

1. 混合后应立即输注。

2. 本品不应作为其他药物的载体溶液。

3. 本品只能与可配伍的溶液混合。

4. 本品的渗透压高于800mOsm/L,应从中心静脉滴注。

【规格】67g∶500ml

复方氨基酸注射液（17AA-Ⅲ）
Compound Amino Acids Injection（17AA-Ⅲ）

【适应证】用于肝性脑病（亚临床、Ⅰ级、Ⅱ级）、高氨血症。

【用法用量】

静脉滴注：成人一日 1 次，一次 500ml，输注时间不应少于 180 分钟（45~55 滴／分钟）。

【注意事项】

1. 本品中含 100mEq/L 的醋酸根离子，大量给药或与电解质并用时应注意电解质平衡。

2. 给予本品可能会引起血氨浓度上升，若同时出现精神、神经症状的恶化，必须终止给药，或改用其他方法。

3. 有结晶析出时，应温热至 50~60℃溶解后，放冷至接近体温后再使用。

4. 本品应一次用完，残液不得再次使用。

【规格】37.925g：500ml

氨基酸注射液
Amino Acid Injection

【适应证】用于蛋白质摄入不足、吸收障碍等氨基酸不能满足机体代谢需要的患者。亦用于改善手术后患者的营养情况。

【用法用量】

静脉滴注：每次 250~500ml，儿童 35~50ml/kg。

【注意事项】

1. 应严格控制滴注速度。

2. 本品系盐酸盐,大量输入可能导致酸碱失衡。大量应用或并用电解质输液时应注意电解质与酸碱平衡。

3. 本品打开后,不可贮存再使用。

【规格】25g∶500ml;12.5g∶250ml

18 种氨基酸注射液
18 Amino Acid Injection

【适应证】用于蛋白质摄入不足、吸收障碍等氨基酸不能满足机体代谢需要的患者。亦用于改善手术后患者的营养状况。

【用法用量】

静脉滴注:一次 250~500ml。

【注意事项】

1. 应严格控制滴注速度。

2. 遇冷可能出现结晶,可将药液加热到 60℃,缓慢摇动使结晶完全溶解后再用。

3. 开瓶药液一次用完,剩余的药液不宜贮存再用。

【规格】12.5g∶250ml

复方氨基酸注射液(18AA)
Compound Amino Acid Injection(18AA)

【适应证】用于低蛋白血症。用于蛋白质摄入不足、吸收障碍等氨基酸不能满足机体代谢需要的患者。亦用于改善手术后患者的营养状况。

【用法用量】

静脉滴注:成人每次 250~500ml,儿童 35~50ml/kg。

【注意事项】

1. 应严格控制滴注速度。

2. 本品系盐酸盐,大量输入可能导致酸碱失衡。大量应用或并用电解质输液时应注意电解质与酸碱平衡。

3. 遇冷可能出现结晶,可将药液加热到60℃,缓慢摇动使结晶完全溶解后再用。

4. 本品打开后,不可贮存再使用。

5. 本品的渗透压摩尔浓度应为691~845mOsmol/kg。

【规格】12.5g:250ml

【pH】5.0~7.0

复方氨基酸注射液(18AA-Ⅰ)
Compound Amino Acid Injection(18AA-Ⅰ)

【适应证】用于改善手术前后患者的营养状况及各种原因所致的低蛋白血症患者。

【用法用量】

周围静脉滴注:每日250~750ml,缓慢静脉滴注。注射速度为输注氨基酸相当于10g/h左右(本品100ml),约25滴/分钟缓慢滴注。

中心静脉滴注:一日500~750ml,按一般胃肠外营养支持的方法,与葡萄糖、脂肪乳剂及其他营养要素混合后经中心或周围静脉连续输注(16~24小时连续使用)。

【注意事项】

1. 静脉注射速度必须缓慢。

2. 本品遇冷可能出现结晶,可将药液加热到60℃,缓慢摇动使结晶完全溶解后再用。

3. 开瓶药液一次用完,剩余的药液不宜贮存再用。

【规格】17.5g:250ml;35g:500ml

【pH】5.0~5.4

复方氨基酸注射液（18AA-Ⅱ）
Compound Amino Acid Injection（18AA-Ⅱ）

【适应证】对于不能口服或经肠道补给营养，以及营养不能满足需要的患者，可静脉滴注本品以满足机体合成蛋白质的需要。

【用法用量】

静脉滴注：本品 5% 与 8.5% 可经中心静脉或周围静脉滴注，11.4% 单独使用须经中心静脉滴注，但与其他营养制剂混合使用也可经周围静脉滴注。使用本品时输注速度应缓慢，一般本品 5% 1000ml 的适宜输注时间为 5~7 小时，滴速为 35~50 滴 / 分钟；本品 8.5% 或 11.4% 1000ml 的适宜输注时间为至少 8 小时，滴速为 30~40 滴 / 分钟。

每24小时可输注本品 500~2000ml。最大剂量：5% 注射液为一日 50ml/kg；8.5% 注射液为一日 29ml/kg；11.4% 注射液为一日 23ml/kg，相当于含氮量 0.4g/kg。一般剂量为一日含氮量 0.15~0.2g/kg。

【注意事项】

1. 本品和脂肪乳注射液可通过 Y 形管混合后输入体内，两种输液通过同一输液管输入静脉时可降低本品的渗透压，从而减少经周围静脉滴注而可能发生的血栓性静脉炎，同时应根据需要调整各溶液的滴速。

2. 开瓶后一次未用完的药液应予以丢弃，不得再次使用。

3. 本品的渗透压摩尔浓度为 403~490mOsmol/kg（5%）、703~859mOsmol/kg（8.5%）。

【规格】12.5g：250ml；25g：500ml；21.25g：250ml；42.5g：500ml；28.5g：250ml；57g：500ml

【pH】5.0~6.2

复方氨基酸注射液（18AA-Ⅳ）
Compound Amino Acid（18AA-Ⅳ）

【适应证】改善外科手术前后患者的营养状态;用于各种疾病所引起的营养不良,作为节氮疗法补充营养。

【用法用量】

静脉滴注:一般一日500~1000ml,由周围缓慢静脉滴注,滴注速度为100~200ml/min。

【注意事项】

本品开瓶后,药液应一次用完,剩余的药液不能贮存再用。

【规格】8.7g:250ml;17.4g:500ml

【pH】3.5~5.5

复方氨基酸注射液（18AA-Ⅴ）
Compound Amino Acid Injection（18AA-Ⅴ）

【适应证】用于营养不良、低蛋白血症及外科手术前后。

【用法用量】

静脉滴注:一次500~1500ml,30~40滴/分钟,每日输入木糖醇的量不得高于100g。

【注意事项】

1. 本品含有约38mmol/L钠离子及46mmol/L氯离子,大剂量用药或与电解质合并使用要注意监测血清电解质。

2. 本品应一次用完,切勿贮藏再用。

【规格】8.06g:250ml

复方氨基酸注射液（18AA-Ⅶ）
Compound amino Acids Injection（18AA-Ⅶ）

【适应证】用于低蛋白血症、低营养状态和手术前后等状态时的氨基酸补充。

【用法用量】

静脉滴注。

周围静脉给药：一次 200~400ml，缓慢静脉滴注。每瓶的输注时间不应少于 120 分钟（25 滴 / 分钟）。

中心静脉给药：一日 400~800ml。本品可与糖类等混合，由中心静脉 24 小时持续滴注。

【注意事项】

1. 有结晶析出时，应温热至 50~60℃溶解后，放冷至接近体温再使用。

2. 本品应一次用完，残液不得再次使用。

【规格】20.65g：200ml

【pH】6.8~7.8

复方氨基酸注射液（20AA）
Compound Amino Acid Injection（20AA）

【适应证】用于严重肝功能不全和即将或者已经发展为肝性脑病的患者的肠外营养以提供氨基酸。

【用法用量】

经中央静脉滴注。

标准剂量为 7~10ml/（kg·d），相当于 0.7~1.0g 氨基酸 /（kg·d）。最大剂量为 15ml/（kg·d），相当于 1.5g 氨基酸 /（kg·d）。滴速为维持治疗 / 肠外营养 45~75ml/h 或 0.6~1.0ml/（kg·h）。

【注意事项】

1. 与其他液体或药物混合会增加理化性不相容和微生物污染的危险。

2. 不推荐向本品中加入任何添加剂,但适宜将本品加入使用标准的碳水化合物或电解质溶液中。

3. 本品为一次性独立包装,使用剩余的部分应丢弃。

【规格】50g:500ml

小儿复方氨基酸注射液(18AA-Ⅰ)
Paediatric Compound Amino Acid Injection (18AA-Ⅰ)

【适应证】用于小儿因消化系统疾病,不能经胃肠摄取食物者;小儿由各种疾病所引起的低蛋白血症者;小儿受严重创伤、烧伤及败血症等体内氮平衡失调者;难治性腹泻、吸收不良综合征;早产儿、低体重儿的肠外营养。

【用法用量】

静脉滴注:经中心静脉长时间应用时,应与高渗葡萄糖(或葡萄糖和脂肪乳剂)、电解质、维生素、微量元素等联合应用,将药液稀释后,全日用量不少于 16 小时,均匀滴注;经外周静脉应用时,可用 10% 葡萄糖注射液稀释后缓慢滴注,开始 15ml/(kg·d),以后递增至30ml/(kg·d)。

【注意事项】

1. 药液应一次用完,剩余的药液不可保存再用。

2. 本品遇冷可析出结晶,可置 40~50℃温水中使其溶解,放至体温后再用。

【规格】1.348g:20ml;6.74g:100ml;16.85g:250ml

【pH】5.5~7.0

小儿复方氨基酸注射液（18AA-Ⅱ）
Pediatric Compound Amino Acid Injection
（18AA-Ⅱ）

【适应证】用于早产儿、低体重儿及各种病因所致的不能经口摄入蛋白质或摄入量不足的新生儿；各种创伤；各种不能经口摄食或摄食不足的急、慢性营养不良的小儿。

【用法用量】

静脉滴注：中心静脉插管或周围静脉给药，缓慢滴注，每日 20~35ml/kg。

【注意事项】

1. 静脉滴速不宜过快，体重为 20kg 的儿童一般不宜超过 20 滴/分。

2. 药液开启后一次用完，切勿贮存。

3. 遇冷析出结晶，可置 50~60℃水浴中使溶解并冷至 37℃澄明后再用。

【规格】6.0g：100ml

【pH】5.5~7.0

小儿复方氨基酸注射液（19AA-Ⅰ）
Pediatric Compound Amino Acid Injection
（19AA-Ⅰ）

【适应证】用于早产儿、低体重儿及各种病因所致的不能经口摄入蛋白质或摄入量不足的新生儿；各种创伤及手术后等高代谢状态的小儿；各种不能经口摄食或摄食不足的急、慢性营养不良的小儿。

【用法用量】

静脉滴注:中心静脉插管或周围静脉给药,缓慢滴注,每日 20~35ml/kg。

【注意事项】

1. 静脉滴速不宜过快,体重为 20kg 的儿童一般不宜超过 20 滴 / 分。

2. 药液开启后一次用完,切勿贮存。

3. 遇冷析出结晶,可置 50~60℃水浴中使溶解并冷至 37℃澄明后再用。

【规格】6.0g：100ml

水解蛋白注射液
Protein Hydrolysate Injection

【适应证】用于手术严重创伤、大面积烧伤引起的严重氨基酸缺乏,以及各种疾病引起的低蛋白血症。

【用法用量】

静脉滴注:一日 500~1000ml。

【注意事项】

1. 应严格控制滴注速度。

2. 开瓶的药液一次用完,剩余的药液不宜贮存再用。

【规格】25g：500ml

ω-3 鱼油脂肪乳注射液
ω-3 Fish Oil Fat Emulsion Injection

【适应证】当口服或肠内营养不可能、功能不全或有禁忌时,为患者补充长链 ω-3 脂肪酸,特别是二十碳五烯酸与二十二碳六烯酸。

【用法用量】

静脉滴注:使用前应摇匀。在相容性得到保证的前提下,本品混合其他脂肪乳剂后,可与其他输液(如氨基酸溶液、碳水化合物溶液)同时输注。

每日 1~2ml/kg,相当于鱼油 0.1~0.2g。滴注速度不可超过 0.5ml/(kg·h),相当于不超过鱼油 0.05g/kg。连续使用不应超过 4 周。

【注意事项】

1. 应严格控制最大滴注速度,否则血清甘油三酯会出现大幅升高。

2. 本品开启后应立即在无菌条件下与脂肪乳或含脂溶性维生素的脂肪乳混合,在 25℃以下,该混合液的物理与化学稳定性可保持 24 小时不变。

3. 本品一旦与脂肪乳、脂肪乳及脂溶性维生素混合后应尽早使用,配制后的混合液应在 24 小时内完成输注。开瓶后一次未配制完的药液应予以丢弃,未使用完的已配制的药液也应予以丢弃。

4. 与多价阳离子(如钙离子)混合使用时可能出现不相容性,尤其是与肝素共用时。

【规格】(精制鱼油 10g/ 卵磷脂 1.2g):100ml

脂肪乳注射液($C_{14\sim24}$)
Fat Emulsion Injection($C_{14\sim24}$)

【适应证】用于胃肠外营养补充能量及必需脂肪酸,预防和治疗人体必需脂肪酸缺乏症,也为经口服途径不能维持和恢复正常必需脂肪酸水平的患者提供必需脂肪酸。

【用法用量】

静脉滴注:可单独输注或用于配制营养混合液中。

本品也可与葡萄糖注射液或氨基酸注射液通过 Y 形管道混匀后输入体内,用于中心静脉,也适用于外周静脉。

成人:最大剂量为一日 3g(甘油三酯)/kg。10%、20% 脂肪乳注射液($C_{14~24}$)500ml 的输注时间不少于 5 小时;30% 脂肪乳注射液($C_{14~24}$)250ml 的输注时间不少于 4 小时。

新生儿和婴儿:一日 0.5~4g(甘油三酯)/kg,输注速度不超过 0.17g/(kg·h)。最大用量为一日不超过 4g/kg。早产儿及低体重新生儿最好是 24 小时连续输注,开始时剂量为一日 0.5~1g/kg,以后逐渐增加到一日 2g/kg。

【注意事项】

1. 只有在可配伍性得到保证的前提下,才能将其他药品加入本品内。下类药品可加入本品内:维他利匹特、水乐维他。

2. 本品开瓶后一次未使用完的药液应予丢弃,不得再次使用。

【规格】100ml:(大豆油 10g/ 卵磷脂 1.2g);250ml:(大豆油 25g/ 卵磷脂 3g);500ml:(大豆油 50g/ 卵磷脂 6g);100ml:(大豆油 20g/ 卵磷脂 1.2g);250ml:(大豆油 50g/ 卵磷脂 3g);500ml:(大豆油 100g/ 卵磷脂 6g);100ml:(大豆油 30g/ 卵磷脂 1.2g);250ml:(大豆油 75g/ 卵磷脂 3g)

中/长链脂肪乳注射液($C_{8~24}$)

Medium and Long chain Fat Emulsion Injection($C_{8~24}$)

【适应证】用于胃肠外营养,满足能量和必需脂肪酸的需求。

【用法用量】

静脉滴注:通过外周静脉或中心静脉输入。

成人:最初 30 分钟内的输入速度不应超过 0.25~0.5ml/(kg·h)(约 10 滴 / 分),此期间若无不良反应,可增至 0.75~1.0ml/(kg·h)(约 20 滴 / 分)。每天的脂肪乳输注时间不少于 16 小时,最好连续给药 24 小时。用量为一日 1~2g 脂肪 /kg,相当于本品一日 5~10ml/kg。

新生儿:一日 2~3g(最多 4g)脂肪 /kg。

【注意事项】

1. 通过 Y 形接头,本品可与葡萄糖和氨基酸溶液经外周静脉或中心静脉输入;在相容和稳定性得到确证的前提下,本品可与其他营养素在混合袋内混合使用。

2. 本品不宜与电解质、其他药物或其他附加剂在同一瓶内混合。

3. 本品为一次性包装,用剩的需丢弃不可再用,若瓶内乳液出现油滴则不能使用。

4. 使用前应摇匀。

【规格】100ml:(大豆油 10g/ 中链甘油三酯 10g/ 卵磷脂 1.2g/ 甘油 2.5g);250ml:(大豆油 25g/ 中链甘油三酯 25g/ 卵磷脂 3g/ 甘油 6.25g);500ml:(大豆油 50g/ 中链甘油三酯 50g/ 卵磷脂 6g/ 甘油 12.5g)

中 / 长链脂肪乳注射液(C_{8-24}Ve)
Medium and Long Chain Fat Emulsion Injection(C_{8-24}Ve)

【适应证】肠外营养药、能量补充剂。

【用法用量】

静脉滴注:通过外周静脉或中心静脉输入。

最初 30 分钟内的输入速度不应超过 0.05~0.1g

脂肪 /(kg·h),10% 规格的本品 0.5~1.0ml/kg(20 滴 /分);此期间若无不良反应,可将速度增至 0.75~1.0ml/(kg·h)(20 滴 / 分)。每天的脂肪乳输注时间不少于 16 小时,最好连续给药 24 小时。建议一日 1~2g 脂肪 /kg,相当于本品一日 5~10ml/kg。使用本品应同时使用糖类输液,糖类输液提供的能量应不少于 40%。患者第 1 天的治疗剂量不宜超过 250ml,如患者无不良反应,随后剂量可增加。

新生儿:一日 3g 脂肪 /kg。

【注意事项】

1. 通过 Y 形接头,本品可与葡萄糖和氨基酸溶液经外周静脉或中心静脉输入;在相容和稳定性得到确证的前提下,本品可与其他营养素在混合袋内混合后使用。

2. 除可以与等渗葡萄糖液、氨基酸注射液配伍以外,本品不与其他药物、营养素或电解质溶液混用,但可以直接添加脂溶性维生素,添加后避光。

3. 本品不宜与电解质、其他药物或其他附加剂在同一瓶内混合。

4. 本品为一次性包装,用剩的药液须丢弃,不可再用,如瓶内乳液出现油滴则不能使用。

5. 本品贮存应避免冻结,冻结则丢弃不用。

【规格】100ml：(大豆油 10g/ 中链甘油三酯 10g/ 卵磷脂 1.2g/ 甘油 2.5g);250ml：(大豆油 25g/ 中链甘油三酯 25g/ 卵磷脂 3.0g/ 甘油 6.25g)

脂肪乳氨基酸(17)葡萄糖(11%)注射液
Fat Emulsion,Amino Acids(17)and Glucose(11%)Injection

【适应证】用于不能或功能不全或禁忌经口 / 肠道

摄取营养的成人患者。

【用法用量】

静脉滴注:可经周围静脉或中心静脉进行输注,输注速率不宜超过 3.7ml/(kg·h),输注时间为 12~24 小时。

一般营养状况或轻度应激的患者,其氮需要量为一日 0.10~0.15g/kg;有中度或重度代谢应激的患者,其氮需要量为一日 0.15~0.30g/kg。总能量为一日 20~30kcal/kg。

【注意事项】

1. 使用前开通腔室间的可剥离封条,使三腔内的液体混合均匀,混合液在 25℃下可放置 24 小时。

2. 添加药物后的混合液应立即使用。如需存放,2~8℃下混合液的放置时间不宜超过 24 小时。

3. 为避免可能发生的静脉炎,建议每日更换输液针刺入的位置。

4. 禁止本品与输血/血制品同用一根(套)输液管(器)。

5. 只有在相容性得到证实的前提下,其他治疗药物或营养药物方可加入本品中。

【规格】1440ml;1920ml;2400ml

脂肪乳氨基酸(17)葡萄糖(19%)注射液
Fat Emulsion, Amino Acids(17) and
Glucose(19%) Injection

【适应证】用于不能或功能不全或禁忌经口/肠道摄取营养的成人患者。

【用法用量】

经中心静脉滴注:输注速率不宜超过 2.6ml/(kg·h)

（相当于 0.25g 葡萄糖、0.09g 氨基酸、0.1g 脂肪 /kg）。

一般营养状况或轻度代谢应激的患者,其氮需要量为一日 0.10~0.15g/kg;中度或重度代谢应激的患者,其氮需要量为一日 0.15~0.30g/kg。

【注意事项】

1. 推荐输注时间为 12~24 小时。使用前需将三腔内液体互相混合。当打开可撕裂封条、三腔内液体互相混合后,在 25℃下其物理与化学性质能稳定 24 小时。

2. 禁止与输血 / 血制品同用一根（套）输液管（器）。

3. 氨基酸溶液与葡萄糖溶液澄清且无色 / 微黄,脂肪乳溶液呈白色均质状态,使用前需将本品充分混匀。

【规格】1026ml;1540ml;2053ml;2566ml

脂肪乳氨基酸（18）注射液
Fat Emulsion and Amino Acids（18）Injection

【适应证】用于不能经口 / 肠道摄取营养的成人患者;经周围静脉滴注的短期肠外营养;手术前后的营养失调;本品能够提供患者在手术前后所需要的大量能量,改善氮平衡;癌症或恶病质;烧伤患者的肠外营养;胃肠功能紊乱;吸收障碍或营养不良;长期昏迷。

【用法用量】

静脉滴注:通过一次性使用导药器,将脂肪乳注入复方氨基酸注射液（18AA）的输液瓶内,混合均匀。可经周围静脉或中心静脉滴注,12~24 小时内 1000~2000ml。输注速度为在开始 10 分钟内不宜超过 0.5ml/min;如无不良反应发生,剩余混合液的输注时间不得少于 5~6 小时时,输注速度不得超过 3ml/min。

【注意事项】

1. 氨基酸溶液澄清且无色 / 几乎无色,脂肪乳溶液呈白色均质状态,使用前需将本品充分混匀。

2. 混合溶液必须在 12 小时内使用。

3. 不要在混合时加入添加剂或电解质。

4. 禁止本品与输血 / 血制品通用一根(套)输液管(器)。

5. 为避免可能发生的静脉炎,建议每日更换输液针刺入的位置。

6. 复方氨基酸注射液(18AA)的渗透压摩尔浓度应为 691~845mOsmol/kg。

【规格】复方氨基酸注射液(18AA)750ml/20% 脂肪乳注射液(C_{14-24})250ml

第十三章

调节水、电解质及酸碱平衡药

灭菌注射用水
Sterile Water for Injection

【适应证】注射用灭菌粉末的溶剂或注射液的稀释剂或各科内腔镜冲洗剂。

【用法用量】

临用前在避菌操作条件下,按需要量用无菌注射器吸取加入。

【注意事项】

为非等渗液,应避免直接注射。

【规格】10ml;20ml;500ml

【pH】5.0~7.0

甘露醇注射液
Mannitol Injection

【适应证】用于治疗各种原因引起的脑水肿,降低颅内压,防止脑疝;降低眼压;渗透性利尿药;作为辅助性利尿措施治疗肾病综合征、肝硬化腹水,尤其是当伴有低蛋白血症时;某些药物逾量或毒物中毒;用于经尿道内做前列腺切除术;术前肠道准备。

【用法用量】

1. 成人

利尿：1~2g/kg，用 20% 溶液 250ml 静脉滴注。

治疗脑水肿、颅内高压和青光眼：0.25~2g/kg，配制为 15%~25% 的浓度于 30~60 分钟内静脉滴注。

鉴别肾前性少尿和肾性少尿：0.2g/kg，以 20% 的浓度于 3~5 分钟内静脉滴注。

预防急性肾小管坏死：先给予 12.5~25g，10 分钟内静脉滴注；若无特殊情况，再给 50g，1 小时内静脉滴注。

治疗药物、毒物中毒：50g 以 20% 溶液静脉滴注，调整剂量使尿量维持在 100~500ml/h。

2. 小儿

利尿：0.25~2g/kg 或 60g/m²，以 15%~20% 溶液 2~6 小时内静脉滴注。

治疗脑水肿、颅内高压和青光眼：1~2g/kg 或 30~60g/m²，以 15%~20% 浓度溶液于 30~60 分钟内静脉滴注。

鉴别肾前性少尿和肾性少尿：0.2g/kg 或 6g/m²，以 15%~25% 浓度静脉滴注 3~5 分钟。

治疗药物、毒物中毒：2g/kg 或 60g/m²，以 5%~10% 浓度静脉滴注。

【注意事项】

1. 遇冷易结晶，故应用前应仔细检查。如有结晶，可置热水中或用力振荡待结晶完全溶解后再使用。

2. 当浓度高于 15% 时，应使用有过滤器的输液器。

【规格】50g：250ml

【pH】4.5~6.5

甘油果糖注射液
Glycerol and Fructose Injection

【适应证】用于脑血管病、脑外伤、脑肿瘤、颅内炎症及其他原因引起的急、慢性颅内压增高,脑水肿等症。

【用法用量】

静脉滴注:500ml 需滴注 2~3 小时,250ml 需滴注 1~1.5 小时。一次 250~500ml,一日 1~2 次。

【注意事项】

1. 在外界温度较低时,使用本品前应将其加热至体温。

2. 本品的渗透压摩尔浓度比应为 6.5~7.5mOsmol/kg。

【规格】250ml∶(甘油100g/果糖50g/氯化钠2.25g)

【pH】3.0~6.0

甘油果糖氯化钠注射液
Glycerol Fructose and Sodium Chloride Injection

【适应证】用于脑血管病、脑外伤、脑肿瘤、颅内炎症及其他原因引起的急、慢性颅内压增高,脑水肿等症。

【用法用量】

静脉滴注:500ml 需滴注 2~3 小时,250ml 需滴注 1~1.5 小时。一次 250~500ml,一日 1~2 次。

【注意事项】

1. 本品仅通过静脉给药,使用时切勿漏出血管。

2. 本品的渗透压摩尔浓度比应为 6.5~7.5mOsmol/kg。

3. 在外界温度较低时,使用本品前应将其加热至体温。

【规格】(甘油 25g/ 果糖 12.5g):250ml

【pH】3.0~6.0

果糖注射液
Fructose Injection

【适应证】用作注射剂的稀释剂;用于烧、创伤,术后及感染等胰岛素抵抗状态下或不适宜使用葡萄糖时需补充水分或能量的患者的补液治疗。

【用法用量】

缓慢静脉滴注:每日 500~1000ml。注射速度宜缓慢,不超过 0.5g/(kg·h)。每天最多不超过 300g。

【注意事项】

本品不宜与下列药物配伍:氨基己酸、氨苄西林、呋塞米(呋喃苯氨酸)、硫酸肼屈嗪、硫喷妥、华法林等。

【规格】25g:250ml

注射用果糖
Fructose for Injection

【适应证】用于烧、创伤,术后及感染等胰岛素抵抗状态下或不适宜使用葡萄糖时需补充水分或能量的患者的补液治疗。

【用法用量】

静脉滴注:用注射用水溶解后稀释为 5% 或 10% 的溶液 500~1000ml,缓慢静脉滴注,不超过 0.5g/(kg·h);也可以使用氯化钠注射液溶解后稀释为 5% 的溶液 500~1000ml 使用。

【规格】25g

果糖氯化钠注射液
Fructose and Sodium Chloride Injection

【适应证】用作注射剂的稀释剂;用于烧、创伤、术后及感染等胰岛素抵抗状态下或不适宜使用葡萄糖时需补充水分、钠盐或能量的患者的补液治疗。

【用法用量】

缓慢静脉滴注:每日 500~1000ml。

【注意事项】

1. 本品不得用于甲醇中毒的治疗。

2. 本品的注射速度宜缓慢,以不超过 0.5g(以果糖计)/(kg·h)为宜。

【规格】12.5g∶250ml

混合糖电解质注射液
Carbohydrate and Electrolyte Injection

【适应证】用于不能口服给药或口服给药不能充分摄取时补充和维持水分及电解质,并补给能量。

【用法用量】

缓慢静脉滴注:每次 500~1000ml,给药速度不超过 0.5g(按葡萄糖计)/(kg·h)。

【注意事项】

1. 不能混入含有磷酸盐及碳酸盐的制剂。

2. 包装启封后立刻使用,残液绝不能再使用。

【规格】500ml

木糖醇注射液
Xylitol Injection

【适应证】用于糖尿病患者的糖代用品。

【用法用量】

静脉滴注：一次 20~50g，一日 1 次，每日不超过 100g。滴注速度在 0.3g/(kg·h) 以下。

【规格】25g：250ml

木糖醇氯化钠注射液
Xylitol and Sodium Chloride Injection

【适应证】用于糖尿病患者的糖代用品。

【用法用量】

静脉滴注：一次 25~50g，一日 1 次，每日不超过 100g。滴注速度在 0.3g/(kg·h) 以下。

【注意事项】

1. 与吉他霉素（柱晶白霉素）、头孢拉定（头孢环己烯）、复方丹参、曲克芦丁（维脑路通）、ACTH、PAS-Na、丝裂霉素、硫喷妥钠等混合应用可引起颜色变化。

2. 与乳糖红霉素混合后 24 小时内 pH 由 6.0 降至 4.9，可使红霉素降解失效。其他大环内酯类药物亦不宜与之配伍应用。

3. 与对氨基水杨酸钠注射液配伍，由于发生脱羧和氧化反应使氨基水杨酸钠逐渐被氧化成联苯醌而引起颜色变化，在 0~24 小时内颜色由无色变为黄色。

4. 某些与葡萄糖注射液配伍可产生浑浊、沉淀的药物如磺胺嘧啶钠、呋塞米等，与木糖醇注射液配伍亦较稳定。

【规格】(木糖醇 12.5g/ 氯化钠 2.25g)：250ml

葡萄糖注射液
Glucose Injection

【适应证】补充能量和体液,用于各种原因引起的进食不足或大量体液丢失,全静脉内营养,饥饿性酮症;低血糖症;高钾血症;高渗溶液用作组织脱水剂;配制腹膜透析液;药物稀释剂;静脉法葡萄糖耐量试验。

【用法用量】

补充热量:10%~25% 葡萄糖注射液静脉注射,并同时补充体液。葡萄糖用量根据所需的热量计算。

全静脉营养疗法:葡萄糖与脂肪供给的热量之比为 2:1,具体用量依据临床热量需要而定。根据补液量的需要,葡萄糖可配制为 25%~50% 的不同浓度。

低血糖症:重者可先予用 50% 葡萄糖注射液 20~40ml 静脉推注。

饥饿性酮症:严重者应用 5%~25% 葡萄糖注射液静脉滴注,每日 100g 葡萄糖。

失水:等渗性失水给予 5% 葡萄糖注射液静脉滴注。

高钾血症:应用 10%~25% 注射液,每 2~4g 葡萄糖加 1U 胰岛素输注。

组织脱水:高渗溶液(一般采用 50% 葡萄糖注射液)快速静脉注射 20~50ml。

【注意事项】

心功能不全者需要控制滴速。

【规格】10g：20ml;5g：100ml;10g：100ml;7.5g：150ml;12.5g：250ml;25g：250ml;125g：250ml;25g：500ml;50g：500ml

【pH】3.2~6.5

葡萄糖氯化钠注射液
Glucose and Sodium Chloride Injection

【适应证】补充热量和体液。用于各种原因引起的进食不足或大量体液丢失。

【用法用量】

应同时考虑葡萄糖和氯化钠的用法用量。

1. 葡萄糖的用法用量

补充热量：10%~25% 葡萄糖注射液静脉注射，并同时补充体液。葡萄糖用量根据所需的热量计算。

全静脉营养疗法：葡萄糖与脂肪供给的热量之比为 2∶1，具体用量依据临床热量需要而定。根据补液量的需要，葡萄糖可配制为 25%~50% 的不同浓度。

低血糖症：重者可先予用 50% 葡萄糖注射液 20~40ml 静脉推注。

饥饿性酮症：严重者应用 5%~25% 葡萄糖注射液静脉滴注，每日 100g 葡萄糖。

失水：等渗性失水给予 5% 葡萄糖注射液静脉滴注。

高钾血症：应用 10%~25% 注射液，每 2~4g 葡萄糖加 1U 胰岛素输注。

组织脱水：高渗溶液（一般采用 50% 葡萄糖注射液）快速静脉注射 20~50ml。

2. 氯化钠的用法用量

高渗性失水：所需补液量(L)=[血钠浓度(mmol/L)−142]×0.6× 体重(kg)/ 血钠浓度(mmol/L)。

等渗性失水：补液量(L)=[体重下降(kg) ×142]/154；或补液量(L)=[(实际血细胞比容 − 正常血细胞比容)× 体重(kg) ×0.2]/ 正常血细胞比容。

低渗性失水：补钠量(mmol/L)=[142− 实际血钠浓

度（mmol/L）〕× 体重（kg）× 0.2。

低氯性碱中毒：给予氯化钠注射液或复方氯化钠注射液（林格液）500~1000ml。

【规格】（葡萄糖 25g/ 氯化钠 4.5g）：500ml

【pH】3.5~5.5

葡萄糖氯化钠钾注射液
Glucose and Sodium Chloride Potassium Chloride Injection

【适应证】补充体液，维持体内电解质平衡，并供给糖类，多用于小儿补液。

【用法用量】

静脉滴注：一日 250~500ml，滴速不应超过 300ml/h（100 滴 / 小时）。

【注意事项】

补液量和速度应严格控制。

【规格】（葡萄糖 20g/ 氯化钠 0.45g/ 氯化钾 0.375g）：250ml

转化糖注射液
Invert Sugar Injection

【适应证】用于需要非口服途径补充水分或能量的患者的补液治疗，尤其是下列情况下：糖尿病患者的能量补充剂；烧、创伤，术后及感染等胰岛素抵抗患者的能量补充剂；药物中毒；乙醇中毒。

【用法用量】

静脉滴注：用量视病情需要而定。成人常用量为每次 250~1000ml，滴注速度应低于 0.5g（以果糖计）/

$(kg \cdot h)$。

【注意事项】

1. 老年患者的输注速度应减慢,注射剂量应降低。

2. 注射本品每天最多不应超过 300g。

3. 本品启封后立即使用,输液后的剩余药液切勿贮藏再用。

4. 不得与已知与果糖和(或)葡萄糖有配伍禁忌的药品同用。

【规格】(果糖 6.25g/ 葡萄糖 6.25g):250ml

注射用转化糖
Invert Sugar for Injection

【适应证】用于需要非口服途径补充能量的患者。尤其是下列情况:糖尿病患者的能量补充;烧、创伤、术后及感染等胰岛素抵抗(糖尿病状态)患者的能量补充;药物中毒;乙醇中毒。

【用法用量】

静脉滴注:用前用注射用水 250ml 溶解稀释。成人常用量为每次 250~1000ml,滴注速度应低于 0.5g(以果糖计)/$(kg \cdot h)$。用量视病情需要而定。

【注意事项】

1. 注射本品每天最多不应超过 300g。

2. 本品启封后立即使用,输液后的剩余药液切勿贮藏再用。

3. 不得与已知与果糖和(或)葡萄糖有配伍禁忌的药品同用。

【规格】果糖 6.25g/ 葡萄糖 6.25g;果糖 12.5g/ 葡萄糖 12.5g

转化糖电解质注射液
Multiple Electrolytic and Invert Sugar Injection

【适应证】适用于需要非口服途径补充水分或能量及电解质的患者的补液治疗。

【用法用量】

静脉滴注:用量视病情需要而定,成人用量为每次250~1000ml,滴注速度应低于0.5g(以果糖计)/(kg·h)。

【注意事项】

1. 本品开启后必须立即一次性使用。

2. 与其他药物合用时,注意药物(如大环内酯类抗生素、生物碱、磺胺类)因 pH 及离子强度变化而产生配伍禁忌。

3. 遇钙离子可能会产生沉淀,其余添加剂亦可能与本品不相容。

4. 与含碳酸根离子的药物混合时可能产生沉淀。

【规格】(葡萄糖 6.25g/ 果糖 6.25g)︰250ml;(葡萄糖 12.5g/ 果糖 12.5g)︰500ml

复方电解质注射液
Multiple Electrolytes Injection

【适应证】本品可作为水、电解质的补充源和碱化剂。

【用法用量】

静脉滴注:用量视患者的年龄、体重、临床症状和实验室检查结果而定。

【注意事项】

1. 本品与血液和血液成分相容,可使用同一给药装置在输血前或输血后输注,可加入正在输注的血液组分中,或作为血细胞的稀释液。

2. 添加药物可能产生配伍禁忌。

【规格】500ml:(氯化钠 2.63g/ 葡萄糖酸钠 2.51g/ 醋酸钠 1.84g/ 氯化钾 0.185g/ 氯化镁 0.15g);1000ml:(氯化钠 5.26g/ 葡萄糖酸钠 5.02g/ 醋酸钠 3.68g/ 氯化钾 0.37g/ 氯化镁 0.30g)

【pH】4.0~8.0

复合磷酸氢钾注射液
Composite Potassium Hydrogen Phosphate Injection

【适应证】完全胃肠外营养疗法中作为磷补充剂,如中等以上手术或其他创伤需禁食 5 天以上的患者的磷补充剂。本品亦可用于某些疾病所致的低磷血症。

【用法用量】

静脉滴注:稀释 200 倍以上,完全胃肠外营养疗法中,每 1000Kcal 热量加入本品 2.5ml,并控制滴注速度。

【注意事项】

1. 本品严禁直接注射,必须稀释 200 倍以上方可经静脉滴注输注,并须注意控制滴注速度。

2. 本品与含钙注射液配伍时易析出沉淀,不宜使用。

【规格】2ml:(磷酸二氢钾 0.4354g/ 磷酸氢二钾 0.639g)

氯化钙注射液
Calcium Chloride Injection

【适应证】治疗钙缺乏,急性血钙过低、碱中毒及甲状旁腺功能低下所致的手足搐搦症,维生素 D 缺乏症等;过敏性疾患;镁中毒时的解救;氟中毒的解救;心脏复苏时应用。

【用法用量】

低钙或电解质补充:一次 0.5~1g,稀释后缓慢静脉注射,不超过 0.5ml/min。

甲状旁腺功能亢进术后的"骨饥饿综合征"患者的低钙:稀释于氯化钠注射液或右旋糖酐注射液内,滴注 0.5~1mg/min,最高 2mg/min。

用作强心剂:0.5~1g,稀释后静脉滴注,不超过 1ml/min;心室内注射,0.2~0.8g,单剂使用。

抗高血镁:首次 0.5g 缓慢静脉注射,不超过 5ml/min。

小儿低钙:25mg/kg 缓慢静脉滴注。

【注意事项】

不宜皮下或肌内注射。

【规格】0.5g∶10ml;1g∶20ml

【pH】4.5~6.5

氯化钾注射液
Potassium Chloride Injection

【适应证】治疗各种原因引起的低钾血症;预防低钾血症;洋地黄中毒引起的频发性、多源性期前收缩或快速性心律失常。

【用法用量】

静脉滴注:10~15ml 加入 5% 葡萄糖注射液 500ml 中。

补钾剂量、浓度和速度根据临床病情和血钾浓度及心电图缺钾图形改善而定。钾浓度不超过 3.4g/L,补钾速度不超过 0.75g/h,每日补钾量为 3~4.5g。在体内缺钾引起严重的快速性室性异位心律失常时,钾盐浓度要高(0.5%,甚至1%),滴速要快(1.5g/h),补钾量可达每日10g以上。

小儿:每日0.22g/kg或3g/m²。

【注意事项】

本品不得直接静脉注射,未经稀释不得进行静脉滴注。

【规格】1.0g:10ml;1.5g:10ml

【pH】5.0~7.0

氯化钠注射液
Sodium Chloride Injection

【适应证】用于各种原因所致的失水;低氯性代谢性碱中毒;外用氯化钠注射液冲洗眼部、洗涤伤口等;还用于产科的水囊引产。

【用法用量】

静脉滴注。

高渗性失水:所需的补液量(L)=[血钠浓度(mmol/L)−142]×0.6×体重(kg)/血钠浓度(mmol/L)。

等渗性失水:补液量(L)=[体重下降(kg)×142]/154;或补液量(L)=[(实际血细胞比容−正常血细胞比容)×体重(kg)×0.2]/正常血细胞比容。

低渗性失水:补钠量(mmol/L)=[142−实际血钠浓度(mmol/L)]×体重(kg)×0.2。

低氯性碱中毒:给予氯化钠注射液或复方氯化钠注射液(林格液)500~1000ml。

【规格】100ml;150ml;250ml;500ml;1000ml;2000ml;3000ml

【pH】4.5~7.0

浓氯化钠注射液
Concentrated Sodium Chloride Injection

【适应证】各种原因所致的水中毒及严重的低钠血症。

【用法用量】

静脉滴注：严重的低渗性失水，当血钠低于120mmol/L时或出现中枢神经系统症状时，可给予3%~5%氯化钠注射液缓慢滴注，一般要求在6小时内将血钠浓度提高至120mmol/L以上。补钠量（mmol/L）=[142-实际血钠浓度（mmol/L）]×体重（kg）×0.2。

【规格】1.0g：10ml

【pH】4.5~7.0

氯化钾氯化钠注射液
Potassium Chloride and Sodium Chloride Injection

【适应证】治疗各种原因引起的低钾血症；预防低钾血症；洋地黄中毒引起的频发性、多源性期前收缩或快速性心律失常。

【用法用量】

静脉滴注：10~15ml加入5%葡萄糖注射液500ml中。

补钾剂量、浓度和速度根据临床病情和血钾浓度及心电图缺钾图形改善而定。钾浓度不超过3.4g/L，补钾速度不超过0.75g/h，每日补钾量为3~4.5g。在体内缺钾引起严重的快速性室性异位心律失常时，钾盐浓度要高（0.5%，甚至1%），滴速要快（1.5g/h），补钾量可达每日10g以上。

小儿：每日0.22g/kg或3g/m^2。

【规格】（氯化钾 0.3g/ 氯化钠 0.9g）：100ml

【pH】3.5~6.5

钠钾葡萄糖注射液
Sodium Potassium and Glucose Injection

【适应证】用于术后早期和婴幼儿手术后的水分、电解质补充。

【用法用量】

静脉滴注：一次 500~1000ml，给药速度为 300~500ml/h(80~130 滴 / 分)，儿童的给药速度为 50~100ml/h。

【注意事项】

缓慢静脉内给药。

【规格】250ml：（乳酸钠 0.28g/ 氯化钠 02925g/ 氯化钾 0.15g/ 葡萄糖 9.375g）

钠钾镁钙葡萄糖注射液
Sodium Potassium Magnesium Calcium and Glucose Injection

【适应证】用于补充水分与维持体内电解质平衡。

【用法用量】

静脉滴注：输入速度通常为 15ml/(kg·h) 以下，一次 500~1000ml。

【注意事项】

1. 本品含钙离子，当与枸橼酸和血液混合时可引起凝血。

2. 本品遇磷酸根离子和碳酸根离子会生成沉淀，不应与含磷酸根离子或碳酸根离子的制剂配合使用。

3. 本品与头孢匹林钠盐、硫酸阿贝卡星和头孢他啶配合应用时,会使这些抗生素的效价降低,故配制后3小时内用完。

4. 本品与硫喷妥钠、坎利酸钾混合时,会有沉淀生成和结晶析出。

5. 寒冷期间本品应温热至体温水平使用。

6. 本品开封后一次性使用,残留液体不得留作下次使用。

【规格】500ml:(氯化钠 3.186g/ 氯化钾 0.15g/ 氯化镁 0.102g/ 醋酸钠 1.026g/ 枸橼酸钠 0.294g/ 葡萄糖酸钙 0.336g/ 葡萄糖 5g)

乳酸钠林格注射液
Sodium Lactate Ringer's Injection

【适应证】用于代谢性酸中毒或有代谢性酸中毒的脱水患者。

【用法用量】

静脉滴注:一次 500~1000ml,给药速度为 300~500ml/h。

【注意事项】

1. 与其他药物合用时,注意药物(如大环内酯类抗生素、生物碱、磺胺类)因 pH 及离子强度变化而产生配伍禁忌。

2. 由于本品含有钙离子,与含有枸橼酸钠的血液混合时会产生沉淀。

3. 渗透压摩尔浓度为 240~270mOsmol/kg。

【规格】500ml:(乳酸钠 1.55g/ 氯化钠 3.0g/ 氯化钾 0.15g/ 氯化钙 0.1g)

【pH】6.0~7.5

复方乳酸钠山梨醇注射液
Compound Sodium Lactate and Sorbitol Injection

【适应证】用于代谢性酸中毒或有代谢性酸中毒并需要补充热量的脱水病例,尤其适用于糖尿病患者。

【用法用量】

静脉滴注:一次 500~1000ml,给药速度为 300~500ml/h。

【注意事项】

注意给药速度不能过快。

【规格】500ml:(乳酸钠 1.55g/氯化钠 3.0g/氯化钾 0.15g/氯化钙 0.1g/D-山梨醇 25.0g)

碳酸氢钠注射液
Sodium Bicarbonate Injection

【适应证】治疗代谢性酸中毒;碱化尿液;治疗胃酸过多引起的症状;静脉滴注对某些药物中毒有非特异性的治疗作用。

【用法用量】

代谢性酸中毒:静脉滴注。所需剂量按下式计算:补碱量(mmol)=(-2.3-实际测得的 BE 值)×0.25×体重(kg),或补碱量(mmol)=正常的 CO_2CP(mmol)-实际测得的 CO_2CP(mmol)×0.25×体重(kg)。

心肺复苏抢救:首次 1mmol/kg,以后根据血气分析结果调整用量。以 5% 溶液输注时,速度不能超过 8mmol(钠)/min。在心肺复苏时因存在致命的酸中毒,应快速静脉滴注。

碱化尿液:静脉滴注,2~5mmol/kg,4~8 小时内滴注完毕。

儿童心肺复苏抢救:首次静脉注射 1mmol/kg。

【注意事项】

1. 静脉应用的浓度范围为 1.5%(等渗)~8.4%。

2. 应从小剂量开始,根据血中的 pH、碳酸氢根浓度变化决定追加剂量。

【规格】0.5g:10ml;1g:20ml;12.5g:250ml

【pH】7.5~8.5

小儿电解质补给注射液
Pediatric Electrolyte Supplements Injection

【适应证】补充热量和体液。

【用法用量】

静脉滴注:50~100ml/h,新生儿、早产儿的输液速度为不超过 100ml/h。

【规格】(葡萄糖 9.375g/ 氯化钠 0.5625g):250ml

第十四章

抗 肿 瘤 药

第一节 烷 化 剂

注射用达卡巴嗪
Dacarbazine for Injection

【适应证】用于治疗黑色素瘤,也用于软组织肉瘤和恶性淋巴瘤等。

【用法用量】

静脉注射:一次 200mg/m²,用生理盐水 10~15ml 溶解,一日 1 次,连用 5 日,每 3~4 周重复给药。

静脉滴注:取 2.5~6mg/kg 或 200~400mg/m²,用氯化钠注射液 10~15ml 溶解后,用 5% 葡萄糖溶液 250~500ml 稀释后滴注 30 分钟以上,一日 1 次,连用 5~10 日为一疗程。单次大剂量为 650~1450mg/m²,每 4~6 周 1 次。

动脉灌注:位于四肢的恶性黑色素瘤可用同样剂量动脉注射。

【注意事项】

1. 本品对光和热极不稳定,遇光或热易变红,在水中不稳定,放置后溶液变浅红色。

2. 需临时配制,溶解后立即注射。

3. 静脉滴注速度不宜太快,2 小时内用完。

【规格】0.1g

盐酸氮芥注射液
Chlormethine Hydrochloride Injection

【适应证】恶性淋巴瘤,尤其是霍奇金病的治疗,腔内用药对控制癌性胸腔积液、心包腔积液及腹水有较好疗效。

【用法用量】

静脉注射:每次 4~6mg/m² (或 0.1mg/kg),加氯化钠注射液 10ml 由输液小壶或皮管中冲入,并用氯化钠注射液或 5% 葡萄糖液冲洗血管,每周 1 次,连用 2 次,休息 1~2 周重复。

腔内给药:每次 5~10mg,加氯化钠注射液 20~40ml 稀释,在抽液后即时注入,每周 1 次。

【注意事项】

1. 严禁口服、皮下及肌内注射。

2. 氮芥水溶液极易分解,故药物开封后应在 10 分钟内注入体内。

【规格】5mg∶1ml

【pH】3.0~5.0

注射用福莫司汀
Fotemustine for Injection

【适应证】用于治疗原发性恶性脑肿瘤和播散性恶性黑色素瘤。

【用法用量】

在使用前立即配制溶液。溶液一经配制,必须在避光条件下给予;静脉滴注控制在 1 小时以上。用 4ml

安瓿瓶内的无菌乙醇溶液将福莫司汀瓶中的内容物溶解,然后计算好用药剂量,将溶液用 5% 葡萄糖注射液 250ml 稀释后,用于静脉滴注。

静脉滴注:单一药剂化疗一次 100mg/m²。诱导治疗:每周 1 次,连续 3 次后,停止用药 4~5 周。维持治疗:每 3 周治疗 1 次。联合化疗:剂量维持 100mg/m²。

【规格】208mg

卡莫司汀注射液
Carmustine Injection

【适应证】对脑瘤、脑转移瘤和脑膜白血病有效,对恶性淋巴瘤、多发性骨髓瘤有效,与其他药物合用对恶性黑色素瘤有效。

【用法用量】

静脉滴注:溶入 5% 葡萄糖注射液或氯化钠注射液 150ml 中快速滴注。一次 100mg/m²,每日 1 次,连用 2~3 日;或 200mg/m²,用药 1 次。每 6~8 周重复。

【规格】0.125g:2ml

注射用盐酸尼莫司汀
Nimustine Hydrochloride for Injection

【适应证】脑肿瘤、消化道癌、肺癌、恶性淋巴瘤、慢性白血病等。

【用法用量】

静脉或动脉给药:每 5mg 溶于注射用水 1ml 中。

一次 2~3mg/kg,停药 4~6 周再次给药,如此反复,直到达到满意的临床效果。

一次 2mg/kg,隔 1 周给药,2~3 次后,停药 4~6 周,

再次给药。

【注意事项】

1. 不得用于皮下或肌内注射。

2. 本品与其他药物配伍有时会发生变化,故应避免与其他药物混合使用。

3. 本品溶解后应速使用,因遇光易分解,水溶液不稳定。

【规格】25mg

注射用环磷酰胺
Cyclophosphamide for Injection

【适应证】以联合化疗和单剂治疗可用于下列疾病:白血病;恶性淋巴瘤;转移性和非转移性恶性实体瘤;进行性自身免疫性疾病;器官移植时的免疫抑制治疗;对儿童横纹肌肉瘤及骨肉瘤有一定疗效。

【用法用量】

静脉滴注:加入 10ml 氯化钠注射液,复方氯化钠注射液或葡萄糖注射液 500ml 内进行输注。

持续治疗:一日 3~6mg/kg(相当于 120~240mg/m^2)。

间断性治疗:10~15mg/kg(相当于 400~600mg/m^2),间隔 2~5 天。

大剂量的间断性治疗和大剂量冲击治疗(如对于骨髓移植前冲击):20~40mg/kg(相当于 800~1600mg/m^2),间隔 21~28 天。

【注意事项】

1. 静脉滴注优先使用输液泵或配套装置。

2. 根据容量不同,输注持续时间 0.5~2 小时。

3. 苯甲醇能降低环磷酰胺的稳定性。

4. 环磷酰胺水溶液仅能稳定 2~3 小时,最好现用现配。

【规格】0.1g;0.2g;0.5g

注射用异环磷酰胺
Ifosfamide for Injection

【适应证】用于睾丸癌、卵巢癌、乳腺癌、肉瘤、恶性淋巴瘤和肺癌等。

【用法用量】

静脉注射:单药治疗每次 $1.2~2.5g/m^2$。联合用药:每次 $1.2~2.0g/m^2$,连续 5 日为一疗程。每一疗程间隙 3~4 周。

【注意事项】

本品水溶液不稳定,须现配现用。

【规格】0.5g;1.0g

【pH】4.0~7.0(100mg/ml 水溶液)

注射用去水卫矛醇
Dianhydrodulcitol for Injection

【适应证】用于慢性粒细胞白血病,对肺癌等也有迅速缩小瘤体的作用。

【用法用量】

缓慢静脉注射或静脉滴注:临用前,加氯化钠注射液 10~20ml 溶解后缓慢静脉注射;或以氯化钠注射液 5ml 溶解后,加入 5% 葡萄糖或 5% 葡萄糖氯化钠注射液 250~500ml 中静脉滴注。

每日 1 次,每次 $30mg/m^2$,连用 5 日为一周期,每周期间隔 5~6 周。

【注意事项】

本药注射时,如药液外渗,可能引起局部组织坏死,形成溃疡,故使用时应防止药液外渗。

【规格】40mg

第二节　抗代谢药

注射用阿糖胞苷
Cytarabine for Injection

【适应证】用于成人和儿童急性非淋巴细胞白血病的诱导缓解和维持治疗。对其他类型的白血病也有治疗作用。

【用法用量】

静脉滴注或注射、皮下或鞘内注射。

急性髓细胞白血病、急性淋巴细胞白血病:诱导缓解,成人 $200mg/m^2$,每日持续输入共 5 天,总剂量为 $1000mg/m^2$,每 2 周重复 1 次。高剂量化疗,一次 2~ $3g/m^2$,每 12 小时 1 次。

脑膜白血病:鞘内应用,5~75mg/m^2,给药次数可从每天 1 次共 4 天至每 4 天 1 次。最常用的方法为 $30mg/m^2$,每 4 天 1 次。

【注意事项】

1. 本品使用苯甲醇作为溶媒,禁用于儿童肌内注射。

2. 在 5% 葡萄糖注射注中,可与下列药物保持相容达 8 小时:阿糖胞苷 0.8mg/ml 和头孢噻吩钠 1.0mg/ml;阿糖胞苷 0.4mg/ml 和泼尼松龙磷酸钠 0.2mg/ml;阿糖胞苷 16μg/ml 和硫酸长春新碱 4μg/ml。阿糖胞苷还与甲氨蝶呤有物理相容性。

3. 阿糖胞苷不可与其他药物混合。在与任何其他药物混合前应确保相容性。阿糖胞苷物理性质上与肝素、胰岛素、氟尿嘧啶、青霉素类例如苯唑西林和青霉素以及甲泼尼龙琥珀酸钠有配伍禁忌。

4. 本品与注射用水、5% 葡萄糖注射液或氯化钠注射液配制成浓度为 0.5mg/ml 的输注液时,其在室温下可保持稳定 7 天。

5. 本品在静脉滴注玻璃瓶和静脉滴注塑料袋内与 5% 葡萄糖注射液、5% 葡萄糖和 0.2% 氯化钠注射液或氯化钠注射液配制成浓度为 8~32mg/ml 的输注液时,亦可在室温、-20 和 4℃下保持稳定 7 天。

6. 室温下,在含 50mEg/500ml 氯化钾的 5% 葡萄糖注射液或氯化钠溶液中,浓度为 2mg/ml 时可保持稳定达 8 天。

7. 室温或冷藏温度(8℃)下,在含 50mEq/L 碳酸氢钠的 5% 葡萄糖注射液或 5% 葡萄糖和 0.2% 氯化钠溶液中,浓度为 0.2~1.0mg/ml 时可保持稳定 7 天。

8. 输注应在溶液配制好后的 24 小时内完成,并将残液丢弃。

【规格】0.1g;0.5g

注射用盐酸阿糖胞苷
Cytarabine Hydrochloride for Injection

【适应证】用于急性白血病的诱导缓解期及维持巩固期。对急性非淋巴细胞白血病效果较好,对慢性粒细胞白血病的急变期、恶性淋巴瘤也有效。

【用法用量】

诱导缓解:静脉注射或滴注,溶于注射用水、0.9% 氯化钠或 5% 葡萄糖溶液,一次 2mg/kg(或 1~3mg/kg),

一日 1 次,连用 10~14 日;如无明显的不良反应,剂量可增大至一次 4~6mg/kg。维持:一次 1mg/kg,一日 1~2 次,皮下注射,连用 7~10 日。

中剂量阿糖胞苷一次 $0.5~1.0g/m^2$,静脉滴注 1~3 小时,一日 2 次,以 2~6 日为一疗程;大剂量阿糖胞苷一次 $1~3g/m^2$,静脉滴注及疗程同中剂量方案;小剂量阿糖胞苷一次 $10mg/m^2$,皮下注射,一日 2 次,以 14~21 日为一疗程,可于 2~3 周重复一疗程。

鞘内注射:一次 25~75mg,联用地塞米松 5mg,用氯化钠注射液 2ml 溶解,每周 1~2 次。如为预防性,则每 4~8 周 1 次。

【注意事项】

1. 与肝素、胰岛素、氟尿嘧啶、青霉素类例如苯唑西林和青霉素以及甲泼尼龙琥珀酸钠有配伍禁忌。

2. 输注应在溶液配制好后尽快完成,残液丢弃。

【规格】50mg;100mg

【pH】4.0~6.0(10mg/ml 水溶液)

注射用磷酸氟达拉滨
Fludarabine Phosphate for Injection

【适应证】用于 B 细胞性慢性淋巴细胞白血病患者的治疗。

【用法用量】

静脉推注或滴注:静脉推注需再用氯化钠注射液 10ml 稀释,静脉滴注用氯化钠注射液 100ml 稀释,输注时间为 30 分钟。一次 $25mg/m^2$,每 28 天静脉给药连续 5 天,用 2ml 注射用水配制。

【注意事项】

1. 本品只能静脉给药。

2. 必须在配制后的 8 小时以内使用。

【规格】50mg

氟尿嘧啶注射液
Fluorouracil Injection

【适应证】用于治疗消化道肿瘤,或较大剂量的氟尿嘧啶治疗绒毛膜上皮癌。亦常用于治疗乳腺癌、卵巢癌、肺癌、宫颈癌、膀胱癌及皮肤癌等。

【用法用量】

静脉注射:一日 10~20mg/kg,连用 5~10 日,每疗程 5~7g(甚至 10g)。

静脉滴注:一日 300~500mg/m^2,连用 3~5 天,每次静脉滴注时间不得少于 6~8 小时;静脉滴注时可用输液泵连续给药维持 24 小时。

用于原发性或转移性肝癌,多采用动脉插管注药。

腹腔内注射:一次 500~600mg/m^2,每周 1 次,2~4 次为一疗程。

【注意事项】

不能做鞘内注射。

【规格】0.25g：10ml

【pH】8.4~9.2

注射用氟脲苷
Floxuridine for Injection

【适应证】用于肝癌、直肠癌、食管癌、胃癌、乳腺癌和肺癌等。对无法手术切除的原发性肝癌疗效显著。

【用法用量】

静脉滴注:用 2.5ml 注射用水溶解制成每 1ml 约含

氟脲苷 100mg 的溶液,使用时以 5% 葡萄糖或氯化钠注射液适当稀释。

一次 15mg/kg,一日 1 次,滴注 2~8 小时,连续使用 5 天,以后剂量减半,隔日 1 次。

治疗肝癌以肝动脉插管给药疗效较好,每次 250~500mg。

【注意事项】

溶解后在 2~10℃ 下至多可保存 2 周。

【规格】0.25g

注射用甘氨双唑钠
Sodium Glycididazole for Injection

【适应证】用于对头颈部肿瘤、食管癌、肺癌等实体肿瘤进行放射治疗的患者。

【用法用量】

静脉滴注:每次 800mg/m², 于放射治疗前加入 100ml 氯化钠注射液中充分摇匀后,30 分钟内滴完。建议于放射治疗期间按隔日 1 次,每周 3 次用药。

【注意事项】

遇光色渐变黄。

【规格】0.25g

【pH】6.5~8.5(10mg/ml 水溶液)

注射用盐酸吉西他滨
Gemcitabine Hydrochloride for Injection

【适应证】用于治疗中、晚期非小细胞肺癌。

【用法用量】

静脉滴注:注入氯化钠注射液 25ml 中,振摇使溶解,给药时用氯化钠注射液稀释。一次 1000mg/m²,静脉滴注 30 分钟,每周 1 次,连续 3 周,随后休息 1 周,每 4 周重复 1 次。

【注意事项】

配制好的溶液应贮存在室温并在 24 小时内使用,不得冷藏,以防结晶析出。

【规格】0.2g;1.0g

【pH】2.7~3.3(40mg/ml 氯化钠注射液溶液)

注射用甲氨蝶呤
Methotrexate for Injection

【适应证】抗肿瘤治疗,单独使用:乳腺癌、妊娠性绒毛膜癌、恶性葡萄胎或葡萄胎;抗肿瘤治疗,联合使用:急性白血病、Burkitt 淋巴瘤、晚期淋巴肉瘤和晚期蕈样真菌病。大剂量治疗:成骨肉瘤、急性白血病、支气管肺癌或头颈部上皮癌。银屑病化疗:用于治疗严重、已钙化性、对常规疗法不敏感的致残性银屑病。

【用法用量】

抗肿瘤化疗:肌内注射、静脉途径给药。

绒毛膜癌及类似滋养层疾病:一日 15~30mg,肌内注射 5 天。

乳腺癌:40mg/m²,于第 1 和第 8 天静脉给药。

白血病:每次 30mg/m² 肌内注射,每周 2 次;或每 14 天静脉给药 2.5mg/kg。

蕈样真菌病:肌内注射,50mg 每周 1 次或 25mg 每周 2 次。

银屑病化疗:10~25mg,每周肌内或静脉注射 1 次,根据患者的反应调整剂量至每周 50mg。

【注意事项】

1. 建议使用大孔针头以减少压力,避免形成气雾。在配液过程中,使用带排气孔的注射针头也可减少气雾的形成。

2. 与阿糖胞苷、氟尿嘧啶及泼尼松龙(强的松龙)存在配伍禁忌。

【规格】5mg;0.1g;1.0g

【pH】7.0~9.0(2.5mg/ml 水溶液)

榄香烯注射液
Elemene Injection

【适应证】本品合并放、化疗常规方案对肺癌、肝癌、食管癌、鼻咽癌、脑瘤、骨转移癌等恶性肿瘤可以增强疗效,降低放、化疗的毒副作用。并可用于介入、腔内化疗及癌性胸腹水的治疗。

【用法用量】

静脉注射:一次 0.4~0.6g,一日 1 次,2~3 周为一疗程。

【规格】0.2g∶10ml

【pH】5.5~7.0

注射用门冬酰胺酶
Asparaginase for Injection

【适应证】用于治疗急性淋巴细胞白血病、急性粒细胞白血病、急性单核细胞白血病、慢性淋巴细胞白血病、霍奇金病及非霍奇金病淋巴瘤、黑色素瘤等。

【用法用量】

静脉滴注或注射、肌内注射给药。

静脉注射:用灭菌注射用水或氯化钠注射液 5ml 加以稀释,每 10 000U 的小瓶稀释液量为 5ml。静脉注射给药时,本品应经正在输注的氯化钠或葡萄糖注射液的管路注入,静脉注射的时间不得短于 0.5 分钟。

静脉滴注:先用等渗液如氯化钠或 5% 葡萄糖注射液稀释,然后加入氯化钠或 5% 葡萄糖注射液中滴入。

肌内注射:先要在含本品 10 000U 的小瓶内加入 2ml 氯化钠注射液加以稀释,每一肌内注射部位每次的肌内注射量不应超过 2ml。

根据不同病种,不同的治疗方案,本品的用量有较大差异,日剂量为 500~1000U/m²,最高可达 2000U/m²,以 10~20 日为一疗程。

【注意事项】

静脉或肌内注射,稀释液一定要澄清才能使用,且要在稀释后的 8 小时内使用。

【规格】1 万 U

【pH】6.5~7.5(500~1000U/ml 水溶液)

注射用培美曲塞二钠
Pemetrexed Disodium for Injection

【适应证】用于非小细胞肺癌,联合顺铂用于治疗无法手术的恶性胸膜间皮瘤。

【用法用量】

静脉滴注:本品 200mg 用 8ml 不含防腐剂的氯化钠注射液溶解成浓度为 25mg/ml 的溶液,再用氯化钠注射液进一步稀释至 100ml,静脉滴注 10 分钟以上。

恶性胸膜间皮瘤:500mg/m²,静脉滴注 10 分钟以上。每 21 天为一周期,在每周期的第 1 天给药。顺铂

$75mg/m^2$,静脉滴注时间应超过 2 小时,应在 21 天周期的第 1 天培美曲塞给药结束约 30 分钟后再给予。

非小细胞肺癌:$500mg/m^2$,静脉滴注 10 分钟以上。每 21 天为一周期,在每周期的第 1 天给药。

【注意事项】

1. 在冷藏或室温及光照条件下,溶液及输注溶液的化学和物理特性可在重新溶解后的 24 小时内保持稳定。

2. 不含抗菌防腐剂,仅供一次使用,应废弃未使用的溶液。

3. 本品与含钙稀释剂的物理性质不相容,包括乳酸钠林格注射液和复方氯化钠(林格)注射液,因此不应使用这些溶液。

4. 不推荐与其他药物和稀释剂联用。

【规格】0.2g;0.5g

培门冬酶注射液
Pegaspargase Injection

【适应证】用于儿童急性淋巴细胞白血病患者的一线治疗。

【用法用量】

肌内注射:$2500IU/m^2$,每 14 天给药 1 次,在单一部位注射的给药量应少于 2ml;如需要使用的体积超过 2ml,则应在多个部位注射。

【注意事项】

如果本品已经被冷结成冰或室温放置了 48 小时以上,或振摇或剧烈的搅动过,则不能再使用。

【规格】3750IU:5ml

替加氟注射液
Tegafur Injection

【适应证】用于治疗消化道肿瘤,如胃癌、直肠癌、胰腺癌、肝癌,亦可用于乳腺癌。

【用法用量】

静脉滴注:一日 800~1000mg 或 15~20mg/kg,溶于 5% 葡萄糖注射液或氯化钠注射液 500ml 中,一日 1 次静脉滴注,总量 20~40g 为一疗程。

【注意事项】

1. 本品呈碱性且含碳酸盐,避免与含钙、镁离子及酸性较强的药物合用。

2. 若遇冷析出结晶,可温热使溶解并摇匀使用。

【规格】0.5g∶10ml;0.2g∶5ml

【pH】9.5~10.5

注射用盐酸托泊替康
Topotecan Hydrochloride for Injection

【适应证】用于初始化疗或序贯化疗失败的转移性卵巢癌患者;对化疗敏感、一线化疗失败的小细胞肺癌患者。

【用法用量】

静脉滴注:先用 1.1ml 无菌注射用水溶解,再用氯化钠或 5% 葡萄糖注射液再次稀释,以得到浓度为 25~50μg/ml 的溶液。

每次 1.25mg/m^2,每日 1 次,静脉滴注 30 分钟,连续用药 5 日,每 21 日为一疗程。

【注意事项】

本品不含抗菌防腐剂,配制后的溶液应立即使用。配制好的注射液在 30℃ 以下、不避光可稳定保存 24 小时。

【规格】1mg;2mg

【pH】2.0~4.0(0.2~0.4mg/ml 水溶液)

第三节　抗肿瘤抗生素

注射用盐酸阿柔比星
Aclarubicin Hydrochlorid for Injection

【适应证】急性白血病、恶性淋巴瘤,也可试用于其他实体恶性肿瘤。

【用法用量】

静脉注射或滴注:加氯化钠注射液或 5% 葡萄糖注射液溶解。

白血病与淋巴瘤:一日 15~20mg,连用 7~10 日,间隔 2~3 周后可重复。

实体瘤:一次 30~40mg,一周 2 次,连用 4~8 周。

【规格】20mg

【pH】5.0~6.5(2mg/ml 水溶液)

注射用盐酸吡柔比星
Pirarubicin Hydrochloride for Injection

【适应证】治疗乳腺癌、恶性淋巴瘤、急性白血病、膀胱癌、肾盂输尿管癌、卵巢癌、子宫内膜癌、子宫颈癌、头颈部癌、胃癌。

【用法用量】

静脉给药:一般一次 25~40mg/m^2。乳腺癌,联合用药推荐每次 40~50mg/m^2,每疗程的第 1 天给药,间隔 21 天重复使用。急性白血病,一次 25mg/m^2。

动脉给药:如头颈部癌,一次 7~20mg/m^2,一日 1 次,共用 5~7 日;亦可每次 14~25mg/m^2,每周 1 次。

膀胱内给药:用于预防浅表性膀胱癌术后复发。一次 15~30mg/m^2,稀释为 500~1000μg/ml 浓度,注入膀胱腔内保留 0.5 小时,每周 1 次,连续 4~8 次;然后每月 1 次,共 1 年。

【注意事项】

1. 常用 5% 葡萄糖注射液或注射用水溶解本品,以免 pH 的原因影响效价或浑浊。

2. 溶解后的药液即时用完,室温下放置不得超过 6 小时。

【规格】10mg;20mg

【pH】4.5~6.0(2.0mg/ml 水溶液)

注射用盐酸表柔比星

Epirubicin Hydrochloride for Injection

【适应证】治疗恶性淋巴瘤、乳腺癌、肺癌、软组织肉瘤、食管癌、胃癌、肝癌、胰腺癌、黑色素瘤、结肠直肠癌、卵巢癌、多发性骨髓瘤、白血病。膀胱内给药有助于浅表性膀胱癌、原位癌的治疗和预防其经尿道切除术后的复发。

【用法用量】

静脉给药:用注射用水稀释,使其终浓度不超过 2mg/ml 后,通过氯化钠注射液或 5% 葡萄糖注射液的输液袋进行静脉滴注。

常规剂量:表柔比星单独用药时,一次 60~120mg/m²;辅助治疗腋下淋巴结阳性的乳腺癌患者联合化疗时,推荐的起始剂量为 100~120mg/m² 静脉注射,每个疗程的总起始剂量可以一次单独给药或者连续 2~3 天分次给药。

优化剂量:高剂量可用于治疗肺癌和乳腺癌。单独用药时,一次最高可达 135mg/m²,在每疗程的第 1 天 1 次给药或在每疗程的第 1、2、3 天分次给药,每 3~4 周 1 次;联合化疗时,起始剂量为 120mg/m²,在每疗程的第 1 天给药,每 3~4 周 1 次。静脉注射给药,根据患者血象可间隔 21 天重复使用。

膀胱内给药:用导管灌注并应在膀胱内保持 1 小时左右。浅表性膀胱癌,50mg 溶于 25~50ml 注射用水中,每周 1 次,灌注 8 次。对于有局部毒性的病例 30mg,也可 50mg 每周 1 次共 4 次、然后每月 1 次共 11 次的同剂量药物膀胱灌注。

【注意事项】

1. 不可肌内和鞘内注射。

2. 小静脉注射或反复注射同一血管会造成静脉硬化,建议以中心静脉滴注较好。

3. 联合用药时不得在同一注射器内使用。

4. 不可与肝素混合注射,因为两者的化学性质不配伍,在一定浓度时会发生沉淀反应。

【规格】10mg

【pH】4.5~6.0(2mg/ml 水溶液)

注射用盐酸博安霉素
Boanmycin Hydrochloride for Injection

【适应证】头颈部恶性肿瘤。

【用法用量】

单药治疗:一次 5~6mg/m^2 加氯化钠注射液 2~4ml,肌内或静脉注射,每周 3 次,连用 4 周。

联合化疗:一次 5~6mg/m^2,加氯化钠注射液 2~4ml,肌内或静脉注射,每周 2 次,连用 2 周,休息 1~2 周。

【规格】8.73mg

注射用盐酸博来霉素
Bleomycin Hydrochloride for Injection

【适应证】皮肤癌、头颈部癌、食管癌、肺癌、恶性淋巴瘤、网状细胞肉瘤、霍奇金病、子宫颈癌。

【用法用量】

肌内或皮下注射:通常成人取 5ml 注射用水、氯化钠注射液或葡萄糖溶液溶解博来霉素 15~30mg,肌内或皮下注射。用于病变周边皮下注射时,以 1mg/ml 以下的浓度为宜。

动脉注射:5~15mg 溶于氯化钠注射液或葡萄糖注射液中,直接弹丸式动脉内注射或连续灌注。

静脉注射:15~30mg 溶于 5~20ml 注射用水或氯化钠注射液中,缓慢静脉注入;出现严重的发热反应时,一次静脉给药剂量应减少到 5mg 以下,可增加给药次数,如一日 2 次。静脉注射可引起血管疼痛,应注意注射速度,尽可能缓慢给药。

注射频率:通常一周 2 次,根据病情可增加为每天 1 次或减少为一周 1 次。

总剂量:以肿瘤消失为治疗终止目标,总剂量为 300mg(效价)以下。

【注意事项】

1. 静脉注射应尽可能缓慢,以减少疼痛。

2. 肌内注射应避开血管神经,局部出现硬结时,应及时更换注射部位。

【规格】15mg

注射用盐酸多柔比星
Doxorubicin Hydrochloride for Injection

【适应证】用于急性白血病、恶性淋巴瘤、乳腺癌、肺癌、卵巢癌、骨及软组织肉瘤、肾母细胞瘤、膀胱癌、甲状腺癌、前列腺癌、头颈部鳞癌、睾丸癌、胃癌、肝癌等。

【用法用量】

静脉注射或滴注、动脉注射:临用前用灭菌注射用水溶解,浓度为 2mg/ml。

成人:50~60mg/m²,每 3~4 周 1 次或每日 20mg/m²,连用 3 日,停用 2~3 周后重复。联合用药为 40mg/m²,每 3 周 1 次或 25mg/m²,每周 1 次,连用 2 周,3 周后重复。总剂量按不超过 400mg/m²。

【注意事项】

本品可用于浆膜腔内给药和膀胱灌注,但不能用于鞘内注射。

【规格】10mg;50mg

【pH】4.5~6.5(5mg/ml 水溶液)

盐酸多柔比星脂质体注射液
Doxorubicin Hydrochloride Liposome Injection

【适应证】用于低 CD4 及有广泛的皮肤黏膜、内脏疾病的与艾滋病相关的卡波西肉瘤患者。

【用法用量】

静脉给药:本品用 250 或 500ml 5% 葡萄糖注射液

稀释后使用,静脉滴注 30 分钟以上。为减小滴注反应的风险,起始给药速率应不超过 1mg/min。如果无滴注反应,以后的滴注可在 60 分钟内完成。对有滴注反应的患者,接下来的 15 分钟内滴注速度可以加倍。如果仍能耐受,滴注可在接下来的 1 小时内完成,总滴注时间为 90 分钟。

一次 20mg/m², 每 2~3 周 1 次,给药间隔不宜少于 10 天。

【注意事项】

1. 禁用于肌内和皮下注射。

2. 除 5% 葡萄糖注射液外的其他稀释剂或任何抑菌剂都可能使本品产生沉淀。

3. 不得与其他药物混合使用。

【规格】20mg∶10ml

注射用放线菌素 D
Dactinomycin for Injection

【适应证】用于霍奇金病及神经母细胞瘤,与放疗联合治疗儿童肾母细胞瘤可提高生存率,对尤文肉瘤和横纹肌肉瘤亦有效。

【用法用量】

静脉注射:将药物溶于氯化钠注射液 20~40ml 中。每日 300~400μg(6~8μg/kg),每日 1 次,10 日为一疗程,间歇期 2 周,一疗程总量为 4~6mg。

儿童:每日 0.45mg/m², 连续用 5 日,3~6 周为一疗程。

【注意事项】

当本品漏出血管外时,应即用 1% 普鲁卡因局部封闭,或用 50~100mg 氢化可的松局部注射,并冷湿敷。

【规格】0.2mg

【pH】5.5~7.5（0.04mg/ml 水溶液）

注射用盐酸平阳霉素
Bleomycin A₅ Hydrochloride for Injection

【适应证】主治唇癌、舌癌、齿龈癌、鼻咽癌等头颈部鳞癌。亦可用于治疗皮肤癌、乳腺癌、宫颈癌、食管癌、阴茎癌、外阴癌、恶性淋巴瘤和坏死性肉芽肿等。对肝癌也有一定疗效。对翼状胬肉有显著疗效。

【用法用量】

静脉注射：用氯化钠注射液或葡萄糖溶液等 5~20ml 溶解，得 4~15mg/ml 的注射液。

肌内注射：用氯化钠注射液 5ml 以下溶解，浓度为 4~15mg/ml。

动脉内注射：用 3~25ml 添加抗凝血剂的氯化钠注射液溶解本品 4~8mg 做一次动脉内注射或持续动脉内注射。

成人每次剂量为 8mg，通常每周给药 2~3 次。一疗程的总剂量为 240mg。

肿瘤消失后，应适当给药，每周 1 次 8mg，静脉注射 10 次。

治疗血管瘤及淋巴管瘤：瘤体内注射，每次 4~8mg，溶入注射用水 2~4ml 中，5 次为一疗程。

治疗血管瘤：每次 4~8mg，用氯化钠注射液或利多可因注射液 3~5ml 稀释，注入瘤体内，1 次未愈者，间歇 7~10 天重复注射，药物总量一般不超过 70mg。

治疗鼻息肉：8mg 用氯化钠注射液 4ml 溶解，息肉内注射，每次 2~4ml，每周 1 次，5 次为一疗程，一般 1~2 个疗程。

【规格】8mg

【pH】4.5~6.0（4mg/ml 水溶液）

注射用盐酸柔红霉素
Daunorubicin Hydrochloride for Injection

【适应证】用于急性粒细胞白血病和急性淋巴细胞白血病，以及慢性急变者。

【用法用量】

静脉注射或滴注：使用前加 10ml 注射用氯化钠注射液溶解。静脉滴注用氯化钠注射液 250ml 溶解后滴注，1 小时内滴完。

成人：单一剂量 0.5~3mg/kg。0.5~1mg/kg 的剂量须间隔 1 天或 1 天以上才可重复注射；2mg/kg 的剂量须间隔 4 天或 4 天以上才可重复注射；2.5~3mg/kg 的剂量须间隔 7~14 天才可重复注射。总剂量不能超过 25mg/kg。

儿童：用于诱导缓解儿童的急性粒细胞 / 急性淋巴细胞白血病，在联合治疗中本品的剂量一次 0.5~1.5mg/kg（25~45mg/m²）。

老年人：单独给药时应减至 45mg/m²，联合给药时应减至 30mg/m²。

【注意事项】

1. 本药只能用于静脉注射或滴注。

2. 静脉注射时应注意部位和方法，尽可能慢，以防止引起血管疼痛、静脉炎和形成血栓。

3. 与酸性或碱性药物配伍易失效。

【规格】20mg

【pH】4.5~6.5（5mg/ml 水溶液）

注射用丝裂霉素
Mitomycin for Injection

【适应证】用于胃癌、肺癌、乳腺癌,也适用于肝癌、胰腺癌、结直肠癌、食管癌、卵巢癌及癌性腔内积液。

【用法用量】

静脉、动脉注射:每次 6~8mg,以氯化钠注射液溶解后静脉注射,每周 1 次;也可一次 10~20mg,每 6~8 周重复治疗。

腔内注射:每次 6~8mg。

联合化疗:FAM 方案(氟尿嘧啶、多柔比星、丝裂霉素)主要用于胃肠道肿瘤。

【注意事项】

1. 不可做肌内或皮下注射。

2. 应避免注射于静脉外,如静脉注射时有烧灼感或刺痛,应立即停止注射。

【规格】2mg

【pH】5.5~8.5(0.5mg/ml 水溶液)

新福菌素注射液
Actinomycin Injection

【适应证】用于恶性葡萄胎、绒毛膜上皮癌、恶性淋巴瘤。

【用法用量】

静脉注射:每日 300~400μg(6~10μg/kg),溶于 5% 葡萄糖溶液 250~500ml 中静脉滴注 4~5 小时,连续 10~12 天为一疗程,总剂量一般为 3600~6000μg。

【注意事项】

静脉注射时注意不要漏出血管外,以免引起局部反应。

【规格】0.4mg∶20ml

注射用盐酸伊达比星
Idarubicin Hydrochloride for Injection

【适应证】用于成人未经治疗的急性髓性白血病的诱导缓解及成人复发和难治性急性髓性白血病的诱导缓解。用于成人和儿童急性淋巴细胞白血病的二线治疗。

【用法用量】

静脉注射:临用前注射用水 5ml 使溶解,在 5~10 分钟内静脉注射。

急性髓性白血病:在成人急性髓性白血病,与阿糖胞苷联合用药时的剂量为每天静脉注射 $12mg/m^2$,连续使用 3 天;或每天静脉注射 $8mg/m^2$,连续使用 5 天。

急性淋巴细胞白血病:作为单独用药,成人急性淋巴细胞白血病的剂量为每天静脉注射 $12mg/m^2$,连续使用 3 天;儿童 $10mg/m^2$,连续使用 3 天。

【注意事项】

1. 小静脉注射或在同一静脉内反复注射可能造成静脉硬化。

2. 本品不可与肝素混合,因会产生沉淀。

3. 本品亦不得与其他药物混合。

4. 本品应避免与碱性溶液长期接触,以免引起药品降解。

【规格】5mg;10mg

第四节　抗肿瘤植物药

艾迪注射液
Aidi Injection

【适应证】用于原发性肝癌、肺癌、直肠癌、恶性淋巴瘤、妇科恶性肿瘤等。

【用法用量】

静脉滴注：成人一次 50~100ml，加入氯化钠注射液或 5%~10% 葡萄糖注射液 400~450ml 中滴注，一日 1 次。

【注意事项】

因本品含有微量斑蝥素，外周静脉给药时对注射部位的静脉有一定的刺激性，可在静脉滴注本品前后给予 2% 利多卡因溶液 5ml 加入氯化钠注射液 100ml 中静脉滴注。

【规格】10ml

斑蝥酸钠维生素 B$_6$ 注射液
Disodium Cantharidinate and
Vitamin B$_6$ Injection

【适应证】用于原发性肝癌、肺癌及白细胞低下症，亦可用于肝炎、肝硬化及乙型肝炎携带者。

【用法用量】

静脉滴注：10~50ml 以氯化钠或 5%~10% 葡萄糖注射液适量稀释后滴注，一日 1 次。

【规格】0.05mg：5ml

薄芝糖肽注射液
Bozhi Glycopeptide Injection

【适应证】用于进行性肌营养不良、萎缩性肌强直,及前庭功能障碍、高血压等引起的眩晕和自主神经功能紊乱、癫痫、失眠等症。亦可用于肿瘤、肝炎的辅助治疗。

【用法用量】

肌内注射:一次 2~4ml,一日 2 次。

静脉注射:一日 4ml,用氯化钠注射液或 5% 葡萄糖注射液 250ml 稀释后静脉滴注。1~3 个月为一个疗程。

【规格】(多糖 5mg/ 多肽 1mg):2ml

蟾酥注射液
Chansu Injection

【适应证】急、慢性化脓性感染,也可作为抗肿瘤的辅助治疗。

【用法用量】

肌内注射:一次 2~4ml,一日 2 次

静脉注射:一次 10~20ml,用 5% 葡萄糖注射液 500ml 溶解,缓慢滴注,一日 1 次。抗感染 7 天为一疗程,抗肿瘤 30 天为一疗程。

【注意事项】

剂量过大、滴注过快时输液部位有疼痛感,部分患者出现皮疹样反应。

【规格】2ml

注射用硫酸长春地辛
Vindesine Sulfate for Injection

【适应证】对非小细胞肺癌、小细胞肺癌、恶性淋巴瘤、乳腺癌、食管癌及恶性黑色素瘤等恶性肿瘤有效。

【用法用量】

用氯化钠注射液溶解后缓慢静脉注射,亦可溶于5%葡萄糖注射液 500~1000ml 中缓慢静脉滴注 6~12 小时。

单一用药每次 3mg/m^2,每周 1 次,联合化疗时剂量酌减。通常连续用药 4~6 次完成疗程。

【注意事项】

药物溶解后应在 6 小时内使用。

【规格】1mg

【pH】3.5~5.5(1mg/ml 水溶液)

酒石酸长春瑞滨注射液
Vinorelbine Tartrate Injection

【适应证】用于非小细胞肺癌、乳腺癌患者。

【用法用量】

静脉滴注:药物必须溶于氯化钠注射液中,于短时间内(15~20 分钟)静脉输入,然后静脉滴注氯化钠注射液冲洗静脉。单药治疗:每周 25~30mg/m^2;联合化疗:一般 25~30mg/m^2。

【注意事项】

本品只能静脉给药。

【规格】10mg:1ml

【pH】3.0~3.8

重酒石酸长春瑞滨注射液
Vinorelbine Bitartrate Injection

【适应证】非小细胞肺癌、转移性乳腺癌。

【用法用量】

静脉给药:用氯化钠注射液稀释,6~10分钟内输注,然后用100~250ml氯化钠注射液冲洗静脉。

单药治疗:25~30mg/m^2。

联合用药:依照给药方案选用剂量和给药时间。

【注意事项】

1. 用药操作时,谨防药液污染眼球引起严重刺激,药液在一定压力下喷射入眼时可导致角膜溃疡。

2. 若药物渗入周围组织可引起严重的局部刺激,一旦药物外渗应立即停止注药,尽量吸出渗出的药液,渗出部位局部皮下注射1ml透明质酸溶液(250IU/ml)和采用热敷措施有助于减轻严重刺激症状,余药从另一静脉输入。

【规格】10mg:1ml

注射用酒石酸长春瑞滨
Vinorelbine Tartrate for Injection

【适应证】用于非小细胞肺癌、转移性乳腺癌以及难治性淋巴瘤、卵巢癌、头颈部肿瘤。

【用法用量】

静脉滴注:先用氯化钠注射液稀释至50ml,于短时间(6~10分钟)内经静脉输入,然后用250~500ml氯化钠注射液冲洗静脉。

单药治疗:每次25~30mg/m^2,21天为一周期,分别在第 1、第 8 天各给药 1 次,2~3 周期为一疗程。

联合用药:用药剂量和给药时间随化疗方案而有所不同。

【注意事项】

1. 本品只能静脉给药。

2. 外渗可引起严重的局部刺激,应立即停止注药,渗出部位局部皮下注射 1ml 透明质酸溶液(250IU/ml)和采用热敷措施,余药从另一静脉输入。

【规格】10mg;20mg

【pH】3.0~3.8(14mg/ml 水溶液)

注射用硫酸长春新碱
Vincristine Sulfate for Injection

【适应证】急性白血病,尤其是儿童急性白血病,对急性淋巴细胞白血病疗效显著。恶性淋巴瘤、生殖细胞肿瘤、小细胞肺癌、尤文肉瘤、肾母细胞瘤、神经母细胞瘤、乳腺癌、慢性淋巴细胞白血病、消化道癌、黑色素瘤及多发性骨髓瘤等。

【用法用量】

用前用适量生理氯化钠注射液溶解,每次 1~2mg(或 1.4mg/m²),最大不超过 2mg,年龄超过 65 岁者最大每次 1mg。儿童 75µg/kg 或 2.0mg/m²,每周 1 次静脉注射或冲入。

【注意事项】

1. 冲入静脉时避免日光直接照射。

2. 仅用于静脉注射。

【规格】1mg

【pH】4.0~6.5(0.2mg/ml 水溶液)

多西他赛注射液
Docetaxel Injection

【适应证】用于先期化疗失败的晚期或转移性乳腺癌的治疗。用于以顺铂为主的化疗失败的晚期或转移性非小细胞肺癌的治疗。

【用法用量】

静脉滴注:临用前用所附溶剂溶解,将混合后的药瓶室温放置 5 分钟,注入 5% 葡萄糖注射液或氯化钠注射液中,最终浓度不超过 0.9mg/ml。

一次 75mg/m^2,滴注 1 小时,每 3 周 1 次。

【注意事项】

只能用于静脉滴注。

【规格】20mg：0.5ml；40mg：1.0ml；60mg：1.5ml；80mg：2.0ml

高三尖杉酯碱注射液
Homoharringtonine Injection

【适应证】用于各型急性非淋巴细胞白血病,对骨髓增生异常综合征(MDS)、慢性粒细胞白血病及真性红细胞增多症等亦有一定疗效。

【用法用量】

静脉滴注:每日 1~4mg,加 5% 葡萄糖注射液 250~500ml,缓慢滴入 3 小时以上,以 4~6 日为一疗程,间歇 1~2 周再重复用药;或每日 0.05~0.1mg/kg,4~6 日为一疗程。

【规格】1ml：1mg

【pH】3.5~4.5

华蟾素注射液
Huachansu Injection

【功能主治】用于中、晚期肿瘤,慢性乙型肝炎等症。

【用法用量】

肌内注射:一次 2~4ml,一日 2 次;

静脉滴注:一日 1 次,一次 10~20ml,用 5% 葡萄糖注射液 500ml 稀释后缓缓滴注,用药 7 天,休息 1~2 天,4 周为一疗程。

【规格】10ml

注射用黄芪多糖
Huangqi Duotang for Injection

【适应证】用于倦怠乏力、少气懒言、自汗、气短、食欲缺少属气虚证,因化疗后白细胞减少、生活质量降低、免疫功能低下的肿瘤患者。

【用法用量】

静脉滴注:用 10ml 氯化钠注射液溶解,然后将其加入氯化钠注射液或 5%~10% 葡萄糖注射液 500ml 中,滴注时间不少于 2.5 小时。一次 250mg,一日 1 次。免疫功能低下者疗程为 21 天,其他疗程为 7 天。

【注意事项】

本品即配即用,不宜久置。

【规格】250mg

康艾注射液
Kang'ai Injection

【适应证】用于原发性肝癌、肺癌、直肠癌、恶性淋巴瘤、妇科恶性肿瘤；各种原因引起的白细胞低下及减少症；慢性乙型肝炎的治疗。

【用法用量】

缓慢静脉注射或滴注：一日 1~2 次，每日 40~60ml，用 5% 葡萄糖或氯化钠注射液 250~500ml 稀释后使用。30 天为一疗程。

【注意事项】

1. 禁止和含有藜芦的制剂配伍使用。

2. 滴速勿快，老人、儿童以 20~40 滴 / 分钟为宜，成年人以 40~60 滴 / 分钟为宜。

【规格】10ml；20ml

复方苦参注射液
Compound Sophorae Flavescentis Radix Injection

【适应证】用于癌肿疼痛、出血。

【用法用量】

肌内注射：一次 2~4ml，一日 2 次。

静脉滴注：一次 12ml，用氯化钠注射液 200ml 稀释后应用，一日 1 次；儿童酌减。全身用药总量 200ml 为一疗程，一般可连续使用 2~3 个疗程。

【注意事项】

常温下保存，忌冷冻及高温。

【规格】5ml

苦参碱氯化钠注射液
Matrine Sodium Chloride Injection

【适应证】用于预防肿瘤患者发生恶病质，改善肿瘤患者的生存质量。

【用法用量】

静脉滴注:一日 1 次,一次 100ml。

【注意事项】

滴注时间不应少于 40 分钟。

【规格】80mg:100ml

【pH】4.5~7.0

苦参素氯化钠注射液
Marine and Sodium Chloride Injection

【适应证】用于慢性乙型病毒性肝炎的治疗。

【用法用量】

静脉滴注:每日 1 次,每次 0.6g,2 个月为一疗程。

【规格】0.6g:100ml

【pH】4.0~7.0

苦参素葡萄糖注射液
Marine and Glucose Injection

【适应证】用于慢性乙型病毒性肝炎的治疗。

【用法用量】

静脉滴注:每日 1 次,每次 0.6g,2 个月为一疗程。

【规格】0.6g:100ml

注射用羟喜树碱
Hydroxycamptothecine for injection

【适应证】用于原发性肝癌、胃癌、膀胱癌、直肠癌、头颈部上皮癌、白血病等恶性肿瘤。

【用法用量】

原发性肝癌:静脉注射,一日 4~6mg,用氯化钠注射液 20ml 溶解后缓缓注射;肝动脉给药,4mg 加氯化钠注射液 10ml 灌注,每日 1 次,15~30 天为一疗程。

胃癌:静脉注射,一日 4~6mg,用氯化钠注射液 20ml 溶解后缓慢注射。

膀胱癌:膀胱灌注后加高频透热 100 分钟,剂量由 10mg 逐渐增加至 20mg,每周 2 次,15~20 次为一疗程。

直肠癌:经肠系膜下动脉插管,以羟喜树碱 6~8mg 加入氯化钠注射液 500ml 中动脉注入,每日 1 次,15~20 次为一疗程。

头颈部上皮癌:静脉注射,一日 4~6mg,用氯化钠注射液 20ml 溶解后缓慢注射。

白血病:成人剂量为一日 $6~8mg/m^2$,加入氯化钠注射液中静脉滴注,连续给药,30 天为一疗程。

【注意事项】

本品不宜用葡萄糖等酸性药液溶解和稀释,仅限用氯化钠注射液稀释。

【规格】5mg

【pH】8.0~10.0(1mg/ml 水溶液)

参芪扶正注射液
Shenqifuzheng Injection

【适应证】用于肺脾气虚引起的神疲乏力、少气懒言、自汗眩晕;肺癌、胃癌见上述证候者的辅助治疗。

【用法用量】

静脉滴注:一次 250ml,一日 1 次,疗程为 21 天。

【注意事项】

1. 本品不得与化疗药混合使用。

2. 临床应用时滴注不宜过快,成年人以 40~60 滴 / 分为宜,年老体弱者以 40 滴 / 分为宜。

【规格】250ml

【pH】4.5~6.5

替尼泊苷注射液
Teniposide Injection

【适应证】用于治疗恶性淋巴瘤、急性淋巴细胞白血病、中枢神经系统恶性肿瘤如神经母细胞瘤、胶质瘤和星形细胞瘤及转移瘤、膀胱癌等。

【用法用量】

静脉滴注:单药治疗每次 60mg/m²,加氯化钠注射液 500ml,静脉滴注 30 分钟以上,每日 1 次,连用 5 日,3 周重复;联合用药每日 60mg,加氯化钠注射液 500ml 静脉滴注,一般连用 3 日。

【注意事项】

1. 给药时应注意保证药液输注进入静脉,以免输注于静脉外造成组织坏死或血栓性静脉炎。

2. 本品应缓慢静脉滴注,最初 30~60 分钟应仔细监测生命特征,以免发生低血压情况。

3. 配制本品输注溶液时应轻轻搅动稀释液,避免剧烈搅动以防产生沉淀。本品药液中不应混入其他药物。

【规格】50mg:5ml

乌头注射液
Wutou Injection

【适应证】用于胃癌、肝癌等晚期癌症的疼痛。

【用法用量】

肌内注射:一次 1~2ml,一日 1~2 次。

【规格】0.62g：1ml

消癌平注射液
Xiao'aiping Injection

【适应证】用于食管癌、胃癌、肺癌、肝癌，并可配合放、化疗的辅助治疗。

【用法用量】

肌内注射：一次 2~4ml，一日 1~2 次。

静脉滴注：用 5% 或 10% 葡萄糖注射液稀释后滴注，一次 20~100ml，一日 1 次。

【注意事项】

本品的肌内注射制剂不得静脉给药。

【规格】2ml（肌内注射）；20ml（静脉注射）

鸦胆子油乳注射液
Yadanzi Youru Injection

【适应证】用于肺癌、肺癌脑转移及消化道肿瘤。

【用法用量】

静脉滴注：一次 10~30ml，一日 1 次，本品须加氯化钠注射液 250ml 稀释后立即使用。

【注意事项】

本品不宜与其他药物同时滴注。

【规格】10ml

注射用盐酸伊立替康
Irinotecan Hydrochloride for Injection

【适应证】用于成人转移性大肠癌的治疗，对于经含氟尿嘧啶化疗失败的患者,本品可作为二线治疗。

【用法用量】

静脉滴注:350mg/m²,滴注 30~90 分钟,每 3 周 1 次。

【注意事项】

本品不能静脉推注,静脉滴注时间亦不得少于 30 分钟或超过 90 分钟。

【规格】40mg;100mg

【pH】3.0~4.5(20mg/ml 水溶液)

依托泊苷注射液
Etoposide Injection

【适应证】用于治疗小细胞肺癌、恶性淋巴瘤、恶性生殖细胞瘤、白血病,对神经母细胞瘤、横纹肌肉瘤、卵巢癌、非小细胞肺癌、胃癌和食管癌等有一定疗效。

【用法用量】

静脉滴注:将本品需用量用氯化钠注射液稀释,不超过 0.25mg/ml,静脉滴注时间不少于 30 分钟。

实体瘤:一日 50~100mg/m²,连续 3~5 天,每隔 3~4 周重复用药。与其他化疗药合并用于小细胞肺癌:一日 35mg/m²,连续 4 天至一日 50mg/m²,连续 5 天。

白血病:一日 60~100mg/m²,连续 5 天。

小儿:每日 100~150mg/m²,连用 3~4 日。

【注意事项】

1. 本品不宜静脉推注,静脉滴注时速度不得过快,至少 30 分钟,否则容易引起低血压、喉痉挛等过敏反应。

2. 本品稀释后立即使用。

3. 本品含苯甲醇,禁止用于儿童肌内注射。

【规格】0.1g：5ml

【pH】3.0~4.0(本制剂 2mg/ml 水溶液)

紫杉醇注射液
Paclitaxel Injection

【适应证】卵巢癌和乳腺癌及非小细胞肺癌的一和二线治疗,以及头颈癌、食管癌、精原细胞瘤、复发性非霍奇金淋巴瘤等的治疗。

【用法用量】

静脉滴注:用氯化钠注射液、5% 葡萄糖或 5% 葡萄糖氯化钠注射液稀释成 0.3~1.2mg/ml 溶液,静脉滴注 3 小时。

单药:剂量为 135~200mg/m^2,在粒细胞集落刺激因子(G-CSF)支持下,剂量可达 250mg/m^2。

联合用药:剂量为 135~175mg/m^2,每 3~4 周重复。

【注意事项】

1. 配制时必须加以注意,宜戴手套操作。倘若皮肤接触本品,立即用肥皂彻底清洗皮肤,一旦接触黏膜应用水彻底清洗。

2. 滴注时应采用非聚氯乙烯材料的输液瓶和输液器,并通过所连接的过滤器,过滤器的微孔膜应 < 0.22μm。

3. 静脉滴注前必须加以稀释,可用氯化钠注射液、5% 葡萄糖或 5% 葡萄糖氯化钠注射液稀释,最后稀释浓度为 0.3~1.2mg/ml。

【规格】30mg：5ml;60mg：10ml;100mg：16.7ml

【pH】3.0~5.0(0.3mg/ml 氯化钠注射液溶液)

注射用紫杉醇（白蛋白结合型）
Paclitaxel for Injection（Albumin Bound）

【适应证】用于治疗联合化疗失败的转移性乳腺癌或辅助化疗后 6 个月内复发的乳腺癌。

【用法用量】

静脉滴注：联合化疗失败的转移性乳腺癌或辅助化疗后复发的乳腺癌患者260mg/m²，静脉滴注30分钟，每 3 周给药 1 次。

本品 0.1g 用氯化钠注射液 20ml 分散溶解。

【注意事项】

1. 不建议在输液管中接装过滤器。

2. 本品分散溶解后应立刻使用，但如有需要而未能立即使用时，将含悬浮液的药瓶放回原包装中以避免光照并放在 2~8℃冰箱内，最长可保存 8 小时。

【规格】0.1g

注射用紫杉醇脂质体
Paclitaxel Liposome for Injection

【适应证】用于卵巢癌的一线化疗及以后卵巢转移性癌的治疗，作为一线化疗，可以与顺铂联合应用。用于曾用过多柔比星（阿霉素）标准化疗的乳腺癌患者的后续治疗或复发患者的治疗。与顺铂联合用于不能手术或放疗的非小细胞肺癌患者的一线化疗。

【用法用量】

静脉滴注：135~175mg/m² 加入 5% 葡萄糖溶液 10ml 中，溶解后注入 5% 葡萄糖溶液 250~500ml 中，静脉滴注 3 小时。

【注意事项】

1. 本品只能用 5% 葡萄糖注射液溶解和稀释,不可用氯化钠注射液或其他溶液溶解、稀释,以免发生脂质体聚集。

2. 本品溶于 5% 葡萄糖注射液后,在室温(25℃)和室内灯光下 24 小时内稳定。

【规格】30mg

第五节　抗肿瘤激素

氟维司群注射液
Fulvestrant Injection

【适应证】用于在抗雌激素辅助治疗后或治疗过程中复发的,或是在抗雌激素治疗中进展的绝经后雌激素受体阳性的局部晚期或转移性乳腺癌。

【用法用量】

臀部缓慢肌内注射:每月给药 1 次,一次 250mg。

【规格】0.25g∶5ml

注射用福美坦
Formestane for Injection

【适应证】自然或人工绝经的乳腺癌患者,包括其他内分泌治疗(如他莫昔芬)无效的患者。

【用法用量】

臀部深肌内注射:一次 250mg,每 2 周 1 次。

【注意事项】

1. 避免不小心将药物注入血管中,否则有效成分将迅速进入血液循环中,在注药后会立即出现以下症状:口苦、面色潮红、心动过速、呼吸困难或晕眩。

2.不应注射在上次注射所引起的硬结或炎症区域中。

3.本药不得与任何其他注射液混合使用。

【规格】250mg

注射用双羟萘酸曲普瑞林
Triptorelin Pamoate for Injection

【适应证】局部晚期或转移性前列腺癌。

【用法用量】

肌内注射:一次15mg,每3个月注射1次。

【注意事项】

本品为3个月缓释制剂。

【规格】15mg

第六节　止　吐　药

盐酸阿扎司琼注射液
Azasetron Hydrochloride Injection

【适应证】用于预防和治疗细胞毒性药物化疗所致的恶心、呕吐。

【用法用量】

静脉滴注:一日1次,一次10mg,用适量氯化钠注射液稀释后,于化疗前30分钟缓慢静脉注射。若上述剂量未达到满意疗效,可继续静脉注射10mg。

【注意事项】

1.本品遇光易分解,应注意避光保存,并在启封后立即使用。

2. 本品不宜与碱性注射剂混用。

【规格】10mg：2ml

【pH】3.0~5.0

盐酸阿扎司琼氯化钠注射液
Azasetron Hydrochloride and Sodium Chloride Injection

【适应证】用于细胞毒性药物化疗引起的呕吐。

【用法用量】

静脉滴注：每日一次 10mg，于化疗前 30 分钟静脉滴注。

【注意事项】

1. 本品与碱性注射液（如呋塞米、甲氨蝶呤、氟尿嘧啶、吡咯他尼注射液）或依托泊苷注射液配伍会发生浑浊或结晶析出，应避免配伍使用。

2. 本品与氟氧头孢钠注射液配伍使用可能会使本品的含量降低，故应在配制后的 6 小时内使用。

3. 本品与地西泮注射液配伍会出现浑浊或产生沉淀，应避免与之配伍使用。

4. 本品见光易分解，开启后应立即使用，并注意避光。

【规格】10mg：50ml；10mg：100ml

盐酸昂丹司琼注射液
Ondansetron Hydrochloride Injection

【适应证】细胞毒性药物化疗和放射治疗引起的恶心、呕吐；预防和治疗手术后的恶心、呕吐。

【用法用量】

静脉、肌内注射。本品与下列静脉注射液相容：氯化钠注射液、5% 葡萄糖注射液、10% 甘露糖注射液、复方氯化钠注射液、0.3% 氯化钾与葡萄糖注射液、0.3% 氯化钾与 5% 葡萄糖注射液。

对于高度催吐的化疗药引起的呕吐：化疗前 15~30 分钟、化疗后 4 和 8 小时各静脉注射 8mg。

对催吐程度不太强的化疗药引起的呕吐：化疗前 15~30 分钟静脉注射 8mg。

对于预防手术后的恶心、呕吐：在麻醉时同时静脉滴注 4mg。

儿童：化疗前静脉注射以 5mg/m² 的剂量，术后恶心和呕吐应在诱导麻醉前、期间或之后用本品以 0.1mg/kg 的剂量或最大剂量 4mg 缓慢静脉注射。

【注意事项】

1. 本品只能与推荐的静脉滴注液混合使用，作静脉输入的溶液应现用现配。在室温（25℃以下）荧光照射下或在冰箱中，本品与静脉滴注液混合后能保持稳定 7 天。

2. 可用输液袋或注射泵静脉滴注本品，1mg/h。

3. 如果本品的浓度为 16~160μg/ml 时，下列药物可通过 Y 形管来给药：顺铂、氟尿嘧啶、卡铂、依托泊苷、环磷酰胺、多柔比星及头孢他啶等。

【规格】4mg：2ml；8mg：4ml

【pH】3.3~4.0

盐酸昂丹司琼氯化钠注射液
Ondansetron Hydrochloride and Sodium Chloride Injection

【适应证】用于由细胞毒性药物化疗和放射治疗

引起的恶心、呕吐,也适用于预防和治疗手术后的恶心、呕吐。

【用法用量】

静脉滴注:每天 8mg。

高度催吐的化疗药引起的呕吐:在化疗前 30 分钟、化疗后 4 及 8 小时各静脉滴注本品 8mg。

催吐程度不太强的化疗药引起的呕吐:化疗前 30 分钟静脉滴注本品 8mg。

预防或治疗手术后的呕吐:成人可于麻醉诱导的同时静脉滴注本品 4mg;对已出现术后恶心、呕吐时,可缓慢静脉滴注本品 4mg 进行治疗。

【规格】8mg：100ml

盐酸格拉司琼注射液
Granisetron Hydrochloride Injection

【适应证】用于放射治疗、细胞毒性药物化疗引起的恶心和呕吐。

【用法用量】

静脉滴注:一次 3mg,用 20~50ml 5% 葡萄糖注射液或氯化钠注射液稀释后,于治疗前 30 分钟静脉注射,给药时间应超过 5 分钟。必要时可增加给药次数 1~2次,但每日最高剂量不应超过 9mg。

【规格】3mg：3ml

【pH】4.5~7.0

注射用盐酸格拉司琼
Granisetron Hydrochloride for Injection

【适应证】用于放射治疗、细胞毒素类药物化疗引起的恶心和呕吐。

【用法用量】

静脉滴注:本品用氯化钠注射液或 5% 葡萄糖注射液稀释,给药时间应超过 5 分钟。一次 3mg,用 20~50ml 溶剂稀释后,于治疗前 30 分钟静脉注射。必要时可增加给药次数 1~2 次,但每日最高剂量不应超过 9mg。

【规格】1mg

【pH】4.0~6.5(10mg/ml 水溶液)

盐酸格拉司琼氯化钠注射液
Granisetron Hydrochloride and Sodium Chloride Injection

【适应证】用于放射治疗、细胞毒性药物化疗引起的恶心和呕吐。

【用法用量】

静脉滴注:3mg 于治疗前 30 分钟给药,必要时可增加给药次数 1~2 次,但每日最高剂量不应超过 9mg。

【规格】3mg：50ml；3mg：100ml

【pH】4.5~7.0

盐酸格拉司琼葡萄糖注射液
Granisetron Hydrochloride and Glucose Injection

【适应证】用于放疗、细胞毒性药物化疗引起的恶心和呕吐的预防与治疗。

【用法用量】

静脉滴注:成人推荐用量通常为 3mg,于化疗前 30 分钟给药,时间不少于 5 分钟。

预防:24 小时内最多允许 2 次追加给药,每日最大用量应不超过 9mg。

【规格】3mg：50ml

【pH】3.5~5.5

盐酸雷莫司琼注射液
Ramosetron Hydrochloride Injection

【适应证】预防和治疗抗恶性肿瘤药物治疗所引起的恶心、呕吐等消化道症状。

【用法用量】

静脉注射：一次 0.3mg，一日 1 次，但日用量不可超过 0.6mg，在抗恶性肿瘤治疗前的 15~30 分钟静脉注射给药。

【规格】0.3mg：2ml

注射用盐酸雷莫司琼
Ramosetron Hydrochloride for Injection

【适应证】预防和治疗抗恶性肿瘤药物治疗所引起的恶心、呕吐等消化道症状。

【用法用量】

静脉注射：临用前用 5% 或 10% 葡萄糖溶液、氯化钠注射液或注射用水 2ml 溶解后使用。一次 0.3mg，一日 1 次，但日用量不可超过 0.6mg，在抗恶性肿瘤治疗前的 15~30 分钟静脉注射给药。

【规格】0.3mg

盐酸帕洛诺司琼注射液
Palonosetron Hydrochloride Injection

【适应证】预防中、重度致吐化疗药引起的急性恶心、呕吐。

【用法用量】

静脉注射:化疗前约 30 分钟给药 0.25mg,注射时间为 30 秒以上。

【注意事项】

本品不能与其他药物混合,故使用前后均需应用氯化钠注射液冲洗输注管路。

【规格】0.25mg∶5ml

甲磺酸托烷司琼注射液
Tropisetron Mesylate Injection

【适应证】预防和治疗癌症化疗引起的恶心和呕吐。

【用法用量】

静脉给药:将本品 6mg 溶于 100ml 常用的输注液(如氯化钠注射液、复方氯化钠或 5% 葡萄糖注射液)中,于化疗前快速静脉滴注或缓慢静脉推注。

成人:一次 6mg,每天 1 次,疗程为 6 天。

2 岁以上的儿童:一次 0.2mg/kg,一日最多 6mg。

【规格】6mg∶2ml

盐酸托烷司琼注射液
Tropisetron Hydrochloride Injection

【适应证】预防和治疗癌症化疗引起的恶心和呕吐。用于外科手术后的恶心和呕吐。

【用法用量】

静脉给药:在化疗前将本品溶于 100ml 常用的输注液(如氯化钠注射液、复方氯化钠或 5% 葡萄糖注射液)中,静脉滴注 15 分钟以上;或将本品溶于 5ml 氯化钠注射液缓慢静脉推注(速度为 2mg/min)。

成人:一次 5mg,每天 1 次,疗程为 6 天。

2 岁以上的儿童:一次 0.2mg/kg,一日最高剂量可达 5mg。

治疗手术后的恶心和呕吐:成人 2mg,溶于 100ml 常用的输注液中静脉滴注或缓慢静脉推注(30 秒以上)。

【规格】5mg：1ml

【pH】4.0~6.5

注射用盐酸托烷司琼
Tropisetron Hydrochloride for Injection

【适应证】预防和治疗癌症化疗引起的恶心和呕吐。用于外科手术后的恶心和呕吐。

【用法用量】

静脉注射:用氯化钠注射液或葡萄糖注射液溶解后使用。

预防和治疗癌症化疗引起的恶心和呕吐:2 岁以上的儿童为 0.2mg/kg,一日最高剂量可达 5mg;成人一日 5mg,每天 1 次,疗程为 6 天。

治疗手术后的恶心和呕吐:儿童 0.1mg/kg,静脉滴注或缓慢静脉注射;成人一次 2mg,静脉滴注或缓慢静脉注射。

【注意事项】

1. 溶解本品的常用输注液为氯化钠注射液、复方氯化钠注射液或 5% 葡萄糖注射液。

2. 本品用于术后恶心、呕吐的治疗,缓慢推注时间要在 30 秒以上。

【规格】2mg;5mg

【pH】4.6~7.0（1mg/ml 水溶液）

盐酸托烷司琼氯化钠注射液
Tropisetron Hydrochloride and Sodium Chloride Injection

【适应证】预防和治疗癌症化疗引起的恶心和呕吐。

【用法用量】

静脉给药:将本品于化疗前快速静脉滴注或缓慢静脉推注。

成人一日 5mg,每天 1 次,疗程为 6 天。代谢不良者无需减少剂量。

儿童 0.1mg/kg,一日最高 5mg。

【规格】5mg：100ml;2mg：100ml

第七节 其 他

奥沙利铂注射液
Oxaliplatin Injection

【适应证】用于经氟尿嘧啶治疗失败后的结直肠癌转移的患者,可单独或联合氟尿嘧啶使用。

【用法用量】

静脉滴注:一次 130mg/m^2,加入 5% 葡萄糖溶液 250~500ml 中输注 2~6 小时。没有主要毒性表现时,每 3 周(21 天)给药 1 次。

【注意事项】

配制和输注本品药液时,不得使用含铝针头或注射用具。

【规格】40mg：20ml

注射用奥沙利铂
Oxaliplatin for Injection

【适应证】与氟尿嘧啶和亚叶酸联合应用：一线应用治疗转移性结直肠癌。辅助治疗原发性肿瘤完全切除后的Ⅲ期结肠癌。

【用法用量】

静脉滴注：溶于 5% 葡萄糖溶液 250~500ml 中，以便达到 0.2mg/ml 以上的浓度，通过外周静脉或中央静脉滴注 2~6 小时。

一次 85mg/m^2，每 2 周重复，共 12 个周期；或 130mg/m^2，加入 5% 葡萄糖溶液 250~500ml 中，每 3 周给药 1 次。治疗转移性结直肠癌，85mg/m^2，每 2 周重复 1 次。

【注意事项】

1. 如果漏于血管外，必须立即终止给药。

2. 与氟尿嘧啶合用时，奥沙利铂应先于氟尿嘧啶使用。

3. 不得与碱性药物或溶液（特别是氟尿嘧啶、碱性溶液、氨丁三醇、含辅料氨丁三醇的亚叶酸类药品）混合。

4. 不要用盐溶液配制和稀释。

5. 不要与其他任何药物混合或经同一个输液通道同时使用。

6. 不要使用含铝的注射材料。

【规格】50mg；100mg

【pH】4.0~7.0（2mg/ml 水溶液）

奥沙利铂甘露醇注射液
Oxaliplatin and Mannitol Injection

【适应证】用于经过氟尿嘧啶治疗失败之后的结直肠癌转移的患者,可单独或联合氟尿嘧啶使用。

【用法用量】

静脉滴注:一次 130mg/m^2,2~6 小时内滴完。没有主要毒性出现时每 3 周 1 次。

【注意事项】

1. 配制和输液本品药液时不得使用含铝针头或注射用具。

2. 因与氯化钠和碱性溶液(特别是氟尿嘧啶)之间存在配伍禁忌,本品不要与上述制剂混合或通过同一条静脉同时给药。

【规格】50mg∶100ml;100mg∶100ml

卡铂注射液
Carboplatin Injection

【适应证】用于实体瘤如小细胞肺癌、卵巢癌、睾丸肿瘤、头颈部癌及恶性淋巴瘤等均有较好的疗效;也可适用于其他肿瘤如子宫颈癌、膀胱癌及非小细胞性肺癌等。

【用法用量】

静脉滴注:临用时把本品加入 5% 葡萄糖注射液 250~500ml 中静脉滴注。

总量为 0.3~0.4g/m^2,一次给药,或分 5 次 5 天给药。4 周重复给药 1 次,每 2~4 个周期为一疗程。

【注意事项】

1. 本品只做静脉注射,应避免漏于血管外。

2. 本品一经稀释,应在 8 小时以内用完,滴注及存放时应避免直接日晒。

【规格】50mg：10ml；100mg：10ml

【pH】4.5~7.0

注射用卡铂
Carboplatin for Injection

【适应证】主要用于卵巢癌、小细胞肺癌、非小细胞肺癌、头颈部鳞癌、食管癌、精原细胞瘤、膀胱癌、间皮瘤等。

【用法用量】

静脉滴注:用 5% 葡萄糖注射液溶解本品,浓度为 10mg/ml,再加入 5% 葡萄糖注射液 250~500ml 中。

一次 200~400mg/m²,每 3~4 周给药 1 次,2~4 次为一疗程;也可采用一次 50mg/m²,一日 1 次,连用 5 日,间隔 4 周重复。

【注意事项】

1. 静脉注射时应避免漏于血管外。

2. 本品溶解后,应在 8 小时内用完。

3. 滴注及存放时应避免直接日晒。

4. 本品应避免与铝化合物接触,也不宜与其他药物混合滴注。

【规格】0.1g

【pH】5.5~7.5(10mg/ml 水溶液)

注射用洛铂
Lobaplatin for Injection

【适应证】用于治疗乳腺癌、小细胞肺癌及慢性粒细胞白血病。

【用法用量】

静脉注射:使用前用 5ml 注射用水溶解,此溶液应在 4 小时内应用(存放温度为 2~8℃)。一次 50mg/m^2,间歇期为 3 周。

【注意事项】

不能用氯化钠溶液溶解,这样可增加其降解。

【规格】50mg

注射用奈达铂
Nedaplatin for Injection

【适应证】用于头颈部癌、小细胞肺癌、非小细胞肺癌、食管癌、卵巢癌等实体瘤。

【用法用量】

静脉滴注:临用前用氯化钠注射液溶解后,再稀释至 500ml,滴注时间不应少于 1 小时,滴完后需继续滴注 1000ml 以上。

每次给药 80~100mg/m^2,每疗程给药 1 次,间隔 3~4 周后方可进行下一疗程。

老年患者的初次用药剂量为 80mg/m^2。

【注意事项】

1. 本品只做静脉滴注,应避免漏于血管外。

2. 本品配制时,不可与其他抗肿瘤药混合滴注,也不宜使用氨基酸输液、pH5 以下的酸性输液(如电解质补液、5% 葡萄糖注射液或葡萄糖氯化钠注射液等)。

3. 本品忌与含铝器皿接触。

4. 本品在存放及滴注时应避免直接日光照射。

【规格】10mg;50mg

顺铂注射液
Cisplatin Injection

【适应证】小细胞与非小细胞肺癌、睾丸癌、卵巢癌、宫颈癌、子宫内膜癌、前列腺癌、膀胱癌、黑色素瘤、肉瘤、头颈部肿瘤及各种鳞状上皮癌和恶性淋巴瘤的治疗。

【用法用量】

静脉、动脉或腔内给药：通常采用静脉滴注的方式给药。用氯化钠注射液或 5% 葡萄糖注射液稀释后静脉滴注。

单次 50~120mg/m²；或每周 50mg/m²，每周 1 次，共 2 次；或每次 15~20mg/m²，每天 1 次，连续 5 天。

【注意事项】

本品应避免接触铝金属（如铝金属注射针器等）。

【规格】30mg：6ml

注射用顺铂
Cisplatin for Injection

【适应证】为治疗多种实体瘤的一线用药。与依托泊苷联合（EP 方案）为治疗 SCLC 或 NSCLC 的一线方案，联合 MMC、IFO（IMP 方案）或 NVB 等方案为目前治疗 NSCLC 的常用方案，以 DDP 为主的联合化疗亦为晚期卵巢癌、骨肉瘤及神经母细胞瘤的主要治疗方案，与 ADM、CTX 等联用对多部位鳞状上皮癌、移行细胞癌有效。

【用法用量】

静脉滴注：一次 20mg/m²，一日 1 次，连用 5 天；或一次 30mg/m²,连用 3 天。大剂量:每次 80~120mg/m²,每 3~4 周 1 次,最大剂量不应超过 120mg/m²,以 100mg/m² 为宜。

【注意事项】

1. 本品可用氯化钠或 5% 葡萄糖氯化钠溶液稀释后静脉滴注。

2. 应予避光。

3. 输液必须现用现配,输注必须在 24 小时内完成。

【规格】10mg;20mg

【pH】5.0~7.0(1mg/ml 氯化钠注射液溶液)

贝伐珠单抗注射液
Bevacizumab Injection

【适应证】转移性直肠癌。

【用法用量】

静脉滴注:用氯化钠注射液溶解,稀释到所需的给药容积,终浓度为 1.4~16.5mg/ml。

首次静脉滴注时间为 90 分钟;如果耐受性良好,第二次输注时间缩短为 60 分钟;如果仍然耐受性良好,输注时间可缩短为 30 分钟。

转移性结直肠癌:联合 m-IFL 化疗方案时,一次 5mg/kg,每 2 周给药 1 次。

【注意事项】

1. 不得采用静脉推注或快速注射。

2. 因本品不含防腐剂,小瓶中所剩余的药品要全部丢弃。

【规格】100mg:4ml;400mg:16ml

利妥昔单抗注射液
Rituximab Injection

【适应证】用于复发或耐药的滤泡性中央型淋巴瘤的治疗。

【用法用量】

静脉滴注:用氯化钠注射液或 5% 葡萄糖溶液稀释到浓度为 1mg/ml。初次滴注的推荐起始滴速为 50mg/h,最初的 60 分钟过后,可每 30 分钟增加 50mg/h,直至最大速度 400mg/h。以后的滴注速度可为 100mg/h,每 30 分钟增加 100mg/h,直至最大速度 400mg/h。

一次 375mg/m²,静脉给药,每周 1 次,22 天的疗程内共给药 4 次。

结合 CVP 方案化疗时剂量为 375mg/m²,连续 8 个周期(一周期 21 天)。

复发后的再治疗:首次治疗后复发的患者,再治疗的剂量为 375mg/m²,静脉滴注 4 周,每周 1 次。

弥漫大 B 细胞性非霍奇金淋巴瘤:剂量为 375mg/m²,每个化疗周期的第 1 天使用。

【注意事项】

1. 稀释时需轻柔的颠倒注射袋使溶液混合并避免产生泡沫。

2. 本品不含抗微生物的防腐剂或抑菌制剂,必须检查无菌技术。

3. 稀释后通过独立的不与其他药物混用的输液管静脉滴注。

【规格】0.1g∶10ml;0.5g∶50ml

尼妥珠单抗注射液
Nimotuzumab Injection

【适应证】用于与放疗联合治疗表皮生长因子受体(EGFR)表达阳性的Ⅲ/Ⅳ期鼻咽癌。

【用法用量】

静脉滴注:将100mg稀释到250ml氯化钠注射液中,给药过程应持续60分钟以上。首次给药应在放射治疗的第1天,并在放射治疗开始前完成;之后每周1次,共8周。

【注意事项】

1. 冻融后抗体的大部分活性丧失,故本品在储存和运输过程中严禁冷冻。

2. 本品稀释于氯化钠注射液后,在2~8℃可保持稳定12小时,在室温下可保持稳定8小时。如稀释后储存超过上述时间,不宜使用。

【规格】50mg∶10ml

【pH】6.5~7.5

注射用曲妥珠单抗
Trastuzumab for Injection

【适应证】用于转移性乳腺癌、乳腺癌的辅助治疗、转移性胃癌。

【用法用量】

本品应通过静脉滴注给药,用专用稀释液稀释至浓度为21mg/ml。

转移性乳腺癌:初始负荷剂量为4mg/kg,静脉滴注90分钟以上;维持剂量为每周2mg/kg。乳腺癌辅助治疗的初始负荷量为 8mg/kg，随后每 3 周 6mg/kg 的维持量，静脉滴注约 90 分钟。共使用 17 剂（疗程为 52 周）。

转移性胃癌：初始负荷剂量为 8mg/kg，随后 6mg/kg 每 3 周给药 1 次。首次输注时间约为 90 分钟，后续输注可改为 30 分钟。

【注意事项】

1. 请勿静脉推注或静脉快速注射。

2. 一旦输注液配好即应马上使用。如果是在无菌条件下稀释的，可在 2~8℃ 冰箱中保存 24 小时。

3. 不能使用 5% 葡萄糖溶液，因其可使蛋白聚集。

4. 本品不可与其他药混合或稀释。

【规格】440mg

西妥昔单抗注射液
Cetuximab Injection

【适应证】单用或与伊立替康联用于表皮生长因子受体过度表达的，对以伊立替康为基础的化疗方案耐药的转移性直肠癌的治疗。

【用法用量】

静脉滴注：每周给药 1 次。初次为 400mg/m^2，其后每周 250mg/m^2。初次给药时，建议滴注时间为 120 分钟，随后每周给药的滴注时间为 60 分钟，最大滴注速率不得超过 5ml/min。

【注意事项】

1. 可通过输液泵、重力滴注或注射器泵给药，必须使用单独的输液管；滴注快结束时使用 0.9% 氯化钠溶液冲洗输液管。

2. 本品在给药期间必须使用 0.2um 或 0.22um 微孔径过滤器进行过滤。

3. 本品可与以下物品配伍:聚乙烯、乙烯基乙酸乙酯或聚氯乙烯塑料袋;聚乙烯、乙烯基乙酸乙酯、聚氯乙烯、聚丁二烯或聚氨基甲酸酯输注装置;聚醚砜、聚酰胺或聚砜串联过滤器。

【规格】0.1g:20ml

注射用氨磷汀
Amifostine for Injection

【适应证】用于各种癌症的辅助治疗。

【用法用量】

化疗患者:一次 500~600mg/m²,溶于氯化钠注射液 50ml 中,在化疗开始前的 30 分钟静脉滴注,15 分钟内滴完。

放疗患者:一次 200~300mg/m²,溶于氯化钠注射液 50ml 中,在化疗开始前的 30 分钟静脉滴注,15 分钟内滴完。

【规格】0.4g;0.5g

【pH】6.5~7.5(20mg/ml 水溶液)

注射用地西他滨
Decitabine for Injection

【适应证】用于 IPSS 评分系统中中危 -2 和高危的初治、复治骨髓增生异常综合征患者。

【用法用量】

静脉滴注:本品应当用 10ml 无菌注射用水重溶。重溶后溶液立即再用氯化钠注射液、5% 葡萄糖注射液或乳酸钠林格注射液进一步稀释成终浓度为 0.1~1.0mg/ml 的溶液。

一次 15mg/m², 连续静脉滴注 3 小时以上, 每 8 小时 1 次, 连续 3 天。每 6 周重复一周期。

【注意事项】

如果不能在 15 分钟内使用完, 则应当用冷冻液 (2~8℃) 制备, 并贮存在 2~8℃, 最多不超过 7 小时。

【规格】25mg; 50mg

金葡素注射液
Staphylococcal Enterotoxin C Injection

【适应证】用于恶性肿瘤患者放、化疗的辅助治疗及骨折延迟愈合和不愈合。

【用法用量】

恶性肿瘤放、化疗患者: 肌内注射, 一日 1 次, 一次 2ml, 1 个月为一疗程。

骨折断端局部注射: 每 5 日 1 次, 一次 1~2ml, 1 个月为一疗程。

【规格】肠毒素 C 20ng: 2ml

盐酸米托蒽醌注射液
Mitoxantrone Hydrochloride Injection

【适应证】用于恶性淋巴瘤、乳腺癌和急性白血病。对肺癌、黑色素瘤、软组织肉瘤、多发性骨髓瘤、肝癌、大肠癌、肾癌、前列腺癌、子宫内膜癌、睾丸肿瘤、卵巢癌和头颈部癌也有一定疗效。

【用法用量】

静脉滴注: 将本品溶于 50ml 以上的氯化钠注射液或 5% 葡萄糖注射液中滴注, 时间不少于 30 分钟。

单用本品: 一次 12~14mg/m², 每 3~4 周 1 次; 或一

次 4~8mg/m^2,一日 1 次,连用 3~5 天,间隔 2~3 周。

联合用药:一次 5~10mg/m^2。

【注意事项】

本品不宜与其他药物混合注射。

【规格】5mg:5ml

【pH】3.0~5.5(10mg/ml 水溶液)

注射用盐酸米托蒽醌
Mitoxantrone Hydrochloride for Injection

【适应证】用于恶性淋巴瘤、乳腺癌和各种急性白血病。

【用法用量】

静脉滴注:将本品溶于 50ml 以上的氯化钠注射液或 5% 葡萄糖注射液中,时间不少于 30 分钟。

单用本品:一次 12~14mg/m^2,每 3~4 周 1 次;或 4~8mg/m^2,一日 1 次,连用 3~5 天,间隔 2~3 周。

联合用药:一次 5~10mg/m^2。

【注意事项】

不宜做鞘内注射,因可能会引起截瘫。

【规格】5mg

【pH】4.0~6.0(5mg/ml 水溶液)

注射用硼替佐米
Bortezomib for Injection

【适应证】用于多发性骨髓瘤患者的治疗。

【用法用量】

静脉注射:本品须用 3.5ml 氯化钠注射液完全溶解后在 3~5 秒内通过导管静脉注射,随后使用注射用氯化钠溶液冲洗。

单次注射 1.3mg/m²，每周注射 2 次，连续注射 2 周后停药 10 天。3 周为一疗程，两次给药至少间隔 72 小时。

【规格】3.5mg

注射用去甲斑蝥酸钠
Sodium Demethylcantharidate for Injection

【适应证】对肝癌、食管癌、喉癌、肺癌、宫颈癌等细胞株的形态或增殖有破坏和抑制作用。

【用法用量】

静脉注射：取本品，用适量 5% 葡萄糖注射液溶解并稀释后缓慢静脉推注，一次 10~30mg。静脉滴注时用适量 5% 葡萄糖注射液溶解后，加入 5% 葡萄糖注射液 250~500ml 中缓慢滴入。

肝动脉插管：取本品，用适量灭菌注射用水溶解后使用。一次 10~30mg，一日 2 次。1 个月为一疗程，一般持续 2~3 个疗程。

瘤内注射：取本品，用适量灭菌注射用水溶解后使用。一次 10~30mg，每周 1 次。4 次为一疗程，可持续 4 个疗程。

【注意事项】

1. 静脉给药时，注意避免药液漏出血管壁外。

2. 瘤内注射时，防止药液溢出瘤体外。

【规格】10mg

注射用三氧化二砷
Arsenic Trioxide for injection

【适应证】用于急性早幼粒细胞白血病、原发性肝癌晚期。

【用法用量】

静脉滴注:用 5% 葡萄糖注射液或氯化钠注射液 500ml 溶解稀释后静脉滴注 3~4 小时。

成人每日 1 次,每次 5~10mg(或 7~8mg/m²),4 周为一疗程,间歇 1~2 周,也可连续用药;儿童每次 0.16mg/kg。

【注意事项】

1. 勿将本品与其他药物混合使用。

2. 注射后勿存留残余的本品以后继续使用。

【规格】5mg;10mg

亚砷酸氯化钠注射液
Arsenious Acid and Sodium
Chloride Injection

【适应证】用于急性早幼粒细胞白血病、原发性肝癌晚期。

【用法用量】

静脉滴注。

白血病:成人每日 1 次,每次 10mg(7mg/m²),用 5% 葡萄糖注射液或氯化钠注射液 500ml 稀释后静脉滴注 3~4 小时,4 周为一疗程,间歇 1~2 周,也可连续用药;儿童每次 0.16mg/kg。

肝癌:每日 1 次,每次 7~8mg/m²,用 5% 葡萄糖注射液或氯化钠注射液 500ml 稀释后静脉滴注 3~4 小时,2 周为一疗程,间歇 1~2 周可进行下一疗程。

【规格】5mg:5ml;10mg:10ml

【pH】4.5~6.5

重组人血管内皮抑制素注射液
Recombinant Human Endostatin Injection

【适应证】联合 NP 化疗方案用于治疗初治或复治的 Ⅲ/Ⅳ 期非小细胞肺癌患者。

【用法用量】

静脉滴注:加入 500ml 氯化钠注射液中匀速静脉滴注,滴注时间为 3~4 小时。

与 NP 化疗方案联合给药时,本品在治疗周期的第 1~14 日每天给药 1 次,每次 7.5mg/m^2(1.2 × 10^{5}U/m^2),连续给药 14 天,休息 1 周,再继续下一周期的治疗。

【注意事项】

1. 贮运时冷藏温度如间断(不超过 20℃),时间不可超过 7 日,应避免冻结、光照和受热。

2. 临床使用时,应注意勿与可能影响本品酸碱度的其他药物或溶液混合使用。

【规格】15mg/2.4 × 10^{5}U/3ml

注射用重组改构人肿瘤坏死因子
Recombinant Mutant Human Tumor Necrosis Factor for Injection

【适应证】本品与 NP、MVP 化疗方案联合,可试用于经其他方法治疗无效或复发的晚期非小细胞肺癌患者。本品与 BACOP 化疗方案联合,可试用于经化疗或其他方法治疗无效的晚期非霍奇金淋巴瘤患者。

【用法用量】

静脉推注:用氯化钠注射液稀释至 20ml,5~8 分钟内恒速静脉推注。

每周的第 3~7 天用药,剂量为 60 万 ~90 万 U/m^2。

【注意事项】

药物溶解后应一次用完,不可多次使用。

【规格】50 万 U

美司钠注射液
Mesna Injection

【适应证】预防环磷酰胺、异环磷酰胺等药物的泌尿道毒性。

【用法用量】

静脉注射或滴注。

本品的常用量为环磷酰胺、异环磷酰胺剂量的 20%,给药时间为 0 小时段、4 小时后及 8 小时后的时段,共 3 次。对儿童的投药频次应较多(例如 6 次)及在较短的间隔时段(例如 3 小时)为宜。使用环磷酰胺做连续性静脉滴注时,在治疗的 0 小时段,一次大剂量静脉注射本品,然后再将本品加入环磷酰胺输注液中同时给药(本品剂量可高达环磷酰胺剂量的 100%)。在输注液用完后的 6~12 小时内连续使用本品(剂量可高达环磷酰胺剂量的 50%)以保护尿道。

【注意事项】

本品与顺铂及氮芥不相容。

【规格】0.2g:2ml;0.4g:4ml

【pH】4.0~6.0

亚叶酸钙注射液
Calcium Folinate Injection

【适应证】与氟尿嘧啶合用常用于结直肠癌与胃

癌的治疗。作叶酸拮抗剂的解毒剂。

【用法用量】

与氟尿嘧啶合用增效：每次 $20~500mg/m^2$，静脉滴注，每日 1 次，连用 5 天。

作为甲氨蝶呤的"解救"疗法：$9~15mg/m^2$，肌内或静脉注射，每 6 小时 1 次，共用 12 次；作为乙胺嘧啶或甲氧苄啶等的解毒剂：每次 9~15mg 肌内注射。

【注意事项】

1. 用氯化钠注射液或葡萄糖注射液稀释配成输注液，配制后的输注液 pH 不得少于 6.5。

2. 输注液须新鲜配制。

3. 本品应避免光线直接照射及热接触。

【规格】300mg : 30ml

【pH】6.5~8.5

注射用亚叶酸钙
Calcium Folinate for Injection

【适应证】用作叶酸拮抗剂（如甲氨蝶呤、乙胺嘧啶或甲氧苄啶等）的解毒剂。

【用法用量】

肌内注射：作为甲氨蝶呤的"解救"疗法，$9~15mg/m^2$，每 6~8 小时 1 次，持续 2 日；作为乙胺嘧啶或甲氧苄啶等的解毒剂，每次 9~15mg 肌内注射；用于贫血，每日肌内注射 1mg。

静脉注射：作为结肠—直肠癌的辅助治疗，与氟尿嘧啶联合应用。本品静脉注射 $200mg/m^2$，注射时间不少于 3 分钟，接着用氟尿嘧啶 $300~400mg/m^2$ 静脉注射，每日 1 次，连续 5 日为一疗程。叶酸缺乏所引起的巨幼红细胞贫血，每天 1mg。

【注意事项】

1. 因本品含有钙离子,静脉注射时不得超过160mg/min。

2. 本品不可与氟尿嘧啶混合输注,因可能产生沉淀。

3. 本品与甲氨蝶呤不宜同时使用,以免影响后者的抗叶酸作用,一次使用大剂量甲氨蝶呤后的24~48小时再启用本品,剂量应要求血浆浓度等于或大于甲氨蝶呤的浓度。

4. 本品临床使用应用现配液,避免光线直接照射及热接触。

【规格】5mg;25mg;50mg;0.1g;0.35g

【pH】6.5~8.5(1mg/ml 水溶液)

亚叶酸钙氯化钠注射液
Calcium Folinate Sodium Chloride Injection

【适应证】用作叶酸拮抗剂(如甲氨蝶呤、乙胺嘧啶或甲氧苄啶等)的解毒剂。

【用法用量】

静脉滴注:作为结肠直肠癌的辅助治疗,与氟尿嘧啶联合应用;本品静脉注射 $200mg/m^2$,每日 1 次,接着用氟尿嘧啶 $300~400mg/m^2$,静脉注射,每日 1 次,连续 5 日为一疗程,每隔 4~5 周可重复 1 次。

【注意事项】

1. 本品不能用于鞘内注射。

2. 由于亚叶酸钙注射液含有钙离子,静脉注射时每分钟不超过 160mg。

【规格】0.1g：100ml

注射用左亚叶酸钙
Calcium Levofolinate for Injection

【适应证】与氟尿嘧啶合用,用于治疗胃癌和结直肠癌。

【用法用量】

静脉滴注:100mg 加入氯化钠注射液 100ml 中静脉滴注 1 小时,之后予以氟尿嘧啶 375~425mg/m²,静脉滴注 4~6 小时。

【注意事项】

1. 本品静脉滴注给药,不能皮下、肌内注射。

2. 配制后的 24 小时内使用。

【规格】25mg;50mg

注射用亚叶酸钠
Disodium Folinate for Injection

【适应证】用作叶酸拮抗剂(如甲氨蝶呤、乙胺嘧啶或甲氧苄啶等)的解毒剂。用于防治甲氨蝶呤过量或大剂量治疗后所引起的严重毒性作用。也可用于叶酸缺乏所引起的巨幼细胞性贫血的治疗。与氟尿嘧啶合用,用于治疗晚期结肠、直肠癌。

【用法用量】

叶酸拮抗剂(如甲氨蝶呤、乙胺嘧啶或甲氧苄啶等)治疗后的亚叶酸钠"解救"疗法,肌内注射剂量为 9~15mg/m²,每 6~8 小时 1 次,持续 2 日。

作为乙胺嘧啶或甲氧苄啶等的解毒剂,每次肌内注射剂量为 9~15mg,具体视中毒情况而定。

【注意事项】

临床使用本品应用现配液,避免光线直接照射及热接触。

【规格】0.1g;0.2g

注射用右丙亚胺
Dexrazoxane for Injection

【适应证】用于减少多柔比星(阿霉素)引起的心脏毒性的发生率和严重程度。

【用法用量】

静脉滴注。

剂量比为 10∶1(右丙亚胺 500mg/m² ∶多柔比星 50mg/m²)。

本品需用 0.167mol/L 乳酸钠注射液 25ml 配成溶液,缓慢静脉推注,或转移入输液袋内,浓度为 10mg/ml,快速静脉滴注,30 分钟后方可给予多柔比星。

【注意事项】

1. 本品溶液在室温 15~30℃或冷藏 2~8℃只能保存 6 小时。

2. 本品的粉末或溶液接触到皮肤和黏膜,应立即用肥皂和水彻底清洗。

【规格】250mg

第 十 五 章

免疫调节药

第一节 免疫抑制药

注射用巴利昔单抗
Basiliximab for Injection

【适应证】用于预防肾移植术后的早期急性器官排斥。

【用法用量】

5ml 注射用水加入 20mg 本品中使粉末溶解,所配制的溶液是等渗的,可用作一次性静脉小壶注入;也可用氯化钠注射液或 5% 葡萄糖注射液稀释成 25~50ml,在 20~30 分钟内静脉滴注。

总剂量为 40mg,分 2 次给予,每次 20mg。首次 20mg 应于术前 2 小时内给予,第 2 次 20mg 应于移植术后的 4 天给予。

【注意事项】

1. 不应与其他药物/物质混合使用,且通常应使用单独的输液系统给药。

2. 下列输液装置的相容性已经证实:氯化钠。

【规格】10mg;20mg

环孢素注射液
Ciclosporin Injection

【适应证】预防肾、肝、心脏、心肺联合、肺和胰腺移植的排斥反应；治疗既往接受其他免疫抑制剂治疗但出现排斥反应的患者。骨髓移植预防移植物排斥反应，移植物抗宿主病（GVHD）的初期预防和治疗。

【用法用量】

器官移植：与其他免疫抑制剂联合应用静脉滴注，一日 1~2mg/kg。

骨髓移植：第一次给药应在移植前一天进行，静脉滴注，一日 3~5mg/kg，术后每日注射，最多不超过 2 周。

【注意事项】

1. 浓缩液应用氯化钠注射液或 5% 葡萄糖注射液按 1：20 或 1：100 的比例稀释，然后缓慢静脉输入，时间应为 2~6 小时。一经稀释，溶液必须于 24 小时内使用或遗弃。

2. 应使用玻璃输注瓶。塑料瓶应不含聚氯乙烯（PVC），因输注用浓缩液中包含的聚氧乙烯化蓖麻油能导致 PVC 中的邻苯二甲酸酯剥离。

3. 药瓶和瓶塞应不含硅油和任何脂类物质。

【规格】0.25g：5ml

兔抗人胸腺细胞免疫球蛋白
Rabbit Anti-Human Thymocyte Immunoglobulin

【适应证】预防和治疗器官排异反应；治疗激素耐受的移植物抗宿主病；治疗再生障碍性贫血。

【用法用量】

静脉滴注:本品溶解后,用氯化钠溶液或 5% 的葡萄糖溶液稀释静脉滴注。

预防急性器官排异:肾脏、胰腺、肝脏移植后一日 1~1.5mg/kg,使用 2~9 日;心脏移植后使用 2~5 日。相应的心脏移植累积剂量为 2~7.5mg/kg,其他器官移植累积剂量为 2~13.5mg/kg。

治疗急性器官排异:一日 1.5mg/kg,使用 3~4 日。相应的累积剂量为 4.5~21mg/kg。

再生障碍性贫血:一日 2.5~3.5mg/kg,连续 5 日。相应的累积剂量为 12.5~17.5mg/kg。

激素耐受的急性移植抗宿主病的治疗:一日 2~5mg/kg,共 5 日。

【注意事项】

选择粗的静脉缓慢滴注,调节静脉滴注速度,使总滴注时间不短于 4 小时。

【规格】25mg:5ml

托珠单抗注射液
Tocilizumab Injection

【适应证】用于治疗对改善病情的抗风湿药物治疗应答不足的中到重度活动性类风湿关节炎的成年患者。

【用法用量】

静脉滴注:用氯化钠注射液稀释至 100ml,静脉滴注时间在 1 小时以上。

一次 8mg/kg,每 4 周静脉滴注 1 次。体重 >100kg 的患者,每次推荐的滴注剂量不得超过 800mg。

【注意事项】

1. 本品用 100ml 生理盐水溶解稀释,混匀溶液,小心倒置以避免产生气泡。

2. 药物不可随废水一同处理,并避免和家庭垃圾一并丢弃。

3. 配好的液体应立即使用;用 0.9% 的生理盐水配好的注射液,在 30℃内其理化性质可保持稳定 24 小时;在 2~8℃下不超过 24 小时。

【规格】80mg:4ml;200mg:10ml;400mg:20ml

注射用英夫利西单抗
Infliximab for Injection

【适应证】用于类风湿关节炎、克罗恩病、瘘管性克罗恩病、强直性脊柱炎。

【用法用量】

静脉滴注:用 10ml 无菌注射用水溶解,用氯化钠注射液将本品的无菌注射用水溶液稀释至 250ml。输液时间不得少于 2 小时。

类风湿关节炎:首次 3mg/kg,第 2 和第 6 周及以后每隔 8 周各给予 1 次相同剂量。对于疗效不佳的患者,可考虑将剂量调整至 10mg/kg 和(或)将用药间隔调整为 4 周。

中、重度活动性克罗恩病、瘘管性克罗恩病:首次 5mg/kg,第 2 和第 6 周及以后每隔 8 周各给予 1 次相同剂量。对于疗效不佳的患者,可考虑将剂量调整至 10mg/kg。

强直性脊柱炎:首次 5mg/kg,然后第 2 和第 6 周及以后每隔 6 周各给予 1 次相同剂量。

【注意事项】

1. 输液装置上应配有一个内置的、无菌、无热原、低蛋白结合率的滤膜(孔径≤1.2μm)。

2. 本品不应与其他药物同时进行输液。

【规格】0.1g

第二节 免疫增强药

重组人白介素-2注射液
Recombinant Human Interleukin-2 Injection

【适应证】用于肿瘤的生物治疗,尤其适用于肾癌、恶性黑色素瘤、腹水的治疗,也可用于其他恶性肿瘤和免疫功能低下患者的综合治疗。

【用法用量】

静脉滴注、皮下或肌内注射:每日20万~100万IU/m²,每日1次,4周为一疗程。癌性胸腹水腔内注射应尽量排出胸腹水后,每次注射20万~100万IU/m²,每周1~2次,注射2~4周。

【注意事项】

预充式注射器包装仅为一次性使用,不得重复使用。

【规格】50万IU:0.4ml;100万IU:0.8ml;50万IU:0.4ml;100万IU:0.8ml

【pH】3.5~4.5

注射用重组人白介素-2
Recombinant Human Interleukin-2 for Injection

【适应证】用于肾细胞癌、黑色素瘤、乳腺癌、膀胱癌、肝癌、直肠癌、淋巴癌、肺癌等恶性肿瘤的治疗,用于癌性胸腹水的控制,也可以用于淋巴因子激活的伤杀细胞的培养;用于手术、放疗及化疗后的肿瘤患者的治疗,可增强机体免疫功能;用于先天性或后天性免疫缺陷的治疗,提高患者的细胞免疫功能和抗感染能力;各种自身免疫性疾病的治疗;对某些病毒性、杆菌性疾病、胞内寄生菌感染性疾病有治疗作用。

【用法用量】

使用前用灭菌注射用水溶解。

皮下注射:60 万 ~100 万 IU/m^2,用 2ml 氯化钠注射液溶解,皮下注射每周 3 次,6 周为一疗程。

静脉滴注:40 万 ~80 万 IU/m^2,加入 500ml 氯化钠注射液中,静脉注射时间不少于 4 小时,每周 3 次,6 周为一疗程。

介入动脉灌注:50 万 ~100 万 IU/次,每 2~4 周 1 次,2~4 次为一疗程。

胸腹腔注入:100 万 ~200 万 IU/m^2,1~2 次 / 周,2~4 周为一疗程。

肿瘤病灶局部给药:每次不少于 10 万 IU,隔日 1次,4~6 次为一疗程。

【注意事项】

药瓶开启后应一次使用完,不得多次使用。

【规　格】10 万 IU;20 万 IU;50 万 IU;100 万 IU;150 万 IU

【pH】6.5~7.5

注射用重组人白介素 -11
Recombinant Human Interleukin-11 for Injection

【适应证】用于实体瘤、非髓性白血病化疗后Ⅲ、Ⅳ度血小板减少症的治疗。

【用法用量】

本品加入 0.7ml(每支 8.0 × 10^{6}AU/1.0mg)、1.0ml(每

支 1.2×10^7 AU/1.5mg)或 2.0ml(每支 2.4×10^7 AU/3.0mg)灭菌注射用水中溶解。

皮下注射:25~50μg/kg,于化疗结束后的 24~48 小时开始或发生血小板减少症后皮下注射,每日 1 次,疗程一般为 7~14 天。

【规格】800 万 AU;1200 万 AU;2400 万 AU

【pH】6.5~7.5

重组人干扰素 α1b 注射液
Recombinant Human Interferon α1b Injection

【适应证】用于治疗病毒性疾病和某些恶性肿瘤。

【用法用量】

直接肌内或皮下注射。

慢性乙型肝炎:一次 30~50μg,每日 1 次,连用 4 周后改为隔日 1 次,疗程为 4~6 个月,可延长疗程至 1 年。

慢性丙型肝炎:一次 30~50μg,每日 1 次,连用 4 周后改为隔日 1 次,治疗 4~6 个月,无效者停用,有效者可继续治疗至 12 个月,根据病情需要,可延长至 18 个月。

慢性粒细胞白血病:一次 30~50μg,每日 1 次,连续用药 6 个月以上。

尖锐湿疣:一次 10~30μg 或一次 10μg,疣体下局部注射,隔日 1 次,连续 3 周为一疗程。

【注意事项】

制品溶解后应一次用完,不得分次使用。

【规格】6μg:0.5ml;10μg:0.5ml;20μg:0.5m;10μg:1ml;30μg:1ml;40μg:1ml;50μg:1ml

【pH】6.5~7.5

注射用重组人干扰素 α1b
Recombinant Human Interferon α1b for Injection

【适应证】用于治疗病毒性疾病和某些恶性肿瘤。

【用法用量】

每支用灭菌注射用水 1ml 溶解,肌内或皮下注射。

慢性乙型肝炎:一次 30~50μg,隔日 1 次,疗程为 4~6 个月。

慢性丙型肝炎:一次 30~50μg,隔日 1 次,治疗 4~6 个月,无效者停用。

慢性粒细胞白血病:一次 30~50μg,每日 1 次,连续用药 6 个月以上。

毛细胞白血病:一次 30~50μg,每日 1 次,连续用药 6 个月以上。

尖锐湿疣:一次 10~30μg 或一次 10μg,疣体下局部注射,隔日 1 次,连续 3 周为一疗程。

【注意事项】

制品溶解后应一次用完,不得分次使用。

【规格】30μg

【pH】6.5~7.5

重组人干扰素 α2a 注射液
Recombinant Human Interferon α2a Injection

【适应证】用于淋巴或造血系统肿瘤、病毒性疾病。

【用法用量】

毛状细胞白血病:起始剂量为每日 300 万 IU,皮下或肌内注射,连用 16~24 周;维持剂量为每次 300 万 IU,每周 3 次皮下或肌内注射。

多发性骨髓瘤:300万 IU,每周 3 次皮下或肌内注射。

低度恶性非霍奇金淋巴瘤:每周 3 次,每次 300 万 IU,皮下注射,至少维持治疗 12 周。

慢性髓性白血病:皮下或肌内注射 8~12 周,推荐逐渐增加剂量的方案如下:第 1~3 天每日 300 万 IU,第 4~6 天每日 600 万 IU,第 7~84 天每日 900 万 IU。

慢性活动性乙型肝炎:500万 IU,每周 3 次皮下注射,共用 6 个月。

急、慢性丙型肝炎(非甲非乙型肝炎):起始剂量为 300 万 ~500 万 IU,每周 3 次,皮下或肌内注射 3 个月作为诱导治疗;维持剂量为 300 万 IU,每周 3 次,3 个月作为完全缓解的巩固治疗。

尖锐湿疣:100 万 ~300 万 IU,每周 3 次,皮下或肌内注射,共 1~2 个月;或于患处基底部隔日注射 100 万 IU,连续 3 周。

【规格】300万 IU：1ml

【pH】6.5~7.5

注射用重组人干扰素 α2a
Recombinant Human Interferon α2a for Injection

【适应证】用于病毒性疾病、肿瘤。

【用法用量】

以 1ml 灭菌注射用水注入西林瓶中轻摇,待完全溶解后即可使用。

毛状细胞白血病:起始剂量为每日 300 万 IU,皮下或肌内注射,连用 16~24 周;维持剂量为每次 300 万 IU,每周 3 次皮下或肌内注射。

多发性骨髓瘤:300 万 IU,每周 3 次皮下或肌内注射。

低度恶性非霍奇金淋巴瘤:每周 3 次,每次 300 万 IU,皮下注射,至少维持治疗 12 周。

慢性髓性白血病(CML):皮下或肌内注射 8~12 周,推荐逐渐增加剂量的方案如下:第 1~3 天每日 300 万 IU,第 4~6 天每日 600 万 IU,第 7~84 天每日 900 万 IU。

慢性活动性乙型肝炎:500 万 IU,每周 3 次皮下注射,共用 6 个月。

急、慢性丙型肝炎(非甲非乙型肝炎):起始剂量为 300 万 ~500 万 IU,每周 3 次,皮下或肌内注射 3 个月作为诱导治疗;维持剂量为 300 万 IU,每周 3 次,3 个月作为完全缓解的巩固治疗。

尖锐湿疣:100 万 ~300 万 IU,每周 3 次,皮下或肌内注射,共 1~2 个月;或于患处基底部隔日注射 100 万 IU,连续 3 周。

【注意事项】

以注射用水溶解时应沿瓶壁注入,以免产生气泡,溶解后宜于当日用完,不得放置保存。

【规格】300 万 IU

【pH】6.5~7.5

聚乙二醇干扰素 α2a 注射液
Peginterferon α2a Solution Injection

【适应证】用于慢性乙型肝炎、慢性丙型肝炎。

【用法用量】

慢性乙型肝炎:每次 180μg,每周 1 次,共 48 周,腹部或大腿皮下注射。

慢性丙型肝炎:每次 180μg,每周 1 次,腹部或大腿皮下注射。

【注意事项】

1. 因为未进行不相容性的研究,不准将本品与其他药物混合使用。

2. 本品预充式注射器仅为一次性使用,未用的溶液应予丢弃。

【规格】180μg : 0.5ml

重组人干扰素 α2b 注射液
Recombinant Human Interferon α2b Injection

【适应证】用于急、慢性病毒性肝炎,尖锐湿疣,毛细胞白血病,慢性粒细胞白血病,淋巴瘤,艾滋病相关性卡波西肉瘤,恶性黑色素瘤等疾病的治疗。

【用法用量】

肌内、皮下和病灶内注射。

慢性乙型肝炎:每次 300 万 ~500 万 IU,每日或隔日注射 1 次,3~6 个月为一疗程。

慢性丙型肝炎:每次 300 万 ~500 万 IU,每日或隔日注射 1 次,3~6 个月为一疗程。

尖锐湿疣:每次 100 万 ~300 万 IU,每周隔日注射 3 次,1~2 个月为一疗程。

毛细胞白血病:每次 300 万 IU,每周隔日注射 3 次。

慢性粒细胞白血病:每日注射 300 万 ~900 万 IU,治疗 3 个月。

淋巴瘤(囊泡性):300 万 IU,每周隔日注射 3 次。

艾滋病相关性卡波西肉瘤:每日 1800 万 IU,如有可能将剂量逐渐增加至 3600 万 IU。

恶性黑色素瘤:每次 900 万 ~1800 万 IU,每周隔日注射 3 次直至出现疗效,然后进行持续治疗,每次注射 1800 万 IU,每周隔日注射 3 次。

【规格】100 万 IU：1ml；300 万 IU：1ml；500 万 IU：1ml；300 万 IU：0.3ml

【pH】6.5~7.5

注射用重组人干扰素 α2b
Recombinant Human Interferon α2b for Injection

【适应证】用于治疗某些病毒性疾病、某些肿瘤。

【用法用量】

肌内、皮下和病灶内注射。

慢性乙型肝炎，急、慢性丙型肝炎，丁型肝炎：皮下或肌内注射，一日 300 万 ~600 万 IU，连用 4 周后改为一周 3 次。连用 16 周以上。

带状疱疹：肌内注射，一日 100 万 IU，连用 6 天。

尖锐湿疣：可单独应用，肌内注射，一日 100 万 ~300 万 IU，连用 4 周；也可与激光或电灼等合用，一般采用疣体基底部注射，一次 100 万 IU。

毛细胞白血病、慢性粒细胞白血病、多发性骨髓瘤、非霍奇金淋巴瘤、恶性黑色素瘤、肾细胞癌：一日 200 万 ~800 万 IU/m²，肌内注射，连用至少 3 个月。

喉乳头状瘤：一次 300 万 IU/m²，肌内或皮下注射，每周 3 次。

卡波氏肉瘤：一日 5000IU/m²，连续 5 天，每次静脉滴注 30 分钟。

卵巢癌，基底细胞癌：一次 500 万 ~800 万 IU，肌内注射，一周 3 次。

【注意事项】

以注射用水溶解时应沿瓶壁注入，以免产生气泡；溶解后宜于当日用完，不得放置保存。

【规格】100万 IU
【pH】6.5~7.5

聚乙二醇干扰素 α2b 注射液
Peginterferon α2b Solution Injection

【适应证】用于治疗慢性丙型肝炎,也可用于治疗HBeAg 阳性的慢性乙型肝炎。

【用法用量】

皮下注射:每瓶用 0.7ml 无菌溶剂溶解,抽取 0.5ml 用于注射。

慢性丙型肝炎:体重 65kg 以下者,每次 40μg;体重65kg 以上者,每次 50μg。每周 1 次。

慢性乙型肝炎:1.0μg/kg,每周 1 次。疗程为 24 周。

【规格】80μg

注射用聚乙二醇干扰素 α2b
Peginterferon α2b Solution for Injection

【适应证】用于治疗慢性丙型肝炎,也可用于治疗HBeAg 阳性的慢性乙型肝炎。

【用法用量】

皮下注射:每瓶用 0.7ml 无菌溶剂溶解,抽取 0.5ml 用于注射。

慢性丙型肝炎:体重 65kg 以下者,每次 40μg;体重65kg 以上者,每次 50μg。每周 1 次。疗程:用药 6 个月后,如病毒负荷仍高,建议停止用药。

慢性乙型肝炎:1.0μg/kg,每周 1 次。疗程为 24 周。

【规格】50μg;80μg;100μg

注射用重组人干扰素 γ
Recombinant Human Interferon γ
for Injection

【适应证】类风湿关节炎、肝纤维化。

【用法用量】

用灭菌注射用水 1ml 溶解,皮下或肌内注射。

开始时每天 50 万 IU,连续 3~4 天后,无明显不良反应,将剂量增到每天 100 万 IU,第 2 个月开始改为隔天注射 150~200 万 IU,总疗程为 3 个月。

肝纤维化:前 3 个月,每天注射 100 万 IU;后 6 个月,隔天注射 100 万 IU。总疗程为 9 个月。

【注意事项】

制品溶解后应一次用完,不得分次使用。

【规格】100 万 IU;200 万 IU

【pH】6.5~7.5

草分枝杆菌 F.U.36 注射液
Mycobacterium Phlei F.U.36 Injection

【适应证】用于肺和肺外结核的辅助治疗。

【用法用量】

深部肌内注射:一周 1 次,一次 1ml,10 次为一疗程。

【注意事项】

可选择臀部的上外侧用 50 或 60mm 注射针进行深部肌内注射。

【规格】1.72μg:1ml

甘露聚糖肽注射液
Mannatide Injection

【适应证】用于恶性肿瘤放、化疗中改善免疫功能低下的辅助治疗。

【用法用量】

肌内注射：一次 5~10mg，一日 1~2 次或隔日 1 次。

静脉滴注：一次 5~10mg，加入 100ml 氯化钠注射液中静脉滴注，每日 1 次，7 日为一疗程。

【规格】5mg：2ml

注射用甘露聚糖肽
Mannatide for Injection

【适应证】用于恶性肿瘤放、化疗中改善免疫功能低下的辅助治疗。

【用法用量】

用注射用水溶解后肌内或瘤体注射，加入 100ml 生理盐水中静脉滴注。

一次 10~20mg，一日 1 次或隔日 1 次，1 个月为一疗程。

【规格】2.5mg；5mg；10mg

【pH】5.5~7.5（2.5mg/ml 水溶液）

注射用核糖核酸 I
Ribonucleic Acid for Injection I

【适应证】用于慢性迁移性肝炎、活动性肝炎、肝硬化及其他肝脏疾病。

【用法用量】

肌内注射：以 2ml 无菌注射用水或氯化钠注射液溶解后使用，一次 6mg，隔日 1 次。

静脉注射：以 20~40ml 氯化钠注射液或葡萄糖注射液溶解，缓慢静脉推注。一次 30mg，一日 1 次或一次 50mg，隔日 1 次。

【规格】6mg；10mg；30mg

注射用核糖核酸 Ⅱ
Ribonucleic Acid for Injection Ⅱ

【适应证】用于胰腺癌、肝癌、胃癌、肺癌、乳腺癌、软组织肉瘤及其他癌症的辅助治疗，对乙型肝炎的辅助治疗有较好的效果。本品亦可用于其他免疫功能低下引起的各种疾病。

【用法用量】

静脉或肌内注射。

静脉注射：100~300mg，以 5% 葡萄糖注射液或氯化钠注射液溶解，一日 1 次。

肌内注射：50~100mg，以 2ml 氯化钠注射液或无菌注射用水溶解，一日 1 次。

【规格】100mg

静脉注射人免疫球蛋白（pH4）
Human Immunoglobulin（pH4）for
Intravenous Injection

【适应证】用于原发性免疫球蛋白缺乏症、继发性免疫球蛋白缺陷病、自身免疫性疾病。

【用法用量】

静脉滴注或以 5% 葡萄糖溶液稀释 1~2 倍做静脉滴注:开始滴速为 1.0ml/min(约 20 滴 / 分),持续 15 分钟后若无不良反应,可逐渐加快速度,滴注速度最快不得超过 3.0ml/min(约 60 滴 / 分)。

原发性免疫球蛋白缺乏或低下症:首次剂量为 400mg/kg,维持剂量为 200~400mg/kg。

原发性血小板减少性紫癜:每日 400mg/kg,连续 5 日;维持剂量为每次 400mg/kg。

重症感染:每日 200~300mg/kg,连续 2~3 日。

川崎病:发病 10 日内应用,儿童的治疗剂量为 2.0g/kg,一次输注。

【注意事项】

1. 本品专供静脉滴注用。

2. 本品开启后应一次输注完毕,不得分次或给第二人输用。

3. 本品应单独输注,不得与其他药物混合输用。

【规格】1.25g:25ml;2.5g:50ml;5g:100ml

【pH】4.0

聚肌胞注射液

Polyinosinic-Polycytidylic Acid Injection

【适应证】用于治疗病毒性角膜炎、单纯疱疹,慢性病毒性肝炎的辅助治疗。

【用法用量】

肌内注射:一次 1~2mg,隔日 1 次。

结膜内注射:一次 0.2~0.5mg,隔 3 日 1 次。

【规格】2mg:2ml

卡介菌纯蛋白衍生物（BCG-PPD）
Purified Protein Derivative of BCG（BCG-PPD）

【适应证】供结核病的临床诊断、卡介苗接种对象的选择及卡介苗接种后机体免疫反应的监测。

【用法用量】

吸取本品 0.1ml（5IU），采取孟都注射法注射于前臂掌侧皮内。

【注意事项】

1. 注射器及针头应当专用，不可作其他注射之用。
2. 安瓿开启后在半小时内使用。

【规格】50IU：1ml

【pH】6.8~7.4

卡介菌多糖核酸注射液
BCG Polysaccharide and Nucleic Acid Injection

【适应证】用于预防和治疗慢性支气管炎、感冒及哮喘。

【用法用量】

肌内注射：每次 1ml，每周 2~3 次，3 个月为一疗程。

【规格】0.35mg：1ml

【pH】6.0~7.2

脾多肽注射液
Lienal Polypeptide Injection

【适应证】用于原发性和继发性细胞免疫缺陷病、呼吸道及肺部感染，可治疗放、化疗引起的白细胞减少症、白血病、再生性障碍贫血、淋巴瘤及其他恶性肿瘤，改善肿瘤患者的恶变质，改善术后或重症患者身体虚弱时辅助使用。

【用法用量】

肌内注射：一次 2~8ml，一日 1 次。

静脉滴注：一次 10ml，溶于 500ml 氯化钠注射液或 5%~10% 葡萄糖注射液中，一日 1 次；儿童酌减。

【规格】2ml

人胎盘组织液
Human Placental Tissue Hydrolysate

【适应证】用于治疗妇科、皮肤科的一些慢性炎症；手术后粘连、瘢痕挛缩以及气管炎等慢性病。

【用法用量】

肌内注射：每日或隔日注射 1 次，每次 1~2ml，30 次为一疗程，每疗程之间相隔 1 周。

【规格】2ml

人血白蛋白
Human Albumin

【适应证】用于治疗因严重失血、创伤和烧伤引起的低血容量性休克，以扩充危机状况下的血容量。低白蛋白血症及肾病接受类固醇和(或)利尿药治疗引起的水肿患者和肝硬化引起的水肿等。

【用法用量】

可经静脉直接输入，也可先用等渗溶液(如 5% 葡萄糖或氯化钠注射液)稀释。输入速率根据不同的患者情况及指征进行调节，但一般不超过 1~2ml/min。

休克:5~10g,隔 4~6 小时 1 次。

白蛋白缺乏症:每日 5~10g。

【注意事项】

1. 本品只能静脉滴注。

2. 本品一旦开启应立即一次性用完,未用完的部分应废弃,不得留作下次使用或是分给他人使用。

【规格】10g：50ml

【pH】6.4~7.4(10mg 蛋白质 /ml 氯化钠注射液溶液)

胎盘多肽注射液
Placenta Polypeptide Injection

【适应证】用于细胞免疫功能降低或失调引起的疾病、术后愈合、病毒性感染引起的疾病及各种原因所致的白细胞减少症。

【用法用量】

肌内注射或静脉滴注:一日 1 次,一次 4~8ml,10 天为一疗程。

【注意事项】

本品开启后应一次输注完毕,不得分次或给第二人输用。

【规格】4ml

铜绿假单胞菌注射液
Pseudomonas Aeruginosa Injection

【适应证】用于恶性肿瘤的辅助治疗;改善人体的免疫状况;降低感染的发生。

【用法用量】

上臂皮下或局部注射:隔日 1 次,第 1 次注射 0.5ml,

以后每次注射 1ml。30 次为一疗程。

【注意事项】

1. 不得与其他药液混合注射。

2. 一次性预充注射器包装，不得分次使用。

【规格】含菌 1.8×10^9 个 /1.0ml；含菌 9.0×10^8 个 /0.5ml

【pH】6.0~7.2

脱氧核苷酸钠注射液
Sodium Deoxyribonucleotide Injection

【适应证】用于急、慢性肝炎，白细胞减少症，血小板减少症及再生障碍性贫血等的辅助治疗。

【用法用量】

肌内注射：一次 50~100mg，一日 1 次。

静脉滴注：一次 50~150mg，一日 1 次，30 天为一疗程。将本品加入 5% 葡萄糖注射液 250ml 中缓慢滴注，滴速为 2ml/min。

【注意事项】

不要与其他注射液混用。

【规格】50mg：2ml

注射用脱氧核苷酸钠
Sodium Deoxyribonucleotide for Injection

【适应证】用于急、慢性肝炎，白细胞减少症，血小板减少症及再生障碍性贫血等的辅助治疗。

【用法用量】

肌内注射：用氯化钠注射液或灭菌注射用水溶解，一次 50mg，一日 1 次。

【规格】50mg

香菇多糖注射液
Lentinan Injection

【适应证】用于慢性乙型迁延性肝炎及消化道肿瘤的放、化疗辅助药。

【用法用量】

静脉滴注或注射：每次 2ml，每周 2 次，加入 250ml 氯化钠注射液或 5% 葡萄糖注射液中滴注，或用 5% 葡萄糖注射液 20ml 稀释后静脉注射。

【注意事项】

本品含苯甲醇，禁用于儿童肌内注射。

【规格】1mg：2ml

注射用香菇多糖
Lentinan for Injection

【适应证】用于恶性肿瘤的辅助治疗。

【用法用量】

静脉滴注或注射：用 2ml 注射用水振摇溶解，加入 250ml 氯化钠注射液或 5% 葡萄糖注射液中静脉滴注，或用 5% 葡萄糖注射液 5~10ml 完全溶解后静脉注射。

一次 1mg，一周 2 次。

【注意事项】

本品应避免与维生素 A 制剂混用。

【规格】1mg

【pH】6.0~8.0（0.5mg/ml 水溶液）

小牛脾提取物注射液
Calf Spleen Extractive Injection

【适应证】用于提高机体免疫力。可在治疗再生障碍性贫血、原发性血小板减少症、放射线引起的白细胞减少症、各种恶性肿瘤、改善肿瘤患者恶病质时配合使用。

【用法用量】

肌内注射:一次 2~8ml,一日 1 次。

静脉滴注:一次 10ml,溶于 500ml 氯化钠注射液或 5%~10% 葡萄糖注射液中,一日 1 次。

【规格】5mg：2ml

注射用胸腺法新
Thymalfasin for Injection

【适应证】用于慢性乙型肝炎。作为免疫损害病者的疫苗免疫应答增强剂。

【用法用量】

皮下注射:1.6mg 以 1ml 注射用水溶解后立即皮下注射。

慢性乙型肝炎:每次 1.6mg,每周 2 次,两次相隔 3~4 天。连续给药 6 个月,期间不应间断。

作为免疫损害病者的疫苗免疫应答增强剂:每次 1.6mg,每周 2 次,两次相隔 3~4 天,连续 4 周,第 1 针应在给予疫苗后立即皮下注射。

【注意事项】

本品不做肌内或静脉注射,本品不得与任何药物混合注射。

【规格】1.6mg

【pH】6.0~7.5（0.32mg/ml 水溶液）

注射用胸腺肽
Thymopolypeptides for Injection

【适应证】用于治疗各种原发性或继发性 T 细胞缺陷病、某些自身免疫性疾病、各种细胞免疫功能低下的疾病及肿瘤的辅助治疗。

【用法用量】

皮下或肌内注射：一次 10~20mg，一日 1 次，溶于 2ml 灭菌注射用水或氯化钠注射液中。

静脉滴注：一次 20~100mg，溶于 500ml 氯化钠注射液或 5% 葡萄糖注射液中，一日 1 次。

【规格】5mg；10mg；20mg；30mg；50mg；60mg；80mg；100mg

胸腺五肽注射液
Thymopentin Injection

【适应证】用于恶性肿瘤患者因放、化疗所致的免疫功能低下。用于 18 岁以上的慢性乙型肝炎患者，因 18 岁以后胸腺开始萎缩、细胞免疫功能减退。各种原发性或继发性 T 细胞缺陷病。某些自身免疫性疾病。各种细胞免疫功能低下的疾病。肿瘤的辅助治疗。

【用法用量】

肌内或皮下注射：每天 1mg。

【规格】1mg：1ml

【pH】6.0~8.0

注射用胸腺五肽
Thymopentin for Injection

【适应证】恶性肿瘤患者因放、化疗所致的免疫功能低下。国内外文献资料中有胸腺五肽用于下列情况者,但国内尚无 1mg 以上剂量用药安全性和有效性的资料:用于 18 岁以上的慢性乙型肝炎患者,因 18 岁以后胸腺开始萎缩、细胞免疫功能减退,各种原发性或继发性 T 细胞缺陷病,某些自身免疫性疾病(如类风湿关节炎、系统性红斑狼疮等),各种细胞免疫功能低下的疾病,肿瘤的辅助治疗。

【用法用量】
肌内或皮下注射:每天可以用到 50mg 的剂量。

【规格】1mg;10mg

【pH】6.0~8.0(0.2~2mg/ml 水溶液)

转移因子注射液
Transfer Factor Injection

【适应证】用于某些抗生素难以控制的病毒性或真菌性细胞内感染的辅助治疗,亦可用作恶性肿瘤的辅助治疗;可用于湿疹、血小板减少、多次感染综合征、慢性皮肤黏膜真菌病等免疫缺陷疾病。

【用法用量】
皮下注射:一次 2~4ml,每周 1~2 次。

【规格】(多肽 3mg/ 核糖 100μg):2ml

第 十 六 章

调节骨代谢药

骨化三醇注射液
Calcitriol Injection

【适应证】用于治疗慢性肾透析患者的低钙血症。

【用法用量】

静脉推注或经透析后给予 0.5μg（0.01μg/kg），每周 3 次，隔日 1 次。每隔 2~4 周可增加剂量 0.25~0.5μg。

【注意事项】

每次注射后应将剩余的部分弃去。

【规格】1μg：1ml

骨肽注射液
Ossotide Injection

【适应证】用于促进骨折愈合。

【用法用量】

静脉滴注：一次 10~20ml，溶于氯化钠注射液 20ml 中，一日 1 次。

肌内注射：一次 2ml，一日 1 次

亦可在痛点和穴位注射。

【注意事项】

本品不可与其他类药物同时使用。

【规格】50mg：10ml

注射用骨肽
Ossotide for Injection

【适应证】用于促进骨折愈合，也可用于增生性骨关节疾病及风湿性、类风湿关节炎等的症状改善。

【用法用量】

肌内注射：每次 10mg，一日 1 次，20~30 日为一疗程。亦可在痛点和穴位注射。

静脉滴注：每次 50~100mg，每日 1 次，溶于氯化钠注射液 200ml 中。15~30 天为一疗程。

【注意事项】

本品不可与其他类药物同时使用。

【规格】10mg；25mg

注射用复方骨肽
Compound Ossotide for Injection

【适应证】用于风湿性、类风湿关节炎，骨质疏松，颈椎病等疾病的症状改善；同时用于骨折及骨科手术后的骨愈合，可促进骨愈合和骨新生。

【用法用量】

肌内注射：一次 30~60mg，一日 1 次。

静脉滴注：一次 60~150mg，一日 1 次，15~30 天为一疗程。亦可在痛点或穴位注射。

【注意事项】

1. 建议用氯化钠注射液溶解。

2. 本品不宜与其他类药物同时滴注和使用同一输液器，不可与氨基酸类药物、碱性药物同时使用。

【规格】30mg

鲑降钙素注射液
Calcitonin(Salmon)Injection

【适应证】其他药物治疗无效的骨质疏松症患者、其他药物治疗无效或不适于接受其他药物治疗的Paget病患者、高钙血症和高钙血症危象、痛性神经营养不良症或Sudeck病。

【用法用量】

皮下或肌内注射。

骨质疏松症:每日1次,每次50~100IU;或隔日100IU。

高钙血症:每日5~10IU/kg,1次或分2次皮下或肌内注射;如果注射剂量超过2ml,应采取多个部位注射。

Paget病:每日或隔日100IU。

【规格】50IU：1ml

【pH】3.9~4.5

依降钙素注射液
Elcatonin Injection

【适应证】骨质疏松症及骨质疏松引起的疼痛。

【用法用量】

骨质疏松症:每周肌内注射1次,一次20U。

骨质疏松引起的疼痛:肌内注射一次10U,每周2次。

【注意事项】

肌内注射时,注意避开神经走向部位及血管;若有剧痛或抽出血液,应速拔针换位注射。反复注射时,应左右交替注射,变换注射部位。

【规格】10U:1ml

氯膦酸二钠注射液
Clodronate Disodium Injection

【适应证】恶性肿瘤并发的高钙血症、溶骨性癌转移引起的骨痛、可避免或延迟恶性肿瘤溶骨性骨转移、各种类型的骨质疏松。

【用法用量】

Paget病:一日300mg,静脉滴注3小时以上,共5日。

高钙血症:一日300mg,静脉滴注3~5日或一次给予1.5g静脉滴注。

【规格】0.3g:5ml

【pH】4.5~5.5

帕米膦酸二钠注射液
Pamidronate Disodium Injection

【适应证】恶性肿瘤并发的高钙血症和溶骨性癌转移引起的骨痛。

【用法用量】

静脉滴注:临用前,以灭菌注射用水充分溶解后,稀释于不含钙离子的氯化钠注射液或5%葡萄糖输液中,缓慢静脉滴注4小时以上,浓度不得超过15mg/125ml,滴速不得超过15~30mg/2h。

治疗骨转移性疼痛:一次用药30~60mg。

治疗高钙血症:血清钙浓度<3.0mmol/L,15~30mg;血清钙浓度在3.0~3.5mmol/L,30~60mg;血清钙浓度在3.5~4.0mmol/L,60~90mg;血清钙浓度>4.0mmol/L,

90mg。

【注意事项】

1. 本品需以不含钙的液体稀释后立即缓慢静脉滴注,不可将本品直接静脉滴注。

2. 本品不得与其他种类的双膦酸类药物合并使用。

【规格】15mg:5ml;30mg:10ml

【pH】5.0~7.0

注射用帕米膦酸二钠
Pamidronate Disodium for Injection

【适应证】恶性肿瘤并发的高钙血症和溶骨性癌转移引起的骨痛。

【用法用量】

静脉滴注:临用前,以灭菌注射用水充分溶解后,稀释于不含钙离子的氯化钠注射液或5%葡萄糖输液中,缓慢静脉滴注4小时以上,浓度不得超过15mg/125ml,滴速不得超过 15~30mg/2h。

治疗骨转移性疼痛:一次用药 30~60mg。

治疗高钙血症:血清钙浓度 <3.0mmol/L,15~30mg;血清钙浓度在 3.0~3.5mmol/L,30~60mg;血清钙浓度在 3.5~4.0mmol/L,60~90mg;血清钙浓度 >4.0mmol/L,90mg。

【注意事项】

1. 本品不应静脉推注,而应在稀释后缓慢静脉滴注。

2. 本品不应与其他种类的双膦酸盐同时给药。

【规格】15mg;30mg

【pH】6.0~7.4(1.5mg/ml 水溶液)

帕米膦酸二钠葡萄糖注射液
Pamidronate Disodium and Glucose Injection

【适应证】恶性肿瘤并发的高钙血症和溶骨性癌转移引起的骨痛。

【用法用量】

缓慢静脉滴注。

治疗骨转移性疼痛：每次 30~60mg，滴速不得超过 30mg/2h。

治疗高钙血症：血清钙浓度 <3.0mmol/L，15~30mg；血清钙浓度在 3.0~3.5mmol/L，30~60mg；血清钙浓度在 3.5~4.0mmol/L，60~90mg；血清钙浓度 >4.0mmol/L，90mg。

【注意事项】

本品中不应加入含钙静脉注射药物。

【规格】30mg：250ml

伊班膦酸钠注射液
Sodium Ibandronic Acid Injection

【适应证】用于治疗绝经后骨质疏松症；用于治疗恶性肿瘤溶骨性骨转移引起的骨痛；用于治疗伴有或不伴有骨转移的恶性肿瘤引起的高钙血症。

【用法用量】

绝经后骨质疏松症：每次 2mg，每 3 个月 1 次。取本品 2mg 稀释于不含钙离子的氯化钠溶液或 5% 葡萄糖溶液 250ml 中缓慢静脉滴注，时间不少于 2 小时。

恶性肿瘤溶骨性骨转移引起的骨痛：4mg，每 3~4 周 1 次。取本品 4mg 稀释于不含钙离子的氯化钠溶液或 5% 葡萄糖溶液 500ml 中缓慢静脉滴注,时间不少于2 小时。

伴有或不伴有骨转移的恶性肿瘤引起的高钙血症:中度高钙血症患者单次剂量给予 2mg,重度高钙血症患者单次剂量给予 4mg。取本品稀释于不含钙离子的氯化钠溶液或 5% 葡萄糖溶液 500ml 中缓慢静脉滴注,时间不少于 2 小时。

骨质疏松症患者:一次 3mg,在 15~30 秒内静脉注射,每 3 个月 1 次。

【注意事项】

1. 本品只允许与等渗氯化钠或 5% 葡萄糖液混合,不能与含钙溶液混合静脉输注。

2. 经动脉或静脉外途径给药可以引起组织损伤,因此,不推荐本品经动脉给药治疗高钙血症。

【规格】1mg∶1ml

【pH】3.5~4.5

唑来膦酸注射液
Zoledronic Acid Injection

【适应证】恶性肿瘤溶骨性骨转移引起的骨痛。

【用法用量】

静脉滴注:每次 4mg,用氯化钠注射液或 5% 葡萄糖注射液 100ml 稀释后静脉滴注,滴注时间应不少于15 分钟,每 3~4 周给药 1 次。

【注意事项】

1. 本品不能与其他钙制剂或其他二价离子注射剂同时使用。

2. 本品不能与任何其他药物混合,必须通过单独的输液管路输注。

3. 本品如果经过冷藏,请放置室温后使用。

4. 本品未用完的溶液必须丢弃。

【规格】1mg：1ml；4mg：5ml

注射用唑来膦酸

Zoledronic Acid for Injection

【适应证】用于恶性肿瘤溶骨性骨转移引起的骨痛。

【用法用量】

静脉滴注：每次 4mg,用氯化钠注射液或 5% 葡萄糖注射液 100ml 稀释后静脉滴注,滴注时间应不少于 15 分钟。每 3~4 周给药 1 次。

【注意事项】

1. 本品不能与其他钙制剂或其他二价离子注射剂同时使用。

2. 本品不能与任何其他药物混合,必须通过单独的输液管路输注。仅限于静脉给药。

3. 首先用安瓿瓶中的 5mL 无菌注射用水将冻干粉溶解,抽取前溶解必须完全。形成的溶液应进一步用 100mL 的无钙输注溶液稀释。

4. 如果药液保存于冰箱内,使用前应使溶液恢复到室温。

5. 配制好的溶液,室温下物理和化学性质在 24 小时内稳定。

【规格】4mg

第 十 七 章

眼 科 用 药

氨碘肽注射液
Amiotide Injection

【适应证】用于玻璃体混浊及早期老年性白内障等眼病。

【用法用量】

肌内注射：一次 2ml，或遵医嘱，30 日为一疗程。

【注意事项】

本品与汞制剂配伍使用，可产生对角膜有强烈腐蚀性的二碘化汞，故禁止两种药物配伍使用。

【规格】2ml

雷珠单抗注射液
Ranibizumab Injection

【适应证】用于治疗湿性（新生血管性）年龄相关性黄斑变性（AMD）。

【用法用量】

经玻璃体内注射给药：每次 0.5mg（相当于 0.05ml 的注射量），每月 1 次给药。如果不能长期每月注射给药，也可在初始 3 个月连续每月注射 1 次给药之后，按每 3 个月注射 1 次。

【注意事项】

1. 仅用于眼内玻璃体注射。

2. 每支注射剂仅用于单眼治疗,如果双眼都需要治疗,应使用新注射剂并采取无菌措施,更换新的无菌手套、盖布和眼罩。

3. 在给药前必须采取无菌措施,用专用注射针头和 1ml 注射器吸取 0.2ml 药物,吸入药物后弃去针头,玻璃体内注射应使用包装内专用针头。

【规格】2mg∶0.2ml

硝酸毛果芸香碱注射液
Pilocarpine Nitrate Injection

【适应证】用于开角型青光眼和急、慢性闭角型青光眼以及继发性闭角型青光眼,白内障人工晶状体植入手术中缩瞳,阿托品类药物中毒的对症治疗。

【用法用量】

皮下注射:一次 2~10mg,术中稀释后注入前房。

【规格】2mg∶1ml

注射用鼠神经生长因子
Mouse Nerve Growth Factor
for Injection

【适应证】用于治疗视神经损伤。

【用法用量】

临用前每瓶用 2ml 氯化钠注射液(或灭菌注射用水)溶解。

肌内注射:每日 30μg,一日 1 次,3~6 周为一疗程。

【规格】18μg;30μg

【pH】6.0~7.4

注射用维替泊芬
Verteporfin for Injection

【适应证】用于继发于年龄相关性黄斑变性、病理性近视或可疑的眼组织胞浆菌病、以典型性为主型中心凹下脉络膜新生血管形成的患者。

【用法用量】

静脉滴注:用 7ml 无菌注射用水配制成 7.5ml,浓度为 2mg/ml 的溶液。

每次 6mg/m²,溶解于 5% 葡萄糖注射液中,配成 30ml 溶液。用合适的注射泵和过滤器,以 3ml/min 的速度在 10 分钟内完全经静脉滴注完毕。

【注意事项】

配制好的溶液必须避光保存,并且在 4 小时内使用。建议在注射前观察配制好的溶液是否出现沉淀和变色现象。配制好的溶液是一种深绿色的透明液体。

【规格】15mg

眼氨肽注射液
Ocular Extractives Injection

【适应证】用于非化脓性角膜炎、虹膜睫状体炎、中心视网膜炎、玻璃体混浊、巩膜炎等眼疾。

【用法用量】

皮下或肌内注射:一次 1~2g,一日 1 次,15~30 天为一疗程。

球结膜下注射:一次 0.5g,一日 1 次,12~15 天为一疗程。

眼浴:将本品用氯化钠注射液稀释 5 倍,用眼杯洗眼,一日 1~2 次。

【规格】1.0g∶1ml;2.0g∶2ml;2.5g∶1ml;5.0g∶2ml

注射用吲哚菁绿
Indocyanine Green for injection

【适应证】用于诊断肝硬化、肝纤维化、职业和药物中毒性肝病等各种肝脏疾病,了解肝脏的损害程度及其储备功能。用于脉络膜血管造影,确定脉络膜疾患的位置。

【用法用量】

测定血中滞留率或血浆消失率时:以灭菌注射用水稀释成 5mg/ml,按 0.5mg/kg 由肘静脉注入,一般在 10 秒内注完。

测定肝血流量时:25mg 溶解在尽可能少量的灭菌注射用水中,再用氯化钠注射液稀释成 2.5~5.0mg/ml 的浓度,静脉注入相当于 3mg 上述溶液,接着以 0.27~0.49mg/min 静脉滴注约 50 分钟。

脉络膜血管造影:25mg 用灭菌注射用水 2ml 溶解,迅速肘静脉注射。

【注意事项】

1. 一定要用附带的灭菌注射用水使其完全溶解,不得使用其他溶液如氯化钠注射液等。

2. 临用前调配注射液,如必须保存,应尽量选择阴凉处、遮光保存,并不得超过 4 小时。

【规格】25mg

【pH】5.0~7.0(5mg/ml 水溶液)

荧光素钠注射液
Fluorescein Sodium Injection

【适应证】用于诊断性眼底和虹膜血管的荧光素血管造影检查。

【用法用量】

循环时间测定：前臂静脉注射，成人 5ml，小儿 0.05ml/kg，在 1 秒内快速推入。

眼底血管造影：静脉注射，成人 5ml 或 15~30mg/kg，在 4 秒左右内推注完毕。

术中显示胆囊和胆管：手术前 4 小时静脉注射 5ml。

脑脊液渗透率试验：肌内注射，成人 5~10ml，儿童 0.3ml/kg。

【注意事项】

1. 切勿鞘内注射，仅供眼科使用。

2. 不要在注射器内与其他溶液或药物混合或稀释。

【规格】0.3g：3ml；0.6g：3ml；0.5g：5ml

【pH】8.0~9.8

复方樟柳碱注射液
Compound Anisodine Hydrobromide Injection

【适应证】用于缺血性视神经、视网膜、脉络膜病变。

【用法用量】

患侧颞浅动脉旁皮下注射：一日 1 次，每次 2ml（急重症者可加球旁注射，一日 1 次），14 次为一疗程。据病情需要可注射 2~4 个疗程。

【规格】2ml（氢溴酸樟柳碱 0.2mg/ 盐酸普鲁卡因 20mg）

【pH】3.5~5.5

第十八章

解 毒 药

二巯丙磺钠注射液
Sodium Dimercaptopropane Sulfonate Injection

【适应证】用于治疗汞中毒、砷中毒,为首选的解毒药物。对有机汞有一定疗效。对铬、铋、铅、铜及锑化合物均有疗效。实验治疗观察对锌、镉、钴、镍、钋等中毒也有解毒作用。

【用法用量】

急性金属中毒:静脉注射,每次 5mg/kg,每 4~5 小时 1 次,第 2 日 2~3 次,以后一日 1~2 次,7 日为一疗程。

慢性中毒:每次 2.5~5mg/kg,一日 1 次,用药 3 日停 4 日为一疗程,一般用 3~4 个疗程。

毒鼠强中毒:首剂 0.125~0.25g,肌内注射,必要时 0.5~1 小时后再追加,每次 0.125~0.5g。

【规格】0.125g∶2ml

氟马西尼注射液
Flumazenil Injection

【适应证】用于逆转苯二氮䓬类药物所致的中枢镇静作用;终止用苯二氮䓬类药物诱导及维持的全身麻醉。作为苯二氮䓬类药物过量时中枢作用的特效逆转剂。用于鉴别诊断苯二氮䓬类、其他药物或脑损伤所致的不明原因的昏迷。

【用法用量】

可用 5% 葡萄糖注射液、乳酸钠林格注射液或氯化钠注射液稀释后注射,稀释后应在 24 小时内使用。

终止苯二氮䓬类药物诱导及维持的全身麻醉:15 秒内静脉注射 0.2mg。如果首次注射后的 60 秒内清醒程度未达到要求,则追加给药 0.1mg,必要时可间隔 60 秒后再追加给药 1 次,直至最大总量 1mg,通常剂量为 0.3~0.6mg。

作为苯二氮䓬类药物过量时中枢作用的特效逆转剂:静脉注射剂量为 0.3mg。如果在 60 秒内未达到所需的清醒程度,可重复使用直至患者清醒或达总量 2mg。如果再度出现昏睡,可以静脉滴注 0.1~0.4mg/h。

【规格】0.2mg:2ml;0.5mg:5ml

【pH】3.5~4.2

碘解磷定注射液
Pralidoxime Iodide Injection

【适应证】对急性有机磷杀虫剂抑制的胆碱酯酶活力有不同程度的复活作用,用于解救多种有机碘酸酯类杀虫剂的中毒。

【用法用量】

成人:静脉注射,一次 0.5~1g。

小儿:缓慢静脉注射或滴注,轻度中毒每次 15mg/kg,中度中毒每次 15~30mg/kg,重度中毒每次 30mg/kg。

【注意事项】

本品在碱性溶液中易分解,禁与碱性药物配伍。

【规格】0.5g：20ml

【pH】3.5~5.0

氯解磷定注射液
Pralidoxime Chloride Injection

【适应证】对急性有机磷杀虫剂抑制的胆碱酯酶活力有不同程度的复活作用,用于解救多种有机磷酸酯类杀虫剂的中毒。

【用法用量】

肌内注射或缓慢静脉注射:0.5~1g,严重中毒 1~1.5g。每 1.5~2 小时可重复 1~3 次。

小儿:20mg/kg。

【注意事项】

本品在碱性溶液中易分解,禁与碱性药物配伍。

【规格】0.5g：20ml

注射用硫代硫酸钠
Sodium Thiosulfate for Injection

【适应证】用于氰化物中毒,也可用于砷、汞、铅、铋、碘等中毒。

【用法用量】

临用前,用灭菌注射用水溶解成 5% 溶液后应用。

肌内或静脉注射:一次 0.5~1g。

【注意事项】

本品与亚硝酸钠从不同的解毒机制治疗氰化物中毒,应先后做静脉注射,不能混合后同时静脉注射。

【规格】0.32g;0.64g

【pH】6.0~8.4（100mg/ml 水溶液）

盐酸纳洛酮注射液
Naloxone Hydrochloride Injection

【适应证】用于阿片类药物复合麻醉药术后，拮抗该类药物所致的呼吸抑制，促使患者苏醒；用于阿片类药物过量，完全或部分逆转阿片类药物引起的呼吸抑制；解救急性乙醇中毒；用于急性阿片类药物过量的诊断。

【用法用量】

阿片类药物过量：首次可静脉或肌内注射 0.4~2mg，可隔 2~3 分钟重复给药。纠正术后阿片类药物呼吸抑制时，应每隔 2~3 分钟静脉注射 0.1~0.2mg；重度乙醇中毒：0.8~1.2mg，1 小时后重复给药 0.4~0.8mg。

儿童：阿片类药物过量，静脉注射，首次剂量为 0.01mg/kg，如果没有取得满意效果，接下去则应给予 0.1mg/kg，如不能静脉注射，可分次肌内注射；纠正术后阿片类药物呼吸抑制，应每隔 2~3 分钟静脉注射 0.005~0.01mg。

静脉滴注液的配制：本品 2mg 加入 500ml 氯化钠注射液或葡萄糖溶液中稀释。

【注意事项】

1. 静脉滴注的混合液应在 24 小时内使用，超过 24 小时未使用的必须丢弃。

2. 不应把本品与含有硫酸氢钠、亚硫酸氢钠、长链高分子阴离子或任何碱性的制剂混合。

【规格】0.4mg：1ml；1mg：1ml；2mg：2ml

【pH】3.0~4.0

注射用盐酸纳洛酮
Naloxone Hydrochloride for Injection

【适应证】用于阿片类药物复合麻醉术后,拮抗该类药物所致的呼吸抑制,促使患者苏醒。用于阿片类药物过量,完全或部分逆转阿片类药物引起的呼吸抑制。解救急性乙醇中毒。用于急性阿片类药物过量的诊断。

【用法用量】

静脉滴注:静脉滴注时本品可用氯化钠注射液或葡萄糖溶液稀释。把 2mg 本品加入 500ml 以上的任何一种液体中,使浓度达到 0.004mg/ml,混合液应在 24 小时内使用。

阿片类药物过量:首次可静脉注射 0.4~2mg,可隔 2~3 分钟重复注射给药。

首次纠正呼吸抑制时:应每隔 2~3 分钟静脉注射 0.1~0.2mg。

重度乙醇中毒:0.8~1.2mg,1 小时后重复给药 0.4~0.8mg。

儿童使用:阿片类药物过量的小儿静脉注射的首次剂量为 0.01mg/kg。如果此剂量没有在临床上取得满意的效果,接下去则应给予 0.1mg/kg。如果不能静脉注射,可以分次肌内注射。在首次纠正呼吸抑制效应时,每隔 2~3 分钟静脉注射 0.005~0.01mg。

新生儿用药:阿片类药物引起的抑制,可静脉、肌内或皮下注射,初始剂量 0.01mg/kg,之后可每隔 2~3 分钟静脉注射 0.005mg~0.01mg。

纳洛酮激发试验:静脉注射 0.2mg,观察 30 秒是否出现阿片戒断的症状和体征。如果没有出现,每注射

0.6mg,再观察 20 分钟。

【注意事项】

不应把本品与含有硫酸氢钠、亚硫酸氢钠、长链高分子阴离子或任何碱性的制剂混合。

【规格】0.4mg;1.2mg;2.0mg

【pH】3.0~7.0(0.4mg/ml 水溶液)

亚甲蓝注射液
Methylthioninium Injection

【适应证】对化学物亚硝酸盐、硝酸盐、苯胺、硝基苯、三硝基甲苯、苯醌、苯肼等和含有或产生芳香胺的药物引起的高铁血红蛋白血症有效。

【用法用量】

静脉注射:亚硝酸盐中毒,一次 1~2mg/kg;氰化物中毒,一次 5~10mg/kg,最大剂量为 20mg/kg。

【注意事项】

1. 本品不能皮下、肌内或鞘内注射,前者引起坏死,后者引起瘫痪。

2. 本品为 1% 溶液,应用时需用 25% 葡萄糖注射液稀释,10 分钟内注射完毕。

【规格】20mg∶2ml

【pH】3.5~5.0

乙酰胺注射液
Acetamide Injection

【适应证】用于氟乙酸胺、氟醋酸钠及甘氟中毒的特效解毒。

【用法用量】

肌内注射:一次 2.5~5g,一日 2~4 次;或 0.1~0.3g/kg,分 2~4 次注射,一般连续注射 5~7 日。危重患者可给予 5~10g。

【规格】2.5g：5ml

【pH】5.0~6.5

第十九章

造 影 剂

碘比醇注射液
Iobitridol Injection

【适应证】用于(X 线)尿路静脉造影;动脉造影;头颅和全身 CT;静脉血管数字减影。

【用法用量】

碘比醇 250:静脉尿路造影,2.6ml/kg;计算机断层扫描(胸部),2.0ml/kg;静脉血管数字减影,3.1ml/kg。

碘比醇 300:静脉尿路造影,快速静脉注射,1.2ml/kg;慢速静脉注射,1.6ml/kg。计算机断层扫描,头颅1.4ml/kg,全身 1.9ml/kg。静脉血管数字减影,1.7ml/kg。动脉造影术,脑部 1.8ml/kg,下肢 2.8ml/kg。心血管造影术,1.1ml/kg。

碘比醇 350:静脉尿路造影,1ml/kg;计算机断层扫描,胸部 1ml/kg,全身 1.8ml/kg;静脉血管数字减影,2.1ml/kg;动脉造影术,外周 2.2ml/kg,下肢 1.8ml/kg,腹部 3.6ml/kg;心血管造影术,成人 1.9ml/kg,儿童4.6ml/kg。

【规格】15g(I):50ml;30g(I):100ml;17.5g(I):50ml;22.5g(I):75ml

碘海醇注射液
Iohexol Injection

【适应证】用于尿路造影和心血管造影,以及成人的大脑血管造影,外周及各种动脉造影、静脉造影、数字减影和 CT 增强扫描;脊髓造影,以及应用于蛛网膜下注射后进行脑池 CT 扫描检查;各种体腔检查。

【用法用量】

1. 血管内应用剂量

尿道造影:成人,40~80ml;儿童,>7kg 者 3~4ml/kg,<7kg 者 2~3ml/kg,最高 40ml。

动脉造影:主动脉与血管,30~40ml;选择性大脑动脉,5~10ml。

静脉造影:20~100ml。

心血管造影:左心室主动脉根注射,30~60ml;选择性冠状动脉,4~8ml;儿童最高 8ml/kg。

数字减影:动脉内注射,1~15ml;静脉内注射,20~60ml。

CT 增强扫描:100~400ml。

2. 蛛网膜下应用

腰椎穿刺术或侧颈穿刺:成人 5~15ml;儿科脊髓造影:2~12ml。

3. 体腔内应用

关节造影、内镜逆行胰胆管造影、疝囊造影、尿路造影、子宫输卵管造影、涎管造影以及各种使用口服水溶造影剂进行的胃肠道检查等:一般 5~50ml。

【注意事项】

1. 血管造影导管应经常冲洗并避免血液和造影剂在注射器及导管中长时间接触。

2. 不应与其他药物混合,应使用专用的注射针和针筒。

【规格】7g(I)：50ml；9g(I)：50ml；12g(I)：50ml；15g(I)：50ml；17.5g(I)：50ml；22.5g(I)：75ml；30g(I)：100ml；35g(I)：100ml

【pH】6.5~7.8

碘佛醇注射液
Ioversol Injection

【适应证】用于成人心血管系统的血管造影；头部和体部 CT 增强扫描及静脉排泄性尿路造影；儿童心血管造影、头部和体部 CT 增强扫描及静脉排泄性尿路造影。

【用法用量】

脑血管造影：2~12ml。

外周血管造影：20~60ml。

内脏动脉、肾动脉和主动脉造影：9~45ml。

冠状动脉造影和左室造影：6~40ml。

儿童心血管造影：1.25ml/kg。

静脉造影：50~100ml。

CT 扫描：头部扫描，成人 50~150ml，儿童 1~3ml/kg；体部扫描，弹丸式注射 25~75ml，静脉滴注 50~150ml，通常不超过 150ml。儿童 1~3ml/kg，一般剂量为 2ml/kg。

静脉数字减影血管造影：每次 30~50ml，必要时可重复，总剂量不得超过 250ml。

静脉排泄性尿路造影：成人 1.5~2.0ml/kg，儿童 0.5~3ml/kg。

【注意事项】

1. 不能与其他药物混合使用。

2. 在血管注入时,建议含碘造影剂的温度等于或接近体温。

3. 碘佛醇注射液采用单次剂量包装,未用完的部分应予丢弃。

【规格】13.56g：20ml；33.9g：50ml

【pH】6.0~7.4

碘化油注射液
Iodinated Oil Injection

【适应证】用于支气管造影,子宫输卵管造影,鼻窦、腮腺管以及其他腔道和瘘管造影;也用于预防和治疗地方性甲状腺肿、地方性克汀病及肝恶性肿瘤的栓塞治疗。

【用法用量】

支气管造影:经气管导管直接注入气管或支气管腔内。成人单侧 15~20ml,双侧 30~40ml,宜缓慢注入。

子宫输卵管造影:经宫颈管直接注入子宫腔内5~20ml。

各种腔室和窦道、瘘管造影:依据病灶大小酌量直接注入。

防治地方性甲状腺肿:深部肌内注射,成人 1000mg(I) 或 3ml;小儿 1 岁以下 125mg(I),1~4 岁 250mg(I),5~9 岁 750mg(I),10 岁以上按成人剂量使用。

肝癌栓塞治疗:在肝肿瘤供血动脉做选择性插管或肝总动脉插管,注入 5~10ml。

【注意事项】

1. 注射液较黏稠,避免用塑料注射器。

2. 本品不宜久露于光线和空气中,析出游离碘后色泽变棕或棕褐色者不可再使用。

【规格】0.6g(I)：2ml；4g(I)：10ml

碘克沙醇注射液
Iodixanol Injection

【适应证】用于成人的心血管造影、脑血管造影、外周动脉造影、腹部血管造影、尿路造影、静脉造影以及 CT 增强检查；儿童心血管造影、尿路造影和 CT 增强检查。

【用法用量】

动脉造影：5~60ml。

心血管造影：4~60ml,儿童的最大总剂量为 10ml/kg。

静脉内使用：40~150ml,儿童 2~4ml/kg。

静脉造影：每条腿 50~150ml。

【注意事项】

1. 不能直接和其他药物混用,必须使用单独的注射器。

2. 使用前可加热至体温。

3. 每瓶仅供一人使用,用剩的药液弃去。

【规格】16g(I)：50ml；32g(I)：100ml；27g(I)：100ml；13.5g(I)：50ml

碘帕醇注射液
Iopamidol Injection

【适应证】用于神经放射学；血管造影术；泌尿系统造影术；CT 检查中增强扫描；关节造影术；瘘管造影术；数字减影血管造影术。

【用法用量】

神经放射学:5~15ml。

血管造影:5~50ml。

尿路造影:30~50ml。

CT增强扫描:0.5~2.0ml/kg。

【注意事项】

1. 与皮质类固醇不能同时在鞘内注射。

2. 不能与其他药物混合。

3. 一旦开瓶应立即使用,任何未用完的药液必须丢弃。

【规格】9g(I):30ml;15g(I):50ml;30g(I):100ml;11.1g(I):30ml;18.5g(I):50ml;37g(I):100ml

碘普罗胺注射液
Iopromide Injection

【适应证】用于血管内和体腔内造影。

【用法用量】

常规血管造影:5~80ml。

静脉DSA:成人静脉推注30~60ml。

动脉DSA:减少常规血管造影的剂量和浓度。

头颅CT:1.0~2.0ml/kg。

静脉尿路造影:新生儿(<1个月),3.2~4.0ml/kg;婴幼儿(1个月~2岁),2.7~3.0ml/kg;儿童(2~11岁),1.4~1.5ml/kg;青少年和成人,0.8~1.0ml/kg。

关节腔造影:5~15ml。

【注意事项】

1. 禁用于鞘内注射。

2. 不得与任何其他药物混合使用以避免可能的不相容风险。

3. 使用前加热至体温的对比剂能被更好地耐受，并且由于降低了黏滞度而使注射更容易。仅将检查当日所需的对比剂用恒温箱加热至 37℃。

4. 必须通过自动注射器或其他可以确保对比剂无菌的经过批准的程序使用对比剂。

5. 未用完的注射液在第一次打开 10 小时后必须丢弃。

【规格】12.47g∶20ml;31.17g∶50ml;46.76g∶75ml;62.34g∶100ml;124.70g∶200ml;38.44g∶50ml;76.89g∶100ml

【pH】6.5~8.0

复方泛影葡胺注射液
Compound Meglumine Diatrizoate Injection

【适应证】用于泌尿系统造影,心脏血管造影,脑血管造影,其他脏器和周围血管造影,CT 增强扫描和其他各种腔道、瘘管造影;也可用于冠状动脉造影。

【用法用量】

心血管造影或主动脉造影:40~60ml 或 1ml/kg;小儿 1.0~1.5ml/kg,婴幼儿不超过 3ml/kg。

冠状动脉造影:一次 4~10ml,可重复注射。

脑血管造影:一次 6~10ml,注射速度不超过每秒5ml。

四肢动脉造影:10~40ml,2~3 秒内注完。

肾动脉造影:5~10ml。

腹腔动脉造影:30~50ml。

下肢静脉造影:20~100ml。

上肢静脉造影:20~50ml。

CT 增强扫描:50~150ml,静脉推注或滴注。

排泄性(静脉)尿路造影:20~40ml,小儿 0.5~1ml/kg。

静脉滴注:2.2ml/kg 加入等量的 5% 葡萄糖注射液中,快速滴注。

逆行肾盂输尿管造影:单侧 10~15ml。

子宫输卵管造影:10ml。

术中或术后 T 管胆管造影:10ml。

经皮肝穿刺胆管造影:20~40ml。

【注意事项】

1. 本品忌与抗组胺药品混合注射。

2. 与盐酸异丙嗪、盐酸苯海拉明、马来酸氯苯那敏等混合可发生沉淀。

【规格】15.2g(以泛影葡胺与泛影酸钠总量计):20ml

【pH】6.0~7.6

钆贝葡胺注射液

Gadobenate Dimeglumine Injection

【适应证】用于肝脏、中枢神经系统和血管的诊断性磁共振成像(MRI)。

【用法用量】

肝脏、中枢神经系统:0.2ml/kg,快速静脉滴注或缓慢注射(10ml/min)。

磁共振血管造影:0.2ml/kg,以快速静脉推注的方式手动或使用高压注射器静脉给药,注射后随之注入至少 5ml 氯化钠注射液冲洗。

【注意事项】

1. 不能与其他药物混合注射。

2. 为避免潜在的化学配伍禁忌,应该避免合并用药或与胃肠外营养制剂混合,也不应该混用同一静脉注射通路注射。

3. 贮藏时切勿冷冻。

【规格】5.290g∶10ml;7.935g∶15ml;10.58g∶20ml

【pH】6.5~7.3

钆喷酸葡胺注射液
Gadopentetate Dimeglumine Injection

【适应证】中枢神经、腹、胸、盆腔、四肢等人体脏器和组织的磁共振成像。

【用法用量】

静脉注射:成人及 2 岁以上的儿童一次 0.2ml/kg,最大用量为一次 0.4ml/kg。

【注意事项】

一次检查后所剩下的药液应不再使用。

【规格】4.69g∶10ml;5.63g∶12ml;7.04g∶15m;9.38g∶20ml

【pH】6.5~8.0

钆塞酸二钠注射液
Gadoxetic Acid Disodium Injection

【适应证】用于检测肝脏局灶性病变。

【用法用量】

静脉注射:成人 0.1ml/kg,注射速率为每秒 1~2ml。

【注意事项】

1. 肌内注射本品可导致局部不耐受反应,包括局灶性坏死,故禁止肌内注射。

2. 打开后尽快使用,未用完的药液须丢弃。

【规格】1.8143g：10ml

钆双胺注射液
Gadodiamide Injection

【适应证】用于头颅、脊髓和身体的一般磁共振成像（MRI）造影。

【用法用量】

中枢神经系统：0.2ml/kg，怀疑脑中有转移性疾病的患者 0.6ml/kg。

全身：0.2 或 0.6ml/kg，6 个月以上的儿童 0.2ml/kg。

【注意事项】

1. 一次未用完的药品应丢弃。

2. 静脉内注射，成人及儿童的所需剂量必须一次静脉注射。

3. 为了保证造影剂完全注射，可以用氯化钠注射液冲洗静脉注射用导管。

【规格】2.87g：10ml；4.305g：15ml

钆特酸葡胺注射液
Gadoteric Acid Meglumine
Salt Injection

【适应证】用于以下疾病的核磁共振检查：大脑及脊柱病变、脊柱病变、其他全身性病理检查。

【用法用量】

静脉注射：成人、儿童及婴儿 0.2ml/kg。

【注意事项】

1. 本品仅可供静脉注射，禁止用于蛛网膜下腔（或硬膜外）注射。

2. 如有血管外渗出，可能会引起局部不耐受反应，这时应做局部处理。

【规格】3.77g：10ml；5.654g：15ml；7.54g：20ml

第二十章

妇产科用药

醋酸阿托西班注射液
Atosiban Acetate Injection

【适应证】用于推迟即将出现的早产。

【用法用量】

静脉给药：初始剂量为 6.75mg，采用 7.5mg/ml 注射液注射给药；紧接着持续 3 小时大剂量（300μg/min）输注；然后 300μg/min 输注，最多达 45 小时。持续治疗应不超过 48 小时。整个疗程中，总剂量不宜超过 330mg。

【规格】7.5mg：5ml；7.5mg：0.9ml

卡前列素氨丁三醇注射液
Carboprost Tromethamine Injection

【适应证】用于中期妊娠流产、常规处理方法无效的子宫收缩弛缓引起的产后出血。

【用法用量】

流产：起始剂量为 250μg，深部肌内注射；此后依子宫反应，间隔 1.5~3.5 小时再次肌内注射 250μg。

产后子宫出血：起始剂量为 250μg，深部肌内注射。个别病例需间隔 15~90 分钟多次注射，总剂量不得超过 2mg。

【注意事项】

本品需用结核菌注射器做深部肌内注射。

【规格】250μg：1ml

盐酸利托君注射液
Ritodrine Hydrochloride Injection

【适应证】预防妊娠 20 周以后的早产。

【用法用量】

静脉滴注：取本品 100mg 用 5% 葡萄糖注射液 500ml 稀释为 0.2mg/ml 的溶液，开始时应控制滴速使剂量为 0.05mg/min（5 滴 / 分钟），每 10 分钟增加 0.05mg/min，直至达到预期效果，通常保持在 15~0.35mg/min（15~35 滴 / 分钟），待宫缩停止，继续输注至少 12~18 小时。

【注意事项】

1. 输注液应用 5% 葡萄糖溶液稀释，对糖尿病患者可用氯化钠注射液稀释。

2. 配制输注液若超过 48 小时，不得使用。

【规格】50mg：5ml

注射用盐酸利托君
Ritodrine Hydrochloride for Injection

【适应证】预防妊娠 20 周以后的早产。

【用法用量】

静脉滴注：100mg 用 5% 葡萄糖注射液 500ml 溶解并稀释为 0.2mg/ml 的溶液。密切观察滴注速度，使用可控制的输注装置或调整每分钟滴数。开始时应控制滴速使剂量为 0.05mg/min（5 滴 / 分钟，20 滴 /ml），每

10 分钟增加 0.05mg/min(增加 5 滴／分钟),直至达到预期效果,通常保持在 0.15~0.35mg/min(15~35 滴／分钟),待宫缩停止,继续输注至少 12~18 小时。

【注意事项】

1. 输注液应用 5% 葡萄糖溶液,对糖尿病患者可用氯化钠注射液溶解并稀释。配制输注液若超过 48 小时,不得使用。

2. 滴注药量超过 0.2mg/min 可能会增加药品不良反应。

【规格】50mg

注射用醋酸亮丙瑞林缓释微球
Leuprorelin Acetate Microspheres Sustained Release for Injection

【适应证】子宫内膜异位症、子宫肌瘤。对伴有月经过多、下腹痛、腰痛及贫血等的子宫肌瘤,可使肌瘤缩小和(或)症状改善。绝经前乳腺癌,且雌激素受体阳性患者的前列腺癌中枢性性早熟。

【用法用量】

子宫内膜异位症:皮下注射,成人每 4 周 1 次,每次 3.75mg。

前列腺癌、绝经前乳腺癌:通常成人每 4 周 1 次,皮下注射醋酸亮丙瑞林 3.75mg。

中枢性性早熟症:每 4 周 1 次,皮下注射醋酸亮丙瑞林 30μg/kg,根据患者症状可增量至 90μg/kg。

本品注射前,应用本品包装内附加的 2ml 溶媒将瓶内药物充分混悬,注意混悬时勿起泡沫。

【注意事项】

1. 本药只作为皮下注射用(静脉注射可能会引起

血栓形成)。

2. 临用时配制,混悬后立即使用。

3. 在混悬液中发现有沉积物,要轻轻振荡使颗粒再度混悬均匀后使用,在振荡时要避免形成泡沫。

【规格】3.75mg

注射用醋酸亮丙瑞林微球
Leuprorelin Acetate Microspheres for Injection

【适应证】子宫内膜异位;子宫肌瘤;雌激素受体阳性的绝经前乳腺癌;前列腺癌;中枢性性早熟。

【用法用量】

皮下注射。

子宫内膜异位症:每4周1次,每次3.75mg。

子宫肌瘤:每4周1次,每次1.88mg。

前列腺癌、雌激素受体阳性的绝经前乳腺癌:每4周1次,每次3.75mg。

中枢性性早熟:每4周1次,每次30μg/kg,根据患者症状可增量至90μg/kg。

【注意事项】

1. 本药只作为皮下注射用。

2. 每次注射时应改变注射部位,不得在同一部位重复注射。

3. 注射后不得按摩注射部位。

4. 临用时配制,混悬后立即使用。

5. 在混悬液中发现有沉积物,要轻轻振荡使颗粒再度混悬均匀后使用,在振荡时要避免形成泡沫。

【规格】3.75mg(附助悬剂2ml)

乳酸依沙吖啶注射液
Ethacridine Lactate Injection

【适应证】中期妊娠引产药,用于终止 12~26 周妊娠。

【用法用量】

羊膜腔内给药:一次 100mg。

宫腔内羊膜腔外注药:一次 100mg。

本品的安全剂量为 50~100mg,极量为 120mg,中毒剂量为 500mg,一般用量为 100mg 以内。

【规格】50mg:2ml;100mg:5ml

【pH】5.5~7.0

益母草注射液
Yimucao Injection

【适应证】用于止血调经。

【用法用量】

肌内注射:一次 1~2ml,一日 1~2 次。

【规格】1ml

第二十一章

其 他 药 物

玻璃酸钠注射液
Sodium Hyaluronate Injection

【适应证】膝骨关节炎、肩周炎等。

【用法用量】

用于膝骨关节炎时,膝关节腔内注射;用于肩周炎时,肩关节腔或肩峰下滑囊内注射。一次 2ml,一周 1 次,5 周为一疗程。

【注意事项】

1. 本品为一次性使用药剂,启封后请速使用,用后废弃。

2. 本品勿与含苯扎氯铵的药物接触,以免产生浑浊。

【规格】20mg∶2ml;25mg∶2.5ml;30mg∶3ml

【pH】6.5~7.5(1mg/ml 水溶液)

补骨脂注射液
Buguzhi Injection

【适应证】用于治疗白癜风、银屑病。

【用法用量】

肌内注射:一次 2ml,一日 1~2 次,10 天为一疗程。

【规格】2ml

蒿甲醚注射液
Artemether Injection

【适应证】用于各型疟疾,但主要用于抗氯喹恶性疟的治疗和凶险型恶性疟的急救。

【用法用量】

成人:肌内注射,首剂 160mg,第 2 日起每日 1 次,每次 80mg,连用 5 日。

小儿:肌内注射,首剂 3.2mg/kg,第 2~5 日起每次 1.6mg/kg,每日 1 次。

【注意事项】

遇冷如有凝固现象,可微温溶解后使用。

【规格】80mg:1ml

甲硫酸新斯的明注射液
Neostigmine Methylsulfate Injection

【适应证】用于手术结束时拮抗非去极化肌肉松弛药的残留肌松作用,用于重症肌无力、手术后功能性肠胀气及尿潴留等。

【用法用量】

皮下或肌内注射:一次 0.25~1mg,一日 1~3 次;极量为一次 1mg,一日 5mg。

【规格】0.5mg:1ml

【pH】5.0~7.0

破伤风抗毒素
Tetanus Antitoxin

【适应证】用于破伤风梭菌感染的预防。

【用法用量】

皮下或肌内注射：一次1500~3000IU，儿童与成人用量相同；伤势严重者可增加用量1~2倍。经5~6日，如破伤风感染危险未消除，应重复注射。

【规格】1500IU

【pH】6.0~7.0

破伤风人免疫球蛋白
Human Tetanus Immunoglobulin

【适应证】用于预防和治疗破伤风，尤其适用于对破伤风抗毒素（TAT）有过敏反应者。

【用法用量】

肌内注射：预防用量为一次250IU，创面严重或创面污染严重者可加倍；参考治疗剂量为3000~6000IU，尽快用完，可多点注射。

【注意事项】

1. 供臀部肌内注射，不需做皮试，不得用做静脉注射。

2. 开瓶后，制品应一次注射完毕，不得分次使用。

【规格】250IU：2.5ml

【pH】6.4~7.4（10mg/ml生理氯化钠溶液）

消痔灵注射液
Xiaozhiling Injection

【适应证】用于内痔出血、各期内痔、静脉曲张性混合痔。

【用法用量】

肛门镜下内痔局部注射：每个内痔注入6~13ml，总量为 20~40ml。

　　【规格】0.4g：10ml

参 考 文 献

1. 国家药典委员会.中华人民共和国药典(2015年版).北京:中国医药科技出版社,2015

2. 李大魁,金有豫,汤光等译.马丁代尔药物大典(原著第37版).北京:化学工业出版社,2014

3. 陈新谦,金有豫,汤光.新编药物学.第17版.北京:人民卫生出版社,2011

4. 国家食品药品监督管理总局.https://www.sfda.gov.cn

中英文药名对照索引

G

K

M

Z